临床医学专业"十三五"规划教材/多媒体融合创新教材

供临床医学类、相关医学技术类等专业使用

医用信息化技术

YIYONG XINXIHUA JISHU

主编 ⊙ 姚玉献

U0340489

郑州大学出版社

郑 州

图书在版编目(CIP)数据

医用信息化技术/姚玉献主编. —郑州:郑州大学出版社,2018.9
ISBN 978-7-5645-5594-8

Ⅰ.①医… Ⅱ.①姚… Ⅲ.①信息化-应用-医疗卫生服务
Ⅳ.①R197.1-39

中国版本图书馆 CIP 数据核字(2018)第 133839 号

郑州大学出版社出版发行
郑州市大学路 40 号   邮政编码:450052
出版人:张功员   发行电话:0371-66966070
全国新华书店经销
河南龙华印务有限公司印制
开本:889 mm×1 194 mm   1/16
印张:21.5
字数:522 千字
版次:2018 年 9 月第 1 版   印次:2018 年 9 月第 1 次印刷

书号:ISBN 978-7-5645-5594-8   定价:49.00 元

作者名单

主　　编　姚玉献
副主编　钮　靖　卢明星
编　　委　（按姓氏笔画排序）

王　博　王　雷　王一帆
王秋红　卢明星　田　肖
闫梦青　孙国政　张慧利
赵显鹏　钮　靖　姚玉献
黄文海

临床医学专业"十三五"规划教材/ 多媒体融合创新教材

建设单位

（以单位名称首字拼音排序）

安徽医学高等专科学校　　　　　漯河医学高等专科学校

安徽中医药高等专科学校　　　　南阳医学高等专科学校

安阳职业技术学院　　　　　　　平顶山学院

达州职业技术学院　　　　　　　濮阳医学高等专科学校

汉中职业技术学院　　　　　　　商丘医学高等专科学校

河南大学　　　　　　　　　　　三门峡职业技术学院

河南护理职业学院　　　　　　　山东医学高等专科学校

河南医学高等专科学校　　　　　邵阳学院

河南科技大学　　　　　　　　　襄阳职业技术学院

湖南医药学院　　　　　　　　　新乡医学院

黄河科技学院　　　　　　　　　新乡医学院三全学院

嘉应学院　　　　　　　　　　　信阳职业技术学院

金华职业技术学院　　　　　　　邢台医学高等专科学校

开封大学　　　　　　　　　　　永州职业技术学院

临汾职业技术学院　　　　　　　郑州澍青医学高等专科学校

洛阳职业技术学院　　　　　　　郑州大学

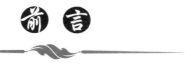

前　言

　　随着计算机技术的发展与普及,当今世界已步入信息化和网络化社会,计算机已成为人们日常学习、工作和生活的重要助手。掌握计算机基础知识和操作技术已成为高校各专业学生素质教育中不可缺少的组成部分。目前,我国医院信息化建设进程正在快速发展,各类医院信息系统及多媒体应用软件在各级医疗机构中得到广泛普及和应用。

　　因此,我们根据教育部关于高等学校非计算机专业计算机基础课程的课程体系和教学基本要求及医学院校的特点与学生的实际情况,本着上述精神编写了本教材,可作为医学院校的计算机应用基础教材,也可以作为广大计算机爱好者的自学参考书。

　　本书具有以下特色:

　　1. 基于项目任务驱动模式的编写风格。本书以任务驱动的模式编写。在各项目中分别设置若干任务,每个项目包含项目概述、学习目标、相关知识或软件简介、项目实施、课后思考与训练。项目实施中包括任务描述、任务要求、任务实施、相关知识和技能 4 个环节,将每个项目的理论知识掌握、技能训练和关键能力培养融入每个具体的工作任务之中。学生可紧紧围绕项目中任务展开学习,以项目中任务的完成结果检验和总结学习过程。

　　2. 计算机知识与医学知识有机融合的知识结构。针对医学院校的特点和学生的实际情况,本书将医学知识和计算机基础知识进行融合,力求使学生通过对计算机知识的学习增强分析问题、解决问题的意识,并提高解决医学专业实际问题的能力,从而更好地适应未来工作岗位的要求。

　　3. 所选任务与项目知识点紧密结合。书中各项目均按涵盖对应章节主要知识点的原则进行选择,同时遵循由浅入深的原则和易于操作的方式讲解,便于学生在学习时理解和掌握相关知识点,同时按照项目实现中的操作步骤方便地对相关任务进行具体操作,使学生既可以掌握知识,又可以掌握操作技能,提高学生综合分析和解决实际问题的能力。

　　4. 配套内容丰富的电子教学资源。本书配有内容丰富的电子教学资源,包括项目任务素材、教学课件(PPT)等,可扫描笔记栏中的二维码查看,以满足随时随地碎片化学习的需求。

　　本书编者均为医学院校的计算机基础教育的一线教师,教学经验相对丰富,对计算机基础课程教学和医学院校学生的基本特点有充分了解。本书姚玉献任主编,钮靖和卢明星任副主编。具体编写分工为:项目 1 认识与使用计算机由钮靖、闫梦青编写,项目 2 Windows 7 操作系统的使用由张慧利、赵显鹏编写,项目 3 计算机网络技术及其应用由黄文海、田肖编写,项目 4 Word 2010 文字处理软件应用由王雷、王博编写,项目 5 Ecxel 2010 电子表格处理软件应用由王秋红、王一帆编写,项目 6 PowerPoint 2010 演示文稿制作软件应用由卢明星编写,项目 7 医院信息系统及其应用由姚玉献、孙国政编写,项目 8 常见多媒体工具软件及其应用由姚玉献编写。

本书在编写过程中参考了一些国内外计算机基础和卫生信息技术类相关著作,在此对有关作者表示衷心感谢! 同时感谢郑州大学出版社对本书的编辑出版给予的指导和大力支持。

由于编写时间紧迫,编者水平有限,书中难免有不足之处,恳请业内人士、读者、教师、学生批评指正。

编者

2018 年 7 月

目 录

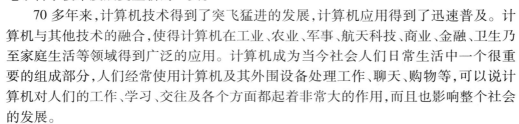

项目 **1**

认识与使用计算机

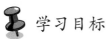 项目概述

　　计算机(computer)全称电子计算机,是一种能够按照程序运行,自动、高速处理海量数据的现代化智能电子设备。计算机的发明是人类科学史上最伟大的科技成就之一。1946 年 2 月,世界上第一台计算机 ENIAC(electronic numerical integrator and computer,即电子数字积分和计算机)诞生在美国宾夕法尼亚大学。从此,揭开了人类电子科学技术发展史上新的一页。

认识与使用
计算机

　　70 多年来,计算机技术得到了突飞猛进的发展,计算机应用得到了迅速普及。计算机与其他技术的融合,使得计算机在工业、农业、军事、航天科技、商业、金融、卫生乃至家庭生活等领域得到广泛的应用。计算机成为当今社会人们日常生活中一个很重要的组成部分,人们经常使用计算机及其外围设备处理工作、聊天、购物等,可以说计算机对人们的工作、学习、交往及各个方面都起着非常大的作用,而且也影响整个社会的发展。

　　因此,学习和了解计算机的发展历史、发展方向、应用领域和特点等相关信息,掌握计算机的系统组成,掌握一种汉字输入方法,认识计算机病毒和防范措施,对以后的学习和工作很有帮助。

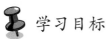 学习目标

1. 了解计算机的发展历程及其组成和工作原理。
2. 了解计算机中的信息存储技术。
3. 了解计算机病毒及安全防范措施。
4. 了解和掌握微型计算机的选购方法。

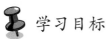 项目任务

　　本项目将带大家认识和了解计算机系统的各个组成部分、外围设备及其作用,了解计算机的发展历程及计算机的应用领域。了解计算机中的信息存储方式和信息应用,认识计算机病毒的危害及防范措施,学习和掌握微型计算机的主要性能指标、选购方法与使用知识,以便今后在使用计算机过程中解决一些简单的问题。主要学习和掌

握以下4项任务:①认识和了解计算机系统;②了解计算机中信息存储;③计算机安全与防范;④微型计算机的选购与使用。

任务 1.1　认识和了解计算机系统

任务描述

计算机是人们工作、学习和生活中不可或缺的工具。李伟现在是某学院大一新生,他为了能够更好地学习、生活和娱乐,想要认识和了解计算机系统。

任务要求

1. 了解计算机的发展。
2. 熟悉计算机的组成。
3. 了解计算机的工作原理。

任务实施

1. 计算机的发展

(1)计算机的发展历程　根据计算机元器件的不同,可以将计算机发展历程分为4个阶段。

第一代电子管计算机(1946—1957 年)。第一代计算机的主要组成部件是电子管,采用电子射线管作为存储器,存储容量小(只有几千字节),没有操作系统,用户只能使用机器语言和汇编语言操作计算机。电子管计算机具有造价高、体积大、可靠性差及速度低(每秒做几千到几万次的运算)的特点,主要应用于军事和科学研究,典型的机型有 IBM650 和 IBM709。

第二代晶体管计算机(1958—1964 年)。第二代计算机的主要组成部件是晶体管,晶体管计算机具有体积小、重量轻、稳定性好、能量损耗小、存储容量大(存储容量可达几十万字节)及运算速度快(可以达到每秒几十万次)等特点。第二代计算机可使用打印机、磁带、磁盘、内存及操作系统等,主要应用于科学计算及数据处理等方面,典型的机型有 IBM7094 和 CDC7600。

第三代集成电路计算机(1965—1970 年)。第三代计算机的主要组成部件是集成电路,可在几平方毫米的单晶体硅片上集成上百个电子元件。集成电路计算机的体积更小、重量更轻、成本更低、存储容量更大及运算速度更快(可以达到每秒几十万次到几百万次),操作系统更加完善,主要应用于工程和科学计算、文字处理、企业管理、自动控制及交通指挥等方面,典型的机型有 IBM360。

第四代大规模集成电路计算机(1971 年—现在)。第四代计算机的主要组成部件是大规模和超大规模集成电路,可在几平方毫米的芯片上集成上百万个电子元件。大规模集成电路计算机具有更小的体积、更低的造价和更高的运算速度(每秒上亿次),还具有完善的操作系统和集成度更高的半导体芯片主存储器,能够使用光盘、激光打印机、数码照相机、绘图仪及高分辨率显示器等多媒体设备。该类型计算机已经应用于社会生活的各个领域。

（2）计算机的发展趋势

1）巨型化　指计算机具有极高的运算速度、大容量的存储空间、更加强大和完善的功能，主要用于航空航天、军事、气象、人工智能及生物工程等学科领域。

2）微型化　从第 1 块微处理器芯片问世以来，计算机芯片的集成度每 18 个月翻一番，而价格则减一半，这就是信息技术发展功能与价格比的摩尔定律。计算机芯片集成度越来越高，所完成的功能越来越强，使计算机微型化的进程和普及率越来越快。

3）网络化　进入 20 世纪 90 年代以来，随着 Internet 的飞速发展，计算机网络已广泛应用于政府、学校、企业、家庭等领域，越来越多的人接触并了解计算机网络的概念。计算机网络将不同地理位置上具有独立功能的不同计算机通过通信设备和传输介质互联起来，在通信软件的支持下，实现网络中的计算机之间共享资源、交换信息、协同工作。计算机网络的发展水平已成为衡量国家现代化程度的重要指标，在社会经济发展中发挥着极其重要的作用。

4）智能化　让计算机能够模拟人类的智力活动，如学习、感知、理解、判断及推理等能力。具备理解自然语言、声音、文字和图像的能力，具有说话的能力，使人机能够用自然语言直接对话。它可以利用已有的和不断学习到的知识，进行思维、联想、推理，并得出结论，能解决复杂问题，具有汇集记忆、检索有关知识的能力。

5）新技术计算机　从电子计算机的产生及发展可以看到，目前计算机技术的发展都是以电子技术的发展为基础的，集成电路芯片是计算机的核心部件。随着高新技术的研究和发展，我们有理由相信计算机技术也将拓展到其他新兴的技术领域，计算机新技术的开发和利用必将成为未来计算机发展的新趋势。从目前计算机的研究情况可以看到，未来计算机将有可能在光子计算机、生物计算机、量子计算机等方面的研究领域上取得重大的突破。

2. 计算机系统的组成　完整的计算机系统由硬件系统和软件系统两部分组成。硬件系统是指构成计算机的所有实体部件的结合电路、机械等物理部件组成的系统，硬件系统是人们能够看得见、摸得着的部分，如显示器、主机、键盘及鼠标等。软件系统是指能够在硬件设备上运行的各种程序、数据和有关资料，如操作系统、打字训练、画图、文件、视频播放程序及杀毒程序等。图 1-1 给出了计算机系统的组成。

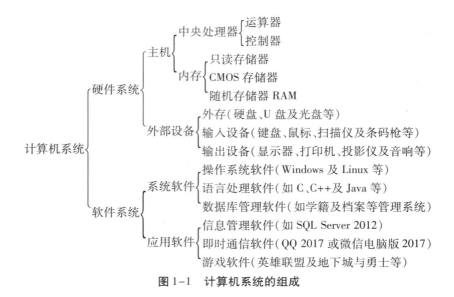

图 1-1　计算机系统的组成

（1）计算机的硬件系统

1）中央处理器　运算器和控制器合在一起称为中央处理器（central processing unit，CPU），它是计算机的核心部件。

运算器由算术逻辑运算单元（ALU）、累加器、状态寄存器、通用寄存器组等组成。ALU 的基本功能为加、减、乘、除四则运算，与、或、非、异或等逻辑操作，以及移位、求补等操作。计算机运行时，运算器的操作和操作种类由控制器决定。运算器处理的数据来自存储器；处理后的结果数据通常送回存储器，或暂时寄存在运算器中。与 Control Unit 共同组成了 CPU 的核心部分。

控制器是计算机的控制中心，由程序计数器、指令寄存器、指令译码器、时序产生器和操作控制器组成，它是发布命令的"决策机构"，即完成协调和指挥整个计算机系统的操作。在计算机中，程序一旦进入存储器后，控制器完成取指令和执行指令的任务，分析从存储器取出的信息，然后向计算机各个部分发出各种控制信号，指挥与协调计算机自动、有序地工作。

2）存储器　是计算机的记忆和存储部件，用来存放信息。对于存储器而言，容量越大越好，存取速度越快越好。存储器的工作速度是制约计算机运算速度的主要因素之一。存储器一般分为内存储器和外存储器。

内存储器简称为内存，通常把向存储器存入数据的过程称为写入，而把从存储器取出数据的过程称为读出。内存储器分为随机存储器（random access memory，RAM）和只读存储器（read-only memory，ROM）、CMOS 存储器（complementary metal oxide semiconductor，互补金属氧化物半导体存储器）。RAM 在物理硬件上又叫内存条，在计算机运行过程中可以随时读出所存放的信息，也可以随时写入新的内容。CPU 直接与 RAM 发生数据交换，断电后存储的信息会丢失。ROM 只能读出原有的内容，不能由用户再写入新内容。它一般用来存放专用的固定的程序和数据，断电后信息不会丢失。COMS 内存是一种只需要极少电量就能存放数据的芯片。由于耗能极低，CMOS 内存可以由集成到主板上的一个小电池供电，这种电池在计算机通电时还能自

笔记栏

动充电。因为 CMOS 芯片可以持续获得电量,所以即使在关机后,它也能保存有关计算机系统配置的重要数据。

和内存储器相对应的另外一种存储器叫外存储器。常见的外存储器有:硬盘、软盘、光盘、闪存和磁带等,能长期保存信息,并且不依赖于电来保存信息。

硬盘也叫温盘,是采用温彻斯特技术的小型密封组合式磁盘的简称。优点是精度高、容量大、读写速度快;曾经流行硬盘的大小为 40 GB、60 GB、80 GB、120 GB,转速为 7 200 r/s;当下硬盘的容量已达到 2 ~ 4 TB,常用的也在 500 GB 以上。磁盘驱动器由磁头、磁盘、读写电路及机械伺服装置等组成。磁盘驱动器既能将存储在磁盘上的信息读进内存中,又能将内存中的信息写到磁盘上。因此,就认为它既是输入设备,又是输出设备。硬盘的缺点是不易携带,容易损伤并丢失数据。

闪存卡(flash card)是利用闪存(flash memory)技术达到存储电子信息的存储器。一般应用在数码相机、掌上电脑、MP3 等小型数码产品中作为存储介质,所以样子小巧,犹如一张卡片,所以称之为闪存卡。根据不同的生产厂商和不同的应用,闪存卡主要有 SM 卡(smart media)、CF 卡(compact flash)、MMC 卡(multi media card)、SD 卡(secure digital)、记忆棒(memory stick)、XD 卡(XD – Picture card)和微硬盘(microdrive)。这些闪存卡虽然外观、规格不同,但是技术原理都是相同的。具有体积小、重量轻、读写速度快、断电后资料也可以保存的特点。

光盘是以光信息作为存储物的载体,用来存储数据的一种物品。分为不可擦写光盘,如 CD–ROM、DVD–ROM 等和可擦写光盘,如 CD–RW、DVD–RAM 等。CD 光盘的最大容量大约是 700 MB,DVD 盘片单面 4.7 GB,最多能刻录约 4.59 G 的数据(因为 DVD 的 1 GB = 1 000 MB,而硬盘的 1 GB = 1 024 MB)(双面 8.5 GB,最多约能刻 8.3 GB 的数据),蓝光(BD)的则比较大,其中 HD DVD 单面单层 15 GB、双层 30 GB;BD 单面单层 25 GB、双面 50 GB。

3)输入设备　是外界向计算机发送信息的装置,即将数据、程序、文字符号、图像及声音等信息输送到计算机中的设备。在计算机系统中,常用的输入设备有键盘、鼠标和扫描仪等。通过键盘,可以将英文字母、数字、标点符号等输入到计算机中,从而向计算机发出命令、输入数据等。鼠标常用在图形界面中,鼠标可进行光标定位或完成某些特定的操作功能。最大优点是可更快、更准确的移动光标。鼠标的种类有机械式鼠标、光电式鼠标、机械光电式鼠标、无线鼠标、3D 鼠标、4D 鼠标等。扫描仪是一种计算机外部仪器设备,通过捕获图像并将之转换成计算机可以显示、编辑、存储和输出的数字化输入设备。对照片、文本页面、图纸、美术图画、照相底片,甚至纺织品、标牌面板、印制板样品等三维对象都可作为扫描对象,提取和将原始的线条、图形、文字、照片、平面实物转换成可以编辑及加入文件中的装置。

除了键盘、鼠标和扫描仪外,其他常见的输入设备有触摸屏、数码相机及条码枪等。

4)输出设备　是将各种计算结果数据或信息以数字、字符、图像及声音等形式表示出来。也就是说它是将计算机中的数据信息传送到外部媒介,并转化为人们所认识的表示形式。必备的输出设备是显示器,它是将电信号转换成可视信号的设备。常用的有阴极射线管显示器、液晶显示器和等离子显示器。阴极射线管显示器(简称 CRT)虽然制造工艺成熟,性能价格比高,但因体积较大,近年来已逐步被淘汰,如图

1-2 所示。液晶显示器(简称 LCD)技术的已逐步成熟,并且因其显示图像清晰、体积小、价格不高等因素已逐步取代了 CRT,占据显示器市场的主导地位,设置分辨率可以改变字体显示大小,如图 1-3 所示。

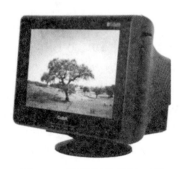
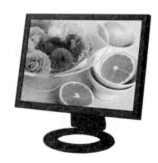

图 1-2　阴极射线管显示器　　　　图 1-3　液晶显示器

要想正确显示信息,显示器必须通过显卡连接在计算机的主板上。显卡是显示器和主机的接口。显卡又叫显示适配器,是个人电脑最基本的组成部分之一。它的用途是将计算机系统所需要的显示信息进行转换驱动,并向显示器提供扫描信息,控制显示器的正确显示,是连接显示器和个人电脑主板的重要元件,是"人机对话"的重要设备之一。显卡作为电脑主机里的一个重要组成部分,承担输出显示图形的任务,对于从事专业图形设计的人来说显卡非常重要。现在主要的显卡厂商有 AMD(ATI)和 NVIDIA(英伟达)两家。

除了显示器外,常见的其他输出设备主要有打印机、音箱、投影仪、绘图仪、刻字机等。

(2)计算机的软件系统　软件系统(software systems)是指由系统软件和应用软件组成的计算机软件系统。系统软件包括操作系统、语言处理系统、数据库系统及分布式软件系统等面向开发者的软件。

操作系统是计算机中最重要系统的软件,它管理和控制计算机全部资源,保证计算机各部分协调有效工作的各种程序的集合,是我们使用计算机的基础。常用的操作系统有 Windows、Linux 等,如图 1-4 就是常用的 Windows 7 操作系统界面。操作系统用于管理计算机的资源和控制程序的运行。操作系统的功能包括处理器管理、存储管理、文件管理、设备管理和作业管理,其主要研究内容包括操作系统的结构、进程(任务)调度、同步机制、死锁防止、内存分配、设备分配、并行机制、容错和恢复机制等。

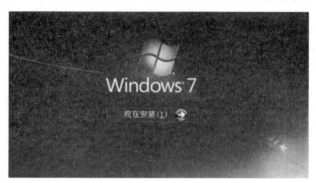

图 1-4　Windows 7 操作系统

语言处理系统是用于处理软件语言等的软件,如编译程序等。语言处理系统是指各种软件语言的处理程序,它把用户用软件语言书写的各种源程序转换成为可为计算机识别和运行的目标程序,从而获得预期结果。其主要研究内容包括语言的翻译技术和翻译程序的构造方法与工具,此外,它还涉及正文编辑技术、连接编辑技术和装入技术等。

数据库系统是用于支持数据管理和存取的软件,它包括数据库、数据库管理系统等。数据库系统研究的主要内容包括:数据库设计、数据模式、数据定义和操作语言、关系数据库理论、数据完整性和相容性、数据库恢复与容错、死锁控制和防止、数据安全性等。

分布式软件系统包括分布式操作系统、分布式程序设计系统、分布式文件系统、分布式数据库系统等。人机交互系统是提供用户与计算机系统之间按照一定的约定进行信息交互的软件系统,可为用户提供一个友善的人机界面。

应用软件是为用户解决各种实际问题而编制的计算机应用程序及其有关资料。应用软件主要有信息管理软件(如 SQL Server 2012)、办公软件(Office 2013)、即时通信软件(QQ 2017 或微信电脑版 2017)、游戏(英雄联盟及地下城与勇士等)及科学计算(数学计算软件包、统计软件包及图像处理软件包等)等软件。

3.计算机的工作原理

(1)冯·诺依曼存储程序的设计思想 冯·诺依曼是美籍匈牙利数学家,在 1964 年和莫尔合作研制了 EDVAC(electronic discrete variable computer)计算机,它采用的是冯·诺依曼的存储程序原理。冯·诺依曼存储程序的设计思想主要包括:①计算机应包括运算器、控制器、存储器、输入和输出设备;②计算机内部应采用二进制数来表示指令和数据,每条指令一般具有一个操作码和一个地址码,操作码表示运算性质,地址码指出操作数在存储器的位置;③计算机应在无须人工干预的情况下能够自动逐条取出指令并执行。

(2)计算机的工作过程 计算机的工作过程就是程序的执行过程。首先,用户通过输入设备将要处理的数据和程序输入存储器中,然后控制器从存储器中逐条取出指令并按照要求控制指令的执行,在一条指令执行完毕后再进行下一条指令的执行。图1-5 给出了计算机的简单工作原理。

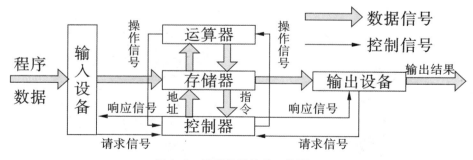

图 1-5 计算机的简单工作原理

任务 1.2　了解计算机中信息存储

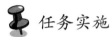 **任务描述**

信息在我们的日常生活中变得越来越重要,我们随时随地可能都需要信息。张华现在是某学院大一新生,他参加社交网络、收发电子邮件、共享图片视频及使用其他应用。他想要了解这些信息在计算机中是如何存储的。

任务要求

1. 了解数据、数据类型、大数据、信息及储存的概念。
2. 了解计算机的存储架构。
3. 了解数据中心。
4. 了解虚拟化及云计算。

任务实施

1. 信息存储

(1)数据　数据(data)是事实或观察的结果,是对客观事物的逻辑归纳,是用于表示客观事物的未经加工的原始素材。如书籍、照片、账单、文件及车票等都包含了数据。数据可以是连续的值,如声音、图像,称为模拟数据,也可以是离散的,如符号、文字,称为数字数据。

在计算机系统中,可以将这些图像、视频、书籍及文件等数据以二进制信息单元0,1 的形式表示,如图 1-6 所示。

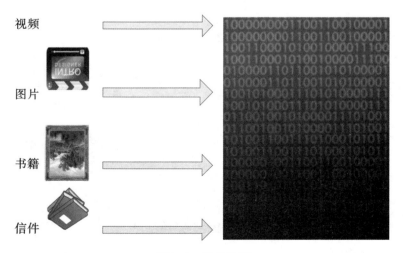

图 1-6　数字数据

随着信息技术的发展,产生数据的速率也呈指数增长,促进数字数据快速增长的因素主要有:①数据处理能力的提升。目前计算机在处理和存储能力上有较大的提升,这促进了不同类型的数据从传统方式转换为数据格式。②数字存储成本低。随着技术的进步为数字存储提供了低成本的解决方案,同时也促进了成本更低存储设备的研发,从而提升了数据产生和存储的增长速度。③更快的通信技术。随着通信技术的发展,共享数字数据比传统方式更加便捷。如传统的书信和电子邮件相比,书信也许要 1 周左右才能达到,而电子邮件几秒就能到达收件人的邮箱。④无处不在的智能设备和应用。智能手机、PAD、可穿戴设备和智能应用也产生了大量的数字数据。

(2)数据类型 根据存储和管理方式,数据可以分为结构化数据和非结构化数据。结构化数据简单来说就是数据库,是由二维表结构来逻辑表达和实现的数据,严格地遵循数据格式与长度规范,这便于用户高效的检索和处理。非结构化数据是数据结构不规则或不完整、没有预定义的数据模型,不方便用数据库二维逻辑表来表现的数据,也就是说不能够按行和列存储。如图像、音视频、邮件、数字格式的文档(doc、txt、ppt、pdf 等),由于非结构化的特征,使用传统的数据库来获取非结构化数据比较困难。如何应用新架构、新技术、新方法和新技能来存储、管理和分析各种来源的非结构化数据,并从中获取价值,是信息存储管理面临的挑战。

(3)大数据 大数据是指数据的数据量超出了常规软件工具在可接受的时间内的抓取、存储、管理和处理能力。它既包括结构化数据也包括非结构化数据。大数据的来源具有多样性,可以来自网页、视频、图像、社交媒体及各类应用。这些数据通常需要实时地抓取和更新,用于分析、预测和决策等。

大数据的数据量、多样性、变化范围和复杂性超出了传统 IT 设备、数据处理工具及方法的处理能力。对大数据进行实时分析需要新的方法、架构和工具,以提供高性能、大规模并行处理数据平台和对数据集的复杂分析。

(4)信息 信息是指从数据中提取的智慧和知识。当结构化数据和非结构化数据不能以一种有意义的形式展示时,则不能满足任何个人或企业的目的。

分析原始数据以找出有意义的趋势,基于这些趋势,政府和企业可以制订和修改策略以提高管理效率和商业利益。如电商企业可以分析客户的购买模式和物品清单,就可以辨认出客户喜欢的样式和品牌名字。通过这种有效的数据分析,不仅能够带来商业利益,还能够创造出潜在的、新的商业机会。

(5)存储 在对数据进一步处理时为了可以随时进行访问,需要将产生的数据存储起来。在同一个计算环境中,用来存储数据的设备称为存储设备(storage device),也简称存储(storage)。存储设备的类型取决于数据类型及数据创建和使用频率。如个人计算机中的内存、硬盘、DVD 及 CD-ROM,手机或数码相机中的内存等都是存储设备的实例。

2.存储架构 以前,所有组织的数据在其数据中心都有集中的计算机(大型机)和信息存储设备(磁带和磁盘架),存储设备都在服务器内部,这种方式称为以服务器为中心(server-centric)的存储架构。现在这种架构逐渐被以信息为中心的架构(information-centric architecture)所取代。

在以服务器为中心的架构中,每个服务器拥有一定数量的存储设备,但服务器之间无法共享,如图 1-7(a)所示。而且在对服务器进行维护管理(如增加存储容量)时会导致信息暂时无法访问。在各部门分散布置的服务器导致信息难以维护和管理,产生了信息孤岛并增加了操作开销。

为了应对这些问题,目前的以信息为中心的存储架构采用存储设备集中管理的方式,不再依附服务器,而是多个服务器共享存储设备,如图1-7(b)。在部署新服务器时,只需从共享存储设备中进行分配存储空间即可。共享存储设备可以通过添加新设备的方式动态增加而不影响信息的可用性。这种以信息为中心的存储架构让信息管理变得更加简单方便。

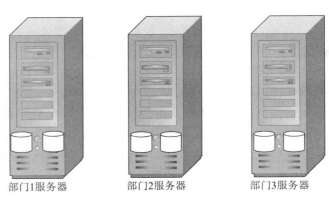

(a)以服务器为中心的存储架构—不能共享

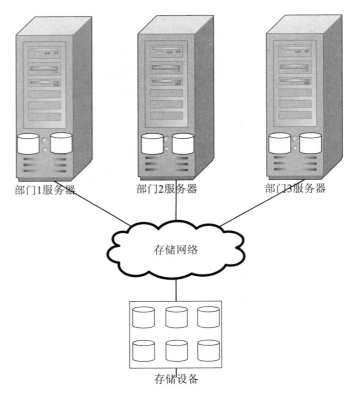

(b)以服务器为中心的存储架构—可共享

图1-7 存储架构

3. 数据中心　数据中心保管着大量的数据。数据中心的基础设施包括硬件组件和软件组件。其中,硬件组件包括计算机、服务器、存储设备、网络设备及后备电源等;软件组件包括操作系统、管理软件和应用等。另外,还有空调、灭火和通风等环境控制设备也是数据中心基础设施的组成部分。

(1)数据中心核心部件　数据中心要实现基本功能,应包括 5 个核心部件。

应用:提供计算操作逻辑的计算机程序。

数据库管理系统:是操作和管理数据库的大型软件,用于建立、使用和维护数据库。

主机或计算机:指运行应用和数据库的计算平台(包括硬件、固件和软件)。

网络:联网设备之间通信的数据通路。

存储:持续存储数据的设备。

通常这些部件都是独立的管理单元,但是只有在一起工作才能实现数据处理的要求。

数据管理系统通过主机操作系统将数据写入存储阵列的物理磁盘内。存储网络为主机和存储阵列之间提供通信连接,并在两者之间传输数据读写请求。存储阵列在接到主机发来的请求后,在物理磁盘上执行相应的操作。

(2)数据中心的主要特点　数据中心运行的不可中断性对医疗、企业和政府的管理至关重要。因此,为了保证数据随时可访问,可靠的存储基础设施就显得尤为重要。数据中心的主要特点如下。

1)可用性　数据中心必须保证数据的可用性。对于医疗、金融、通信和电子商务等领域来说,数据无法访问会造成巨大的损失。

2)安全性　数据中心应建立完善的安全策略,加强各部件之间的整合,防止数据的泄漏和非法访问。

3)可扩展性　为了应对业务的增长而产生的数据,需要部署更多的服务器、应用和数据库。因此,数据中心应能根据现实需要进行扩展,并且不能影响正常业务运营。

4)性能　数据中心应该根据服务等级提供最佳的性能。

5)数据完整性　为了保证数据在存取和接收时保持一致,需要提供数据完整性机制。

6)容量　当容量需要增加时,数据中心须在不影响可用性或产生很小影响的情况下实现容量扩展。容量管理不仅可以添加新的资源,还可以对现有资源进行重新分配。

7)可管理性　数据中心对于部件的管理应尽量简单和统一。可管理性可以通过对常规任务进行自动化或减少人工介入来实现。

(3)管理数据中心　管理数据中心的关键任务包括以下几点:①监控,对数据中心的各个部件和运行的服务持续不断地收集信息。数据中心需要监控的方面主要包括安全性、性能、可用性和容量。②报告,周期性反映资源的性能、容量和使用率。报告可以帮助确定与数据中心运行相关的业务评判和费用分摊。③配给,提供支持数据中心运行的硬件、软件和其他资源的一个流程。配给主要对资源进行管理,以满足容量、可用性、性能和安全性方面的需求。

随着虚拟化和云计算技术的发展,改变了数据中心基础设施的部署和管理方式。

许多组织已经迅速实现了对多个部件的虚拟化,提高了资源利用率。另外,许多组织为了应对数据处理的需求和成本压力,也加速了云计算的应用。

4.虚拟化和云计算

(1)虚拟化 虚拟化是将物力资源(如计算、存储和网络资源)抽象出来,表现为逻辑资源。虚拟化已经以各种形式存在了好多年,最常见的是在计算机系统中的虚拟内存和对物理磁盘的分区。

虚拟化将物理资源放到一个共享池中,提供一个统一的视图。如存储虚拟化是将多个存储设备表现为一个大容量的共享存储实体。与此类似,计算资源虚拟化是将多个服务器的 CPU 性能(以兆赫兹)作为共享计算资源。虚拟化使共享资源的集中管理成为可能。

虚拟资源可以从共享的物理资源中创建部署。如一块特定容量的虚拟磁盘可以从存储共享池中创建。一个特定的 CPU 频率和特定内存大小的服务器也可以从计算共享池中创建,虚拟资源还可以根据需求进行增删,且不影响用户和应用,这种物理资源的共享提高了资源的利用率。

(2)云计算 云计算是基于互联网的相关服务的增加、使用和交付模式,通常涉及通过互联网来提供动态易扩展且经常是虚拟化的资源。云计算技术的出现,使得个人和机构能够以服务的形式获取和调配部署 IT 资源。云计算提升了 IT 资源调配的速度,同时降低了个人和机构部署 IT 资源的成本。在众多的云计算定义中,美国国家标准和技术研究所提出的定义得到了广泛的认可,具体的定义如下。

云计算是一种可以通过网络便捷访问计算资源(包括网络、服务器、存储、应用和服务等)共享池,按需获取计算资源的模型。共享池中的资源需要极少的管理参与或服务商交互,可以快调配和释放。

云存储是在云计算(cloud computing)概念上延伸和发展出来的一个新的概念,是指通过集群应用、网格技术或分布式文件系统等功能,将网络中大量各种不同类型的存储设备通过应用软件集合起来协同工作,共同对外提供数据存储和业务访问功能的一个系统。当云计算系统运算和处理的核心是大量数据的存储和管理时,云计算系统中就需要配置大量的存储设备,那么云计算系统就转变成为一个云存储系统,所以云存储系统是一个以数据存储和管理为核心的云计算系统。

任务 1.3　计算机安全与防范

任务描述

计算机病毒经常在不经意间侵入计算机系统,王慧担心自己的计算机有安全问题,所以想了解计算机病毒的特征、分类和日常防范措施,以便放心工作和学习。

任务要求

1.了解计算机病毒的定义、特征和分类。

2.学会根据计算机病毒特征,采取相关的预防、检测和杀毒方法。

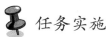 任务实施

随着计算机技术的普及,特别是网络应用的普及,计算机病毒和黑客恶意攻击等问题日益突出,因此如何保护好计算机系统,使它处于良好的工作状态。把病毒、木马等恶意软件对计算机系统的危害降到最低,已成为任何一名计算机使用者必备的基本素质。了解计算机病毒的概念、病毒传染和发作机制,并进一步利用好防、杀病毒软件,掌握提高 Windows 系统安全性的技术是每个人必须掌握的基本技能。

1.计算机病毒的概念　计算机病毒(computer virus)在《中华人民共和国计算机信息系统安全保护条例》中被明确定义,计算机病毒指"编制者在计算机程序中插入的破坏计算机功能或者破坏数据,影响计算机使用并且能够自我复制的一组计算机指令或者程序代码"。常见的计算机病毒有蠕虫病毒、特洛伊木马和黑客程序等。

2.计算机病毒的分类

(1)按破坏性分类　分为良性病毒和恶性病毒。

良性病毒是指不破坏系统、程序或数据的病毒,但它会干扰计算机的正常运行,或将文件的长度增加以占用内存或磁盘空间。恶性病毒是指能够破坏系统数据,删除或更改程序,导致文件被破坏,系统不能启动的病毒。

(2)按入侵方式分类　分为操作系统型病毒和外壳型病毒。

操作系统型病毒是将病毒加入操作系统程序文件,在系统启动运行时,病毒首先进入内存,使计算机系统带病毒工作,并伺机发作。外壳型病毒是将病毒复制品或其变种放置在程序的前面或后面部分,一般不修改源程序。

(3)按入侵对象分类　分为系统型病毒、文件型病毒和混合型病毒。

系统型病毒主要攻击系统引导区域、文件分配表、目录区域等。文件型病毒主要传染可执行文件,如以.com 和.exe 为扩展名的可执行文件。混合型病毒则是前两种病毒的混合体,既可以感染系统文件,又可以传染可执行文件。

3.计算机病毒的特征　与生物病毒相比,计算机病毒具有以下5个特征。

(1)寄生性　计算机病毒寄生在其他程序之中,不运行程序,病毒不被触发,不易被人发觉;一旦程序启动病毒就开始破坏活动。

(2)破坏性　计算机感染病毒后,可能会导致以下后果:正常的程序无法运行,计算机内的文件被删除或受到不同程度的损坏。通常表现为增、删、改、移。

(3)传染性　计算机病毒不但本身具有破坏性,更有害的是具有传染性,一旦病毒被复制或产生变种,其速度之快令人难以预防。传染性是病毒的基本特征。计算机病毒是一段人为编制的程序代码,这段程序代码一旦进入计算机并得以执行,它就会搜寻符合其传染条件的介质和硬件,确定目标后再将自身代码嵌入其中,达到自我繁殖的目的。只要有一台计算机感染病毒,如不及时处理,病毒就会通过各种可能的渠道,如移动磁盘、计算机网络、邮件等传染给其他计算机。

(4)潜伏性　有些计算机病毒像定时炸弹一样,让它什么时间发作是预先设计好的。比如黑色星期五病毒,不到预定时间表现不出来,一旦条件具备就开始爆炸,对系统进行破坏。计算机病毒进入系统后会在磁盘里隐蔽几天,甚至几年,一旦时机成熟,就又开始四处繁殖、扩散,继续危害。此外,计算机病毒内部有一种触发机制,触发条

件不满足,计算机病毒只传染不破坏,触发条件一旦得到满足,有的在屏幕上显示信息、图形或特殊标识(图1-8),有的则执行破坏系统的操作,如格式化磁盘、删除磁盘文件、对数据文件做加密、封锁键盘及使系统死锁等。

(5)隐蔽性　计算机病毒具有很强的隐蔽性,有的可以通过杀病毒软件检查出来,有的根本就查不出来,有的时隐时现、变化无常,这类病毒处理起来通常很困难。

4.常见的病毒类型

(1)蠕虫病毒　蠕虫(Worm)也可以算是病毒中的一种,但是它与普通病毒之间有着很大的区别。一般认为:蠕虫是一种通过网络传播的恶性病毒,它具有病毒的一些共性,如传播性、隐蔽性、破坏性等,同时具有自己的一些特征,如不利用文件寄生(有的只存在于内存中),对网络造成"DoS"(denial of service,拒绝服务),等等。

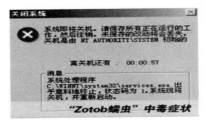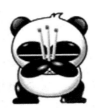

图1-8　病毒侵入计算机屏幕显示信息

(2)木马程序　木马(trojan horse),是从希腊神话里面的"特洛伊木马"得名。而现在所谓的"特洛伊木马"是指那些表面上是有用的软件、实际目的却是危害计算机安全并导致严重破坏的计算机程序。它具有很强的欺骗性,是一种基于远程控制的黑客工具,具有隐蔽性和非授权性的特点。

(3)宏病毒　由于微软的office系列办公软件和Windows系统占了绝大多数的PC软件市场,加上Windows和Office提供了宏病毒编制和运行所必需的库(以VB库为主)支持和传播机会,所以宏病毒是最容易编制和流传的病毒之一,很有代表性。宏病毒发作方式:在Word打开病毒文档时,宏病毒会接管计算机,然后将自己感染到其他文档,或直接删除文件等。Word将宏和其他样式储存在模板中,因此病毒总是把文档转换成模板再储存它们的宏。这样的结果是某些Word版本会强迫你将感染的文档储存为模板来判断是否被感染。宏病毒一般在发作的时候没有特别的迹象,通常是会伪装成其他的对话框让你确认。在感染了宏病毒的机器上,会出现不能打印文件、Office文档无法保存等情况。宏病毒带来的破坏:删除硬盘上的文件,将私人文件复制到公开场合,从硬盘上发送文件到指定的E-mail、FTP地址。

5.计算机病毒的传染途径

(1)磁介质传播　病毒首先是隐藏在磁介质上,当使用染有病毒的软盘、硬盘或移动存储器时,病毒首先进入系统,寻找符合传染条件的文件,将病毒传染到磁盘中。

(2)光介质传播　计算机病毒可以通过光盘传染病毒。

(3)网络传播　网络是传染计算机病毒的主要桥梁,病毒可以通过计算机网络传染到连接到网络上的各计算机中,包括局域网和广域网。

6.计算机病毒的防范措施　计算机传染病毒的防范措施,一般包括5个方面。

(1)隔离来源　①不明磁盘不用,避免交错使用移动磁盘。②尽量不用U盘启动系统。③对于外来磁盘,一定要经过杀毒软件检测无毒或杀毒后再使用。④上网时,如果发现某台连网计算机有病毒,应立刻切断网络,防止病毒蔓延。⑤不查看来历不明的光盘、邮件、网页、游戏和QQ留言。

(2)静态检查　定期用一两种不同的杀毒软件对磁盘进行检测,以便发现病毒并能及时清除。平时最好不要几个人共用一个Office程序,要加载实时的病毒防护功能。病毒的变种可以附带在邮件的附件里,在用户打开邮件或预览邮件的时候执行,应该留意。

(3)动态检查　在操作过程中,要注意种种异常现象。常见的异常有异常启动或经常死机、运行速度减慢、存空间减少、屏幕出现紊乱、文件或数据丢失、驱动器的读盘操作无法进行等。一旦发现异情况,要立即更新病毒库以检查系统是否感染病毒,并及时对系统进行病毒查杀。

(4)安装杀毒软件和防火墙　为了及时查杀病毒,保证计算机系统的安全,要做到以下4点:①装正版杀毒软件并定期更新病毒库,如360杀毒;②安装防火墙;③安装防范间谍软件;④定期更新病毒软件系统,修补系统漏洞。目前常用杀毒软件及其下载网址有:瑞星(免费)http://www.rising.com.cn;金山毒霸http://www.ijinshan.com/;360杀毒http://www.360.cn;卡巴斯基http://www.kaspersky.com.cn等。

(5)其他　不要随意浏览黑客网站、色情网站,及时备份磁盘数据等。

任务1.4　微型计算机的选购与使用

任务描述

刘东现在是某高校大一新生,他的父母为了能让他更好地学习知识,想要给他组装一台电脑,刘东又结合自己爱玩游戏、爱看足球的爱好,因此就想组装一台学习、娱乐两不误的多媒体电脑。可他知识有限,现请你帮他组装一台称心如意的多媒体电脑。

任务要求

1. 了解微型计算机的选购原则。
2. 掌握微型计算机配件的选购方法。

任务实施

对于用户自己动手组装一台微型计算机来说,首先需要知道的是微型计算机需要哪些基本的配置,再根据用户的不同需要来决定一些可选配置。微型计算机选购主要包括硬件与软件两部分,本节主要讲述硬件的选购知识。

1. 微型计算机的选购原则　配置微型计算机时通常需要考虑以下4个方面。

(1)购买目的　首先购买者要明确购买微型计算机的主要用途,并以此确定购买微型计算机需要达到的基本性能指标。

（2）资金预算　在确定好微型计算机基本性能要求的前提下,要根据购买者实际的经济能力来制订资金预算。

（3）微型计算机类别　一般情况下,兼容机的价格比较低廉,即在同样的预算条件下,购买兼容机可以获得性能更好的配件产品。

（4）售后服务　要选择那些信誉高、售后服务好的商家购买,以得到优质的售后服务。

2.微型计算机的硬件配置　微型计算机硬件的基本配置有主板、CPU、内存、硬盘、光驱、显卡、网卡、声卡、显示器、机箱、电源、键盘、鼠标等设备。目前网卡和声卡基本上都集成到主板上,有一些主板还集成了显卡,这种主板一般称为整合主机。

（1）主机板的选购　计算机主机板又称为系统板或母板,它位于主机箱的底部（卧式机箱）或侧面（立式机箱）的一块大型印刷电路板,主机板是计算机的关键部件。在主机板上有微处理器 CPU、只读存储器 ROM、读写存储器 RAM。还有若干扩展槽和各种接口、开关、跳线等。主机板的性能决定了计算机系统的性能,而主机板的性能又在很大程度上取决于所使用的微处理器的性能和系统总线类型。选购主机板时,要注意如下的参数:芯片组、音频芯片、网卡芯片、显示芯片、支持的内存类型、总线扩展槽、品牌。

（2）CPU 的选购　CPU 是整个微型计算机的核心。选购 CPU 时,应以“适用、够用”为原则。通常在配置微机时需要首先确定 CPU,才能进一步确定主板类型结构,进而确定内存、显卡等其他部件。目前而言,CPU 主要由 Intel 和 AMD 两家公司生产,如图 1-9 所示,虽然在硬件上不能通用,但是在软件上是完全兼容的。但就同等档次 CPU 的价格而言,AMD 的 CPU 要比 Intel 的 CPU 便宜一些,相对来说性价比更高一些。在一般情况下,CPU 的价格越贵其性能也越好。

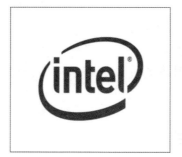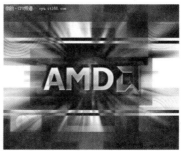

图 1-9　Intel 和 AMD 公司标识

（3）内存的选购　主存储器又称为内存储器,简称内存,其突出的特点是存取速度快,但是容量小、价格贵。内存类型的发展过程中主要出现了 FPM、EDO、SDRAM、RDRAM 和 DDR SDRAM 等类型。其中,DDR 技术到目前为止已经发展经过了 DDR、DDR2、DDR3 等时代。一般认为 DDR3 是 DDR2 的升级版。

（4）外存储器的选购　外存储器用于存放程序和数据。外存储器在计算机的五大部件中属于输入/输出设备,也就是外部设备,它只能与内存储器交换信息,不能被计算机系统的其他部件直接访问。外存储器主要有磁盘存储器、磁带存储器和光盘存储器。磁盘是最常用的外存储器,通常它分为软磁盘和硬磁盘两类。

外存储器的选购主要涉及的是硬磁盘存储器和光盘驱动器两种。硬磁盘存储器又称为硬盘,是现在计算机上不可缺少的外部设备之一。

(5)显卡的选购 在选购显卡时,除重点查阅显卡的主要技术参数(核心频率、流处理器的数量、核心位宽、显存频率、显存容量、显存的位宽和带宽、最大显示分辨率、色深、刷新频率、DX 版本、总线接口规格、输出接口类型、多显卡技术等)外,还应该注意以下 4 个方面:用户需求、显卡做工工艺、散热性能及售后服务。

(6)机箱电源的选购 机箱是用来承载微型计算机配件的容器,其主要功能是为了固定和保护安装在其内的电子部件,同时也起到散热、导风、屏蔽电磁辐射的作用。在选购机箱时应注意以下几个方面:机箱类型、箱体用料、前面板、机箱结构设计及电磁屏蔽性能。

目前常见的机箱类型有 ATX、Micro ATX 两种。ATX 机箱是目前最常用的机箱,支持现在绝大部分类型的主板。Micro ATX 机箱比 ATX 机箱小一些。在选购时最好以标准立式 ATX 机箱为准,因为它空间大,安装槽多,扩展性好,通风条件也不错,完全能适应大多数用户的需要。

电源为机箱中的所有部件提供所需要的电能,是微型计算机中最重要的配件之一。电源功率的大小、电流及电压的稳定,都直接影响微型计算机工作的稳定性及其他配件的使用寿命,因此电源的选购非常重要。在选购电源时应注意以下几个方面:电源功率、输出电压稳定性、重量、外观、散热、噪声、品牌认证。

(7)显示器的选购 显示器由监视器和显示适配器组成,它是计算机最重要的输出设备。人们习惯上把监视器直呼为显示器。

1)监视器(显示器) 微机使用的大多为阴极射线管显示器、液晶显示器。

分辨率和灰度级是显示器的两个重要技术指标。显示器显示的字符和图形由称为像素的光点组成。光点的多少,即显示器所能显示的像素的个数,称为分辨率。像素越密,分辨率越高,图像越清晰。一般微型计算机显示系统采用的分辨率有 640×480、800×600、1 024×768 等多种。光点的深浅变化,即所显示像素点的亮暗差别(在彩色显示器中表现为颜色的不同),称为灰度级。灰度级越多,图像层次越清楚,越逼真。

2)显示适配器 显示适配器又叫显示卡,显示适配器暂存要显示的信息并对显示器的工作进行控制。

3. 笔记本电脑的选购 随着技术水平的发展,笔记本电脑的价格在不断降低,对于笔记本电脑的选购应注意以下几个方面。

(1)尺寸 一旦确定了购买笔记本电脑的预算后,选择一个合适的尺寸是首先需要仔细考虑的问题,通常要根据购买者的应用需求来确定。如商务人士经常出差,用于处理的内容以文档和表格为主,则应购买小尺寸、便携性高的笔记本电脑;而对于那些喜爱游戏和娱乐的人士,就应该挑选尺寸较大的。

(2)配置 笔记本电脑的厂商一般会根据购买者的需求在同一价位上提供若干不同配置的机型供购买者选择,这些配置一般会有比较明显的区别,如在 CPU 和显卡上的不同侧重。通常决定笔记本电脑价格的主要因素是 CPU 和显卡的配置,在一定的价格区间内或是 CPU 性能较好而显卡性能一般的配置,或是 CPU 性能一般而显卡性能不错的配置。因此购买者要参考和比较多种同价位的机型,并从中选取适合自己需求的配置机型,笔记本电脑如图1-10所示。

(3)保修　目前市场上大部分笔记本电脑是由品牌厂商生产的,质量是比较可靠的。但是再好的厂家也不能保证自己生产的笔记本电脑绝无问题,所以笔记本电脑的保修是非常重要的。目前正规厂商都会执行国家有关笔记本电脑的"三包"规定,也有部分厂商提供了比国家"三包"规定更高的保修标准,因此购买者要了解详细的质保条款和期限,以备不时之需。

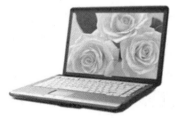
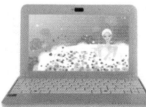
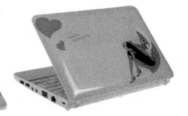

图1-10　笔记本电脑

相关知识与技能

1.输出设备　输出设备除了显示器外,常见的其他输出设备主要有打印机、绘图仪、音箱、投影仪、刻字机等。

(1)打印机　如图1-11所示,是计算机最基本的输出设备之一,能把计算机处理信息的结果打印出来的设备。其中激光打印机(laser printer)和喷墨式打印机(inkjet printer)是目前最流行的两种打印机,它们都是以点阵的形式组成字符和各种图形。

(2)绘图仪　绘图仪是一种输出图形的硬拷贝设备,如图1-12所示。在绘图软件的支持下,它能按照人们要求自动绘制出复杂、精确的图形,是各种计算机辅助设计不可缺少的工具。主要可绘制各种管理图表和统计图、大地测量图、建筑设计图、电路布线图、各种机械图等。最常用的是X-Y绘图仪。现代的绘图仪已具有智能化的功能,它自身计算机硬件系统带有微处理器,可以使用绘图命令,具有直线和字符演算处理以及自检测等功能。这种绘图仪一般还可选配多种与计算机连接的标准接口。

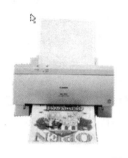
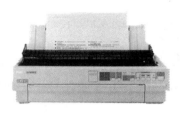
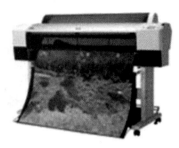

图1-11　打印机　　　　　　　　　　　　　　图1-12　绘图仪

(3)音箱　音箱是整个音响系统的终端,其作用是把音频电能转换成相应的声能,并把它辐射到空间去,也是我们听音乐必不可少的设备之一,音箱如图1-13所示。

（4）投影仪（projector） 它以精确的放大倍率将物体放大投影在投影屏上测定物体形状、尺寸的仪器如图 1-14 所示。

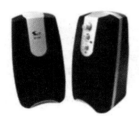
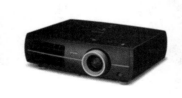
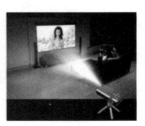

图 1-13　音箱　　　　　　　　　　图 1-14　投影仪

2. 输入设备　键盘和鼠标是最常用的输入设备（图 1-15、图 1-16）。所谓的输入设备是指将数据、程序、文字符号、图像、声音等信息输送到计算机中的设备。

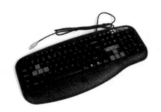
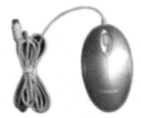
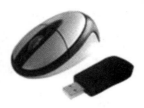

图 1-15　键盘　　　　　　　　图 1-16　有线鼠标与无线鼠标

通过键盘，可以将英文字母、数字、标点符号等输入到计算机中，从而向计算机发出命令、输入数据等。鼠标常用在图形界面中，鼠标可进行光标定位或完成某些特定的操作功能。最大优点是可更快、更准确的移动光标。

除了键盘、鼠标外，其他常见的输入设备有扫描仪、数码相机、条码枪及触摸屏等。

（1）扫描仪　常用的图像输入设备如图 1-17 所示。扫描仪 scanner 是一种计算机外部仪器设备，通过捕获图像并将之转换成计算机可以显示、编辑、存储和输出的数字化输入设备。对照片、文本页面、图纸、美术图画、照相底片、菲林软片，甚至纺织品、标牌面板、印制板样品等三维对象都可作为扫描对象，提取和将原始的线条、图形、文字、照片、平面实物转换成可以编辑及加入文件中的装置。

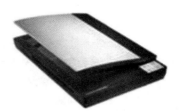

图 1-17　扫描仪

（2）数码相机　常用的图像输入设备如图 1-18 所示。

（3）条码枪　主要用于超市、商场等，进行货物条码扫描，如图 1-19 所示。

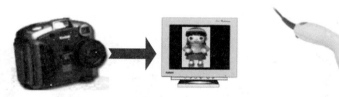

图 1-18　数码照相机　　　　　图 1-19　条码枪

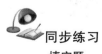同步练习

一、填空题

1. 世界上公认的第一台电子计算机于＿＿＿＿＿＿年在＿＿＿＿＿＿诞生,它的名字叫＿＿＿＿＿＿。到今天计算机发展经历了 4 代,都是基于一个共同的思想,这个思想是由＿＿＿＿＿＿＿＿提出来的。

2. 计算机系统由＿＿＿＿＿＿和＿＿＿＿＿＿两大部分组成,计算机硬件由＿＿＿＿＿＿、＿＿＿＿＿＿、＿＿＿＿＿＿、＿＿＿＿＿＿和＿＿＿＿＿＿5 个部分组成。

3. 键盘属于计算机的＿＿＿＿＿＿设备,鼠标属于计算机的＿＿＿＿＿＿设备,显示器属于计算机的＿＿＿＿设备。

4. 计算机中最小的存储单位是＿＿＿＿＿＿,基本的存储单位是＿＿＿＿＿＿。

5. CPU 的英文含义是＿＿＿＿＿＿＿＿＿＿＿＿＿＿＿＿＿＿,中文含义是＿＿＿＿＿＿＿＿。

6. ASCII 码是一种＿＿＿＿＿＿位二进制编码,能表示＿＿＿＿＿＿种国际通用字符。

7. 计算机硬件中的组成部件能够通过总线互联在一起,微型计算机系统的总线一般分为＿＿＿＿＿＿总线、＿＿＿＿总线、＿＿＿＿总线 3 种。

8. 计算机的发展趋势是＿＿＿＿＿＿、＿＿＿＿＿＿、＿＿＿＿和＿＿＿＿＿＿。

9. 通常所说的内存大小指的是＿＿＿＿＿＿大小。1 kB＝＿＿＿＿＿＿B＝＿＿＿＿＿＿bit(二进制位),512 是 2 的＿＿＿＿＿＿次方。

10. 计算机病毒是具有自我复制能力的可以制造计算机系统故障的一种特制的＿＿＿＿＿＿＿＿＿＿＿＿软件,一般通过＿＿＿＿＿＿＿＿、＿＿＿＿＿＿＿＿＿和网络等途径传播,其中通过网络传播主要是借助＿＿＿＿＿＿进行的。

二、选择题

1. 计算机中软件和硬件的关系是(　　)。

A. 可以没有软件,但必须有硬件

B. 可以没有硬件,但必须有软件

C. 二者相辅相成,缺一不可

D. 只要有功能强大的硬件就可以了,软件落后一点没关系

2. 一个完整的计算机系统由(　　)和软件系统两大部分组成。

A. 操作系统　　　　　　　　　　　　B. 硬件系统

C. 语言系统　　　　　　　　　　　　D. 磁盘系统

3. 计算机在工作中尚未进行存盘操作,突然电源中断,则计算机中(　　)全部丢失,再次通电也不能恢复。

A. ROM 和 RAM 的信息　　　　　　　B. ROM 中的信息

C. RAM 中的信息　　　　　　　　　　D. 硬盘中的信息

4. 一般计算机系统中必不可少的输出设备是(　　)。

A. 软盘驱动器　　　　　　　　　　　B. 音箱

C.显示器 D.打印机

5.计算机的内存储器比外存储器( )。

A.更便宜 B.储存更多信息

C.存取速度更快 D.虽贵,但能储存更多信息

6.计算机所具有的存储程序和程序原理是( )提出的。

A.图灵 B.布尔

C.冯·诺依曼 D.爱因斯坦

7.以下属于第四代微处理器的是( )。

A.Intel 8008 B.Intel 8085

C.Intel 8086 D.Intel 80386/486/586

8.下面是有关计算机病毒的说法,其中( )不正确。

A.计算机病毒有引导型病毒、文件型病毒、复合型病毒等

B.计算机病毒中也有良性病毒

C.计算机病毒实际上是一种计算机程序

D.计算机病毒是由于程序的错误编制而产生的

9.计算机中的所有信息都是以( )的形式存储在机器内部的。

A.字符 B.二进制编码

C.BCD码 D.ASCII码

10.计算机内部采用二进制表示数据信息主要是因为二进制( )。

A.方便记忆 B.符合人的习惯

C.容易实现 D.书写简单

11.各种应用软件都必须在( )的支持下才能运行。

A.计算机语言程序 B.操作系统

C.字处理程序 D.编程程序

12.下列选项中,不属于计算机病毒特征的是( )。

A.破坏性 B.潜伏性

C.传染性 D.免疫性

13.计算机的CPU每执行一个( ),就完成一步基本运算或判断。

A.语句 B.指令

C.程序 D.软件

14.发现病毒后,比较彻底的清除方式是( )。

A.用查毒软件处理 B.用杀毒软件处理

C.删除磁盘文件 D.格式化磁盘

15.I/O接口位于( )。

A.主机和I/O设备之间 B.主机和总线之间

C.总线和I/O设备之间 D.CPU与存储器之间

三、判断题

1.计算机病毒通常是一段程序代码。 ( )

2.不同笔画的汉字占用的存储空间是不一样的。 ( )

3.计算机的存储器一般指的是内存,其容量大小取决于RAM的容量。 ( )

4.计算机的字长是指计算机能直接处理的二进制的位数,也就是微处理器的位数。 ( )

5.CPU的主要任务是取出指令、解释指令和执行指令。 ( )

6.计算机软件按其用途及实现的功能不同可分为系统软件和应用软件两大类。 ( )

7.任何存储器都有记忆能力,其中的信息不会丢失。 ( )

8. 操作系统的功能之一是提高计算机的运行速度。 （　　）

9. 通常硬盘安装在主机箱内,因此它属于主存储器。 （　　）

10. 光盘属于外存储器,也属于辅助存储器。 （　　）

11. CRT 显示器又称阴极射线管显示器。 （　　）

12. 计算机的中央处理器简称为 ALU。 （　　）

13. 计算机中的最小单位是二进制的一个数位。 （　　）

14. 1 个字节是由 8 个二进制数位组成的。 （　　）

15. 外存中的数据可以直接进入 CPU 被处理。 （　　）

四、问答题

1. 简述计算机的未来发展方向和趋势。

2. 一个完整的计算机系统包括哪些?

3. 简述冯·诺依曼提出的计算机的基本工作原理。

4. 简述数据中心的主要特点。

5. 简述微型计算机的选购原则。

（南阳医学高等专科学校　钮　靖　闫梦青）

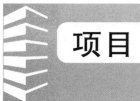

项目2
Windows 7 操作系统的使用

 项目概述

电子计算机自 1946 年诞生后,技术发展非常迅速。因此在 20 世纪 50 年代出现了系统管理工具及简化硬件操作流程的程序,这就是操作系统的前身。到了 20 世纪 60 年代早期,商用计算机制造商制造了批量处理系统。再后来,操作系统成为计算机的标准配置,任何一台计算机都必须安装操作系统后才能工作。而到了我们现在的计算机,尽管操作系统多种多样,但我们仍然离不开它。

Windows 7 操作
系统的使用

Windows 操作系统是一款由美国微软公司开发的窗口化操作系统。它采用了图形用户接口(graphic user interface,GUI)图形化操作模式,比以前的指令操作系统(如 DOS)更为人性化。目前,Windows 是世界上使用最广泛的操作系统。随着计算机硬件和软件系的不断升级,微软公司的 Windows 操作系统也在不断升级,从 16 位、32 位到 64 位操作系统,从最初的 Windows 1.0 和 Windows 3.2,到大家熟知的 Windows 95、Windows 97、Windows 98、Windows 2000、Windows Me、Windows XP、Windows Server Windows Vista、Windows 7、Windows 8 等,各种版本不断更新,而且微软公司还一直在致力于 Windows 操作系统的开发和完成。Windows 7 是 2009 年微软公司开发的操作系统,作为 Windows XP 和 Windows Vista 操作系统的后续者,Windows 7 具有更绚丽的界面、更快捷的操作、更强大的功能、更稳定的系统等优点。

 学习目标

1. 了解 Windows 7 操作系统的分类、窗口组成及各部分功能。
2. 掌握 Windows 7 操作系统的基本操作和文件及文件夹的管理方法。
3. 学会利用 Windows 7 操作系统来管理计算机系统中的软件和硬件资源。
4. 学会使用 Windows 7 操作系统中的小工具解决一些日常生活中的简单问题。

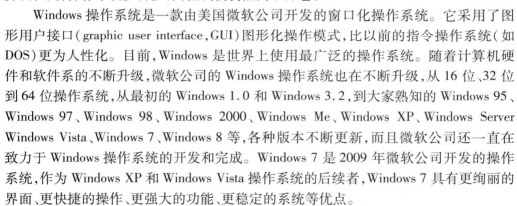 项目任务

本项目将带大家认识和了解 Windows 7 操作系统,学会利用 Windows 7 操作系统来管理和维护你的计算机系统软件和硬件资源及工作环境,以便于使用计算机来解决工作、学习和生活中的问题。主要学习和掌握以下 4 项任务:①windows 7 操作系统的

基本操作;②硬件资源的配置与管理;③软件资源的配置与管理;④系统附件中工具的使用。

任务2.1 Windows 7 操作系统的基本操作

任务描述

一直以来,Windows XP 以其亮丽的界面,方便而实用的功能深受大众的青睐。随着信息化社会的发展,Windows 7 操作系统的问世,新的应用软件的不断涌现,Windows XP 已经不能满足广大用户的需求。

2014 年 4 月 8 日,微软公司宣告停止对 Windows XP 的一切技术支持,标志着这个操作系统的昔日旗舰产品正式退休,Windows 7 操作系统正式步入我们的生活。本次任务就来认识 Windows 7 操作系统和界面基本操作,包括安装、启动、退出、桌面组成、窗口和对话框的组成及操作。

任务要求

本任务要求具备计算机硬件系统的基本知识,了解计算机的基本硬件配置是否满足 Windows 7 操作系统的最低要求,知道 Windows 7 操作系统包含哪些版本,适合哪些场合使用,具有哪些优于早期版本的功能。

对 Windows 7 操作系统的界面操作,要求知道每个组成部分的名称,可以进行的常用操作和操作方法。掌握 Windows 7 操作系统的启动、退出、窗口和对话框的基本操作。

任务实施

1. 认识 Windows 7 操作系统

(1)Windows 操作系统简介　Windows 7,中文名称视窗 7,是由微软公司开发的操作系统。Windows 7 可供家庭及商业工作环境,笔记本电脑、平板电脑等使用,和 Windows Vista 一脉相承。

Windows 7 操作系统包含 6 个版本,分别为 Windows 7 Starter(初级版)、Windows 7 Home Basic(家庭普通版)、Windows 7 Home Premium(家庭高级版)、Windows 7 Professional(专业版)、Windows 7 Enterprise(企业版)及 Windows 7 Ultimate(旗舰版)。

1)Windows 7 Starter(初级版)　这是功能最少的版本,缺乏 Aero 特效功能,没有 64 位支持,没有 Windows 媒体中心和移动中心等,对更换桌面背景有限制。它主要设计用于类似上网本的低端计算机,并限于某些特定类型的硬件。

2)Windows 7 Home Basic(家庭普通版)　这是简化的家庭版,支持多显示器,有移动中心,限制部分 Aero 特效,没有 Windows 媒体中心,缺乏 Tablet 支持,没有远程桌面,只能加入不能创建家庭网络组(home group)等。

3)Windows 7 Home Premium(家庭高级版)　面向家庭用户,满足家庭娱乐需求,包含所有桌面增强和多媒体功能,如 Aero 特效、多点触控功能、媒体中心、建立家庭网络组、手写识别等,不支持 Windows 域、Windows 7 模式、多语言等。

4)Windows 7 Professional(专业版)　面向爱好者和小企业用户,满足办公开发需求,包含加强的网络功能,如活动目录和域支持、远程桌面等,另外还有网络备份、位置感知打印、加密文件系统、演示模式、Windows 7 模式等功能。64 位可支持更大内存(192 GB)。

5)Windows 7 Enterprise(企业版)　面向企业市场的高级版本,满足企业数据共享、管理、安全等需求。包含多语言包、UNIX 应用支持、Bit Locker 驱动器加密、分支缓存等。

6)Windows 7 Ultimate(旗舰版)　拥有所有功能,与企业版基本是相同的产品,仅仅在授权方式及其相关应用及服务上有区别,面向高端用户和软件爱好者。

(2)Windows 7 操作系统的功能特点　作为微软继 Windows XP 操作系统和 Windows Vista 操作系统之后最重要的操作系统,Windows 7 操作系统继承了以往 Windows 操作系统界面简洁,操作方便、实用的特点,又汇聚了微软多年来研发操作系统的经验和优势,具有很多创新特性,其最突出的特点在于用户体验、兼容性及性能都得到极大提高。与其他 Windows 版本相比,它对硬件有着更广泛的支持,对系统要求低,从而能最大化地利用电脑自身硬件资源。

下面仅介绍 Windows 7 操作系统的几种典型的功能特点。

1)系统运行更加快速　Windows 7 操作系统不仅仅在系统启动时间上进行了大幅度的改进,并且连从休眠模式唤醒系统这样的细节也进行了改善,使 Windows 7 操作系统成为一款反应更快速,令人感觉清爽的操作系统。

2)革命性的工具栏设计　工具栏上所有的应用程序都不再有文字说明,只剩下一个图标,而且同一个程序的不同窗口将自动群组。鼠标移到图标上时会出现已打开窗口的缩略图,再次点击便会打开该窗口。在任何一个程序图标上单击右键,会出现一个显示相关选项的菜单,微软称为 Jump List。在这个菜单中除了更多的操作选项之外,还增加了一些强化功能,可让用户更轻松地实现精确导航并找到搜索目标。

3)更个性化的桌面　在 Windows 7 操作系统中,用户能对自己的桌面进行更多的操作和个性化设置。首先,各种小工具可以自由放置在桌面的任何位置,不仅释放了更多的桌面空间,视觉效果也更加直观和个性化。此外,Windows 7 操作系统中内置主题包带来的更是整体风格统一的壁纸、面板色调,甚至系统声音都可以根据用户喜好选择定义。

4)智能化的窗口缩放　用户把窗口拖到屏幕最上方,窗口就会自动最大化;把已经最大化的窗口往下拖一点,它就会自动还原;把窗口拖到左右边缘,它就会自动变成 50% 宽度,方便用户排列窗口。

5)超强的硬件兼容性　据统计,目前适用于 Windows Vista SP1 操作系统的驱动程序中有超过99%已经能够运用于 Windows 7 操作系统。

Windows 7 模式为了让用户过渡到平台时减少程序兼容性顾虑,微软在 Windows 7 中新增了一项 Windows 7 模式,它能够使 Windows 7 用户由 Windows 7 桌面启动、运行诸多 Windows 7 应用程序。

(3)Windows 7 操作系统的安装　Windows 7 操作系统和其他软件一样对计算机

硬件有一定要求,因此,在安装之前必须了解计算机的基本配置是否达到 Windows 7 操作系统的最低要求。微软公司官方公布的 Windows 7 操作系统对计算机硬件的最低配置要求见表2-1。

表2-1 Windows 7 中计算机硬件的配置要求

硬件	要求
处理器	1 GHz 32 位或者 64 位处理器
内 存	1 GB 及以上
显 卡	支持 DirectX 9 128M 及以上
硬 盘	16 G 以上(主分区,NTFS 格式)

整个安装过程非常简便、易操作,因为 Windows 7 操作系统内置了高度自动化的安装程序向导,在安装程序向导的引导下,它会自动检测计算机的相关信息,复制所需要的大量的安装文件,然后向硬盘复制所有的系统文件,并加载各种设备的驱动程序,用户只需要输入产品密钥、用户名称和密码等一些简单的信息,系统重新启动,即可完成整个安装过程。具体操作步骤如下:①在 Windows 系统下,放入购买的 Windows 7 操作系统光盘,运行 SETUP.EXE,选择"安装 Windows";②输入在购买 Windows 7 操作系统时得到的产品密钥(一般在光盘上找);③接受许可条款;④选择"自定义"或"升级";⑤选择安装的盘符,如选择 C 盘,会提示将原系统移动至备用文件夹,确定即可;⑥到"正在展开 Windows 文件"这一阶段会重启,重启后继续安装并在"正在安装更新"这一阶段再次重启,如果是光盘用户,则会在"正在安装更新"这一阶段重启一次;⑦完成安装。

安装 Windows 7 操作系统通常可以分为升级安装、全新安装和双系统共存安装 3 种方式。

升级安装:如果用户的计算机上安装了微软公司其他版本的 Windows 操作系统,升级安装可以覆盖原来的系统从而升级到 Windows 7 版本。

全新安装:如果用户的计算机没有安装任何系统,或者计算机上原有的操作系统被进行了格式化的操作,可以采用这种全新安装方式进行安装。这种安装方式需要在 DOS 状态下进行,用户应先运行 Windows 7 操作系统的安装光盘,找到相应的安装文件,然后执行 Setup 安装命令,在系统安装向导的提示下输入一些简单的信息即可完成整个安装过程。

双系统共存安装:如果用户的计算机上已经安装了操作系统,也可以在保留现有操作系统的基础上安装 Windows 7 操作系统。计算机上安装的 Windows 7 操作系统将被安装在一个独立的分区中,与原有的操作系统同时存在,相互之间不会发生冲突。当双操作系统安装完成后,重新启动计算机时,在屏幕上会出现系统选择菜单,用户可以选择所要使用的操作系统。

2. Windows 7 操作系统的启动与退出 要想启动 Windows 7 操作系统,需依次打开计算机外部设备的电源开关和主机电源开关,系统先进行硬件自检后开始系统引导。在出现登录的对话框中输入用户名和密码,单击"确定"按钮或按回车即可进入

Windows 7 操作系统。如果是双重启动则选择 Windows 7 操作系统。启动完成后,出现 Windows 7 操作系统的桌面。如图 2-1 所示。

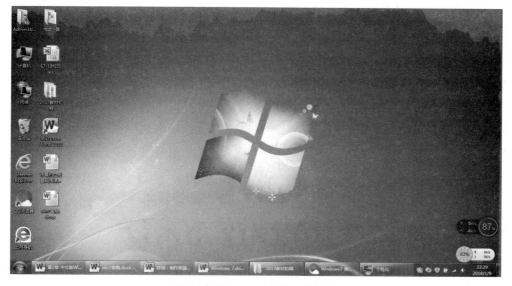

图 2-1 　Windows 7 操作系统桌面

　　Windows 7 操作系统的退出,实际上就是关闭计算机。关闭计算机时,一般情况下不能直接关闭计算机的电源,应按照正常的关机步骤进行关机。关闭计算机的具体操作步骤如下。

　　(1)关闭计算机所有正在运行的应用程序。

　　(2)鼠标单击"开始"按钮,打开"开始"菜单。如图 2-2 所示。在"开始"菜单中单击"关机"按钮,系统会自动关闭计算机。

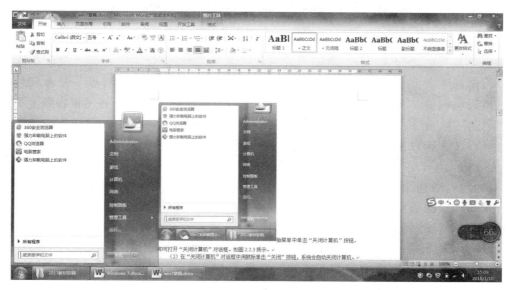

图 2-2 　"开始"菜单

笔记栏

3. Windows 7 操作系统的桌面组成及操作　桌面是 Windows 7 操作系统的工作平台,就是在安装好 Windows 7 操作系统后,用户启动计算机登录到系统后所看到的整个屏幕空间,它是用户和计算机进行交流的平台。在桌面上可以用来存放用户经常用到的应用程序、文档或文件夹图标,用户可以根据自己的需要在桌面上添加应用程序的各种快捷方式图标。用户可以通过桌面有效、快捷地管理计算机。

（1）创建桌面图标　图标是指在桌面上排列的小图像,它包含图形、说明文字两部分。双击图标就可以执行图标所表示的相应功能。

桌面上的图标是打开各种应用程序和文件的快捷方式,用户可以在桌面上创建经常使用的应用程序或文件的图标,这样使用时直接在桌面上双击即可快速启动该应用程序。创建桌面快捷方式图标可执行下列操作步骤。

1）鼠标右击桌面空白处,在弹出的快捷菜单中选择"新建"命令。如图 2-3 所示。

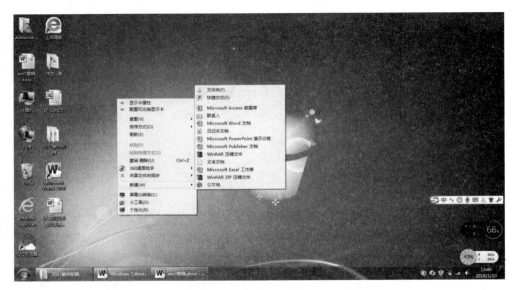

图 2-3　桌面快捷菜单

2）在"新建"命令的子菜单中,用户可以创建各种类型的图标,如文件夹、快捷方式、公文包、文本文档等。如图 2-4 所示。

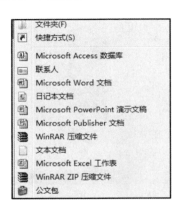

图 2-4　"新建"命令子菜单

3）当用户选择了所要创建的选项后,在桌面会出现相应的图标,用户可以为它重新命名,便于识别。其中当用户选择了"快捷方式"命令后,出现一个"创建快捷方式"向导,该向导会帮助用户创建本地或网络程序、文件、文件夹、计算机或 Internet 地址的快捷方式,可以手动键入项目的位置,也可以单击"浏览"按钮,在打开的"浏览文件夹"窗口中选择快捷方式的目标,确定后,即可在桌面上建立相应的快捷方式。

（2）图标的排列 当用户在桌面上创建了多个图标时,桌面会显得杂乱无章,这样不利于用户选择所需要的图标,而且影响桌面的美观效果。使用排列图标命令,可以使用户的桌面看上去整洁而富有条理。用户需要对桌面上的图标进行位置调整时,可在桌面上的空白处右击,在弹出的快捷菜单中选择"排列图标"命令。在子菜单项中包含了多种排列方式。①名称:按图标名称开头的字母或拼音顺序排列;②大小:按图标所代表文件大小的顺序来排列;③项目类型:按图标所代表文件的类型来排列;④修改时间:按图标所代表文件的最后一次修改时间来排列。

（3）任务栏及其基本操作 任务栏位于桌面的最下方,它显示系统正在运行的程序、系统日期和时间等内容,用户通过任务栏可以完成许多操作,可以对计算机进行一系列相关的设置。如图 2-5 所示。

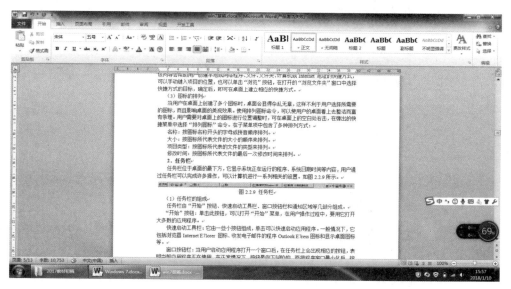

图 2-5 任务栏

任务栏由"开始"按钮、窗口按钮和通知区域等几部分组成。

"开始"按钮:单击此按钮,可以打开"开始"菜单,在用户操作过程中,要用它打开大多数的应用程序。

窗口按钮:当用户启动应用程序打开一个窗口后,在任务栏上会出现相应的按钮,表明当前应用程序正在使用,在正常情况下,当前程序窗口是浅色的,这样可以方便用户观察。

隐藏和显示按钮:隐藏和显示按钮的作用是隐藏不活动的图标和显示隐藏的图标。系统会自动将用户最近没有使用过的图标隐藏起来,以使任务栏的通知区域不至于很杂乱。

音量控制器：即小喇叭形状的按钮。单击它后会出现一个音量控制对话框，用户可以拖动小滑块来调整扬声器的音量，当选择"静音"复选框后，扬声器的声音消失。用户双击音量控制器按钮或者右击该按钮，在弹出的快捷菜单中选择"打开音量控制"命令，打开"音量控制"窗口，用户可以调整音量控制、波形、软件合成器等各项内容。

日期指示器：在任务栏的最右侧，显示了系统当前的日期和时间。

系统默认的任务栏位于桌面的最下方，用户可以根据自己的需要把它拖到桌面的任何边缘处及改变任务栏的宽度，通过改变任务栏的属性，还可以让它自动隐藏。

修改任务栏的属性的方法：用户在任务栏上的空白区右击，在弹出的快捷菜单中选择"属性"命令，即可打开"任务栏和［开始］菜单属性"对话框。如图2-6所示。

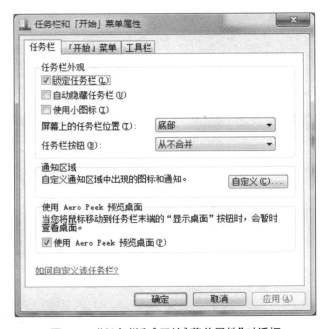

图2-6 "任务栏和［开始］菜单属性"对话框

在"任务栏外观"选项组中，用户可以通过对复选框的选择来设置任务栏的外观。

锁定任务栏：当锁定后，任务栏不能被随意移动或改变大小。

自动隐藏任务栏：当用户不对任务栏进行操作时，它将自动消失，当用户需要使用时，可以把鼠标放在任务栏位置，它会自动出现。

任务栏按钮：把相同的程序或相似的文件归类分组使用同一个按钮，这样不至于在用户打开很多的窗口时，按钮变得很小而不容易被辨认，使用时，只要找到相应的按钮组就可以找到要操作的窗口名称。

使用Areo peek预览桌面：任务栏右端会显示"显示桌面"按钮，方便查看桌面。

当任务栏位于桌面的下方妨碍用户的操作时，可以把任务栏拖动到桌面的任意边缘，在移动时，用户先确定任务栏处于非锁定状态，然后在任务栏上的非按钮区按下鼠标左键拖动，到所需要边缘再放手，这样任务栏就会改变位置。

4. Windows 7操作系统的窗口组成及操作 当用户执行一个应用程序时，就会出现一个方框,Windows 7 操作系统所有的程序都是运行在一个框内,在这个方框内集成了诸多的元素,而这些元素操作系统根据各自的功能又被赋予不同名字,这个集成诸多元素的方框就叫作窗口。窗口具有通用性,大多数的窗口的基本元素都是相同的。窗口是 Windows 7 操作系统的重要组成部分,熟练地对窗口进行操作,是学习 Windows 7 操作系统的重要内容。

（1）窗口的组成　在对窗口进行操作之前,我们先简单了解一下窗口的基本组成。下图为打开桌面上的"计算机"后显示的"计算机"窗口。我们以该窗口为例,来了解窗口的组成。在 Windows 7 操作系统中有许多种窗口,其中大部分都由标题栏、菜单栏、工具栏等几部分组成。如图 2-7 所示,就是一个标准的"计算机"窗口。

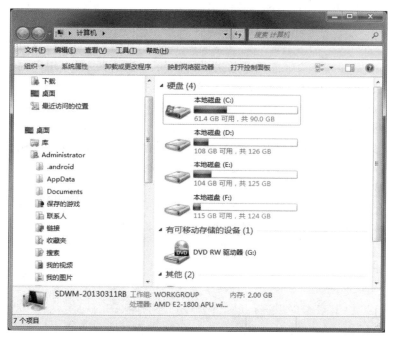

图 2-7　"计算机"窗口

标题栏:位于窗口的最上部,右侧有最小化、最大化/还原及关闭按钮。

工具栏:在标题栏的下面,在其中包括了一些常用的功能按钮、地址框、搜索框。

菜单栏:在工具栏的下面,它提供了用户在操作过程中要用到的各种操作命令。

状态栏:它在窗口的最下方,标明了当前有关操作对象的一些基本情况。

工作区域:它在窗口中所占的比例最大,显示了应用程序界面或文件中的全部内容。

滚动条:当工作区域的内容太多而不能全部显示时,窗口将自动出现滚动条,用户可以通过拖动水平或者垂直的滚动条来查看所有的内容。

（2）窗口的操作　窗口操作在 Windows 7 操作系统中很重要,不仅可以通过鼠标使用窗口上的各种命令来操作,而且可以通过键盘来使用快捷键操作。基本的操作包括最小化、最大化/还原、打开、关闭、改变大小、移动等。

打开窗口的方法:当需要打开一个窗口时,可以通过下面两种方式来实现:①双击想要打开的窗口图标。②选中想要打开的窗口图标,鼠标右击,打开快捷菜单,在快捷菜单中选择"打开"命令,即可打开窗口。

移动窗口的方法:用户在打开一个窗口后,不但可以通过鼠标来移动窗口,而且可以通过鼠标和键盘的配合来完成。移动窗口时用户只需要在标题栏上按下鼠标左键拖动,移动到合适的位置后再松开,即可完成移动窗口的操作。

用户如果需要精确地移动窗口,可以在标题栏上右击,在打开的快捷菜单中选择"移动"命令,当屏幕上出现"移动"标志时,再通过按键盘上的方向键来移动,到合适的位置后用鼠标单击或者按回车键确认。

缩放窗口的方法:窗口不仅可以在桌面上移动,而且还可以随意改变大小将其调整到合适的尺寸。①当用户只需要改变窗口的宽度时,可把鼠标放在窗口的垂直边框上,当鼠标指针变成双向的箭头时,可以任意拖动。如果只需要改变窗口的高度时,可以把鼠标放在水平边框上,当指针变成双向箭头时进行拖动。当需要对窗口进行等比缩放时,可以把鼠标放在边框的任意角上进行拖动。②用户也可以用鼠标和键盘的配合来完成,在标题栏上右击,在打开的快捷菜单中选择"大小"命令,屏幕上出现"+"标志时,通过键盘上的方向键来调整窗口的高度和宽度,调整至合适位置时,用鼠标单击或者按回车键确认。

最小化、最大化/还原窗口的方法:当用户在对窗口进行操作的过程中,可以根据自己的需要,对窗口进行最小化、最大化/还原窗口的操作。

最小化按钮:在暂时不需要对窗口操作时,可把它最小化以节省桌面空间,用户直接在标题栏上单击此按钮,窗口会以按钮的形式缩小到任务栏。

最大化按钮:窗口最大化时铺满整个桌面,这时不能再移动或者是缩放窗口。用户在标题栏上单击此按钮即可使窗口最大化。

还原按钮:当把窗口最大化后想恢复原来打开时的初始状态,单击此按钮即可实现对窗口的还原。

用户在标题栏上双击可以进行最大化与还原两种状态的切换。

每个窗口标题栏的左端有一个表示当前程序或者文件特征的控制菜单按钮,单击即可打开控制菜单,它和在标题栏上"右击"所弹出的快捷菜单的内容是一样的。如图 2-8 所示。

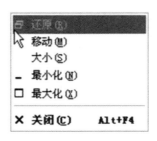

图 2-8　控制菜单

用户也可以通过快捷键来完成以上的操作。用"Alt+空格键"来打开控制菜单,然后根据菜单中的提示,在键盘上输入相应的字母,比如最小化输入字母"N",通过这种方式可以快速完成相应的操作。

切换窗口的方法:当用户打开多个窗口时,需要在各个窗口之间进行切换,下面是几种切换的方法。

第一种:当窗口处于最小化状态时,用户在任务栏上选择所要操作窗口的按钮,然后单击即可完成切换。当窗口处于非最小化状态时,可以在所选窗口的任意位置单击,当标题栏的颜色加深时,表明完成对窗口的切换。

第二种:用"Alt+Tab"组合键来完成切换,用户可以在键盘上同时按下"Alt"和"Tab"两个键,屏幕上会出现切换任务栏,在其中列出了当前正在运行的窗口,用户这时可以按住"Alt"键,然后在键盘上按"Tab"键从"切换任务栏"中选择所要打开的窗口,选中后再松开两个键,选择的窗口即可成为当前窗口。

第三种:用户也可以使用 Alt+Esc 组合键,先按下"Alt"键,然后再通过按"Esc"键来选择所需要打开的窗口,但是它只能改变激活窗口的顺序,而不能使最小化窗口放大,所以,多用于切换已打开的多个窗口。

关闭窗口的方法:用户完成对窗口的操作后,在关闭窗口时有下面几种方式:①在标题栏上单击"关闭"按钮;②双击控制菜单按钮;③单击控制菜单按钮,在打开的控制菜单中选择"关闭"命令;④使用 Alt+F4 组合键;⑤在文件菜单中选择"退出"命令;⑥如果所要关闭的窗口处于最小化状态,可以在任务栏上选择该窗口的按钮,鼠标右击,在弹出的快捷菜单中选择"关闭"命令。

(3)多窗口的排列 当用户在对窗口进行操作时打开了多个窗口,而且需要全部处于全显示状态,这就涉及排列的问题,在 Windows 7 操作系统中为用户提供了 3 种排列的方案可供选择。在任务栏上的非按钮区右击,弹出一个快捷菜单。如图 2-9 所示。

层叠窗口:把窗口按先后的顺序依次排列在桌面上,当用户在任务栏快捷菜单中选择"层叠窗口"命令后,桌面上会出现排列的结果,其中每个窗口的标题栏和左侧边缘是可见的,用户可以任意切换各窗口之间的顺序。

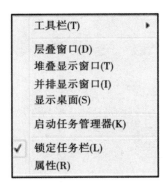

图 2-9 任务栏快捷菜单

横向平铺窗口:各窗口并排显示,在保证每个窗口大小相当的情况下,使得窗口尽可能往水平方向伸展,用户在任务栏快捷菜单中执行"横向平铺窗口"命令后,在桌面上即可出现排列后的结果。

纵向平铺窗口:在排列的过程中,使窗口在保证每个窗口都显示的情况下,尽可能往垂直方向伸展,用户选择相应的"纵向平铺窗口"命令即可完成对窗口的排列。

在选择了某项排列方式后,在任务栏快捷菜单中会出现相应的撤销该选项的命令,例如,用户执行了"层叠窗口"命令后,任务栏的快捷菜单会增加一项"撤销层叠"命令,当用户执行此命令后,窗口恢复原状。

5. Windows 7 操作系统的对话框　窗口在 Windows 7 操作系统中占有重要的地位,同样,对话框也不例外,都是用户与计算机系统之间进行对话和信息交流的通道。在对话框中用户可以通过对各种选项的选择,对计算机系统进行相应的设置。

(1)对话框的组成　对话框的组成类似于 Windows 7 操作系统的窗口。对话框和窗口相比较,对话框要比窗口更简洁、直观,它一般包含有标题栏、选项卡与标签、文本框、命令按钮、列表框、单选按钮和复选框等几个部分。Windows 7 操作系统环境下的对话框是有很多种的,不同的对话框都有各自的特点。

标题栏:对话框的标题栏位于对话框的最上方,标明了该对话框的名称属性,右侧有帮助按钮和关闭按钮。

选项卡和标签:Windows 7 操作系统中有很多对话框都是由多个选项卡构成的,选项卡上标明了标签,主要是便于进行区别。用户可以切换各个选项卡来查看不同的内容,在各个选项卡中通常有不同的选项。例如在"页面设置"对话框中有"页边距""纸张""版式""文档网格"4 个选项卡。如图 2-10 所示。

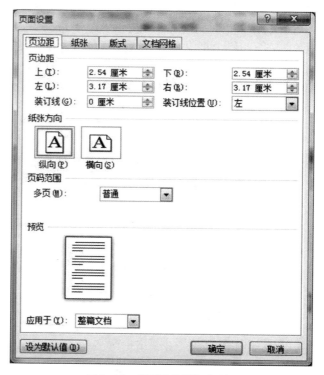

图 2-10　"页面设置"对话框

文本框:在有的对话框中需要用户手动输入某项内容,还可以对各种输入内容进行修改和删除操作。一般在其右侧会带有向下的箭头,可以单击箭头在展开的下拉列表中查看最近曾经输入过的内容。

列表框：有的对话框在选项组下已经列出了众多的选项，用户可以从中选取，但是通常不能更改。

命令按钮：命令按钮是指在对话框中圆角矩形并且带有文字的按钮，常用的有"确定""应用""取消"等。

单选按钮：通常是一个小圆形，其后面有相关的文字说明，当选中后，在圆形中间会出现一个绿色的小圆点，在对话框中通常是一个选项组中包含多个单选按钮，当选中其中一个后，别的选项是不可以选的。

复选框：通常是一个小正方形，在其后面也有相关的文字说明，当用户选择后，在正方形中间会出现一个"√"标志，它是可以任意选择的。另外，在有的对话框中还有调节数字的按钮，它由向上和向下两个箭头组成，用户在使用时分别单击箭头即可增加或减少数字。

滑标：左右拖动滑标可以改变数值的大小，一般用于调整参数。

帮助按钮：对话框的右上角有一个"？"，称为帮助按钮，单击该按钮，然后再单击某个项目，就可以获得该项目有关的帮助信息。

（2）对话框的操作　对话框的操作包括对话框的移动、关闭、对话框中的切换及使用对话框中的帮助信息等。下面我们就来介绍关于对话框的有关操作。

对话框的移动和关闭：用户要移动对话框，可以用鼠标指向对话框的标题栏，按下鼠标左键拖动对话框，到达目标位置松开鼠标，也可以在标题栏上右击，选择"移动"命令，然后在键盘上按方向键来改变对话框的位置，到达目标位置时，用鼠标单击或者按回车键确认，即可完成对话框的移动操作。

关闭对话框可以单击"确认"按钮或者"应用"按钮，可在关闭对话框的同时保存用户在对话框中所做的修改。如果用户要取消在对话框中所做的修改，可以单击"取消"按钮，或者直接在标题栏上单击关闭按钮，也可以在键盘上按 Esc 键退出对话框。

在对话框中的切换：由于有的对话框中包含多个选项卡，在每个选项卡中又有不同的选项组，在操作对话框时，可以利用鼠标来切换，也可以使用键盘来实现。用鼠标点击各选项卡直接来进行切换。也可以利用"Ctrl+Tab"组合键顺序切换各个选项卡和命令按钮，而"Ctrl+Tab+Shift"组合键为反向顺序切换。

相关知识与技能

通过本任务，大家初步认识了 Windows 7 操作系统的组成和功能特点，能够对 Windows 7 操作系统的桌面、任务栏、窗口、对话框进行基本操作。下面针对 Windows 7 操作系统下鼠标和快捷键的使用进行拓展。

1. 鼠标的基本操作　使用鼠标是操作 Windows 7 最简便的方式，灵活的操作鼠标是操作 Windows 7 的基础。一般来说，鼠标器有左右两个按钮，中间的滚轮是用来翻屏的。在 Windows 7 操作系统中，主要使用鼠标的左键，称为主键，而将右键称为辅键。大多数的操作是通过主键的单击或双击来完成的，而辅键主要用于快捷操作。通过控制面板中鼠标设置可以改变鼠标左、右按键的功能。鼠标的基本操作有指向、单击、双击、右击和拖动操作。

（1）指向　在不按鼠标按钮的情况下，移动鼠标指针放到某一对象或目标上。

（2）单击　就是把鼠标指向某个对象或目标,然后按一下鼠标左键并立即释放。

（3）双击　就是把鼠标指向某个对象或目标,然后快速的单击 2 次。只有 2 次单击时间间隔比较短时,2 次单击操作才被认为是 1 次双击,否则就认为是 2 次单击。开始用鼠标时往往把握不好双击速度,多练习几次就能很快地掌握。

（4）右击　就是把鼠标指向某个对象或目标,其鼠标右键单击一次。常用于打开快捷菜单。

（5）拖动　就是将鼠标指向某个对象或目标,然后按住鼠标左键不放松并移动鼠标,会看到对象也随之移动,到达目的地后,释放鼠标左键。

2. 常用快捷键　快捷键的功用就是让用户在操作电脑的时候能够更快捷的达到操作效果,因此如果在一些比较需要效率的工作上,快捷键的作用就非常大了。Windows 7 操作系统有很多快捷键,灵活使用这些快捷键,能让 Windows 7 操作系统的操作更加方便。常用快捷键如表2-2。

表2-2　常用快捷键

F1	显示帮助信息
Ctrl+C	复制选择的对象
Ctrl+X	剪切选择的对象
Ctrl+V	粘贴选择的对象
Ctrl+Z	撤销操作
Ctrl+Y	恢复撤销的操作
Delete	删除所选对象并将其移动到"回收站"
Shift+Delete	不先将所选对象移动到"回收站"而直接将其删除
Shift+任意箭头键	在窗口中或桌面上选择多个对象,或者在文档中选择文本
Ctrl+任意箭头键+空格键	选择窗口中或桌面上的多个独立对象
Ctrl+A	选择文档或窗口中的所有对象
Alt+Enter	显示所选项的属性
Alt+F4	关闭活动对象或者退出活动程序
Alt+空格键	为活动窗口打开快捷方式菜单
Ctrl+F4	关闭活动文档(在允许同时打开多个文档的程序中)
Alt+Tab	在打开的对象之间切换
Ctrl+Alt+Tab	使用箭头键在打开的对象之间切换

任务2.2　硬件资源的配置与管理

 任务描述

操作系统安装之后,系统具有初始设置供用户使用,用户也可以根据个人需求,自定义操作系统基本配置,所需的工具就是操作系统自带的控制面板。利用控制面板,用户可以查看并进行基本的系统设置和控制,比如添加硬件、更新/卸载软件、控制用户账户、更改辅助功能选项等,在计算机操作设置过程中起着相当大的作用。

硬盘是计算机重要的存储设备,计算机中的文件大都保存在硬盘中,用户在使用计算机的过程中,不可避免地要进行软件的安装、卸载,文件的复制、移动、删除等操作。因此,硬件上会产生大量的临时文件和磁盘碎片,需要定期对磁盘进行管理与维护,提高计算机的工作效率。

本次任务将带领大家对计算机系统及硬件进行个性化设置,并对磁盘进行管理与维护,使计算机的工作环境更符合我们的工作习惯和需要。

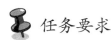

任务要求

本任务要求掌握计算机系统的基本知识和 Windows 7 操作系统的基本操作技能,能熟练用鼠标和键盘对窗口和对话框进行操作,会按照要求进行系统的个性化设置,能够查看磁盘信息,并学会管理与维护计算机磁盘。

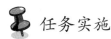

任务实施

1. Windows 7 操作系统控制面板

(1)Windows 7 操作系统控制面板概述 Windows 7 操作系统的控制面板是计算机系统的统一控制中心。Windows 7 操作系统把所有系统环境的设置功能都集中到了控制面板中,是用来对系统进行设置的一个工具集,用户可以根据自己的需要改变桌面、鼠标、键盘、声音、网络等软硬件的设置,以便有效地使用计算机的软硬件的资源,从而提高计算机的使用效率。

在 Windows 7 操作系统中,用户可以利用鼠标单击"开始"按钮,在打开的开始菜单中选择"控制面板",即可打开"控制面板"窗口,如图 2-11 所示。Windows 7 操作系统把计算机所有的运行环境设置项目都分类显示在控制面板窗口中,用户可以根据需要设置计算机的软硬件配置。

(2)添加打印机 在用户使用计算机的过程中,经常需要将一些文件以书面的形式输出,如果用户安装了打印机就可以打印各种文档和图片等内容,这将为用户的工作和学习提供极大的方便。

在 Windows 7 操作系统中,用户不但可以在本地计算机上安装打印机,如果用户是连入网络中的,也可以安装网络打印机,使用网络中的共享打印机来完成打印作业。在此仅介绍安装本地打印机。

在安装本地打印机之前首先要进行打印机的硬件连接,用户可在关机的情况下,把打印机的信号线与计算机的 LPT1 端口相连,并且接通电源,连接好之后,就可以开机启动系统,准备安装其驱动程序了。

由于 Windows 7 操作系统自带了一些硬件的驱动程序,在启动计算机的过程中,系统会自动搜索新硬件并加载其驱动程序,在任务栏上会提示其安装的过程,如"查找新硬件""发现新硬件""已经安装好并可以使用了"等对话框。

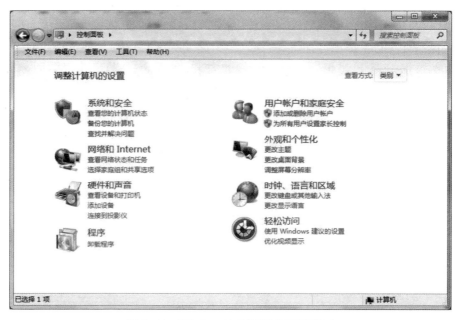

图 2-11 Windows 7 的"控制面板"窗口

如果用户所连接的打印机的驱动程序没有在系统的硬件列表中显示,就需要用户使用打印机厂商所附带的光盘进行手动安装,用户可以参照以下步骤进行安装。

1)在打开的"控制面板"窗口中双击"查看设备和打印机"图标,打开"设备和打印机"窗口。如图 2-12 所示。

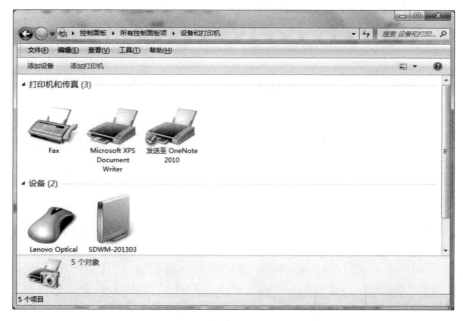

图 2-12 "设备和打印机"窗口

2）在打开的"设备和打印机"窗口中单击"添加打印机"按钮，即可启动"添加打印机"向导对话框。第一步提示用户可以选择安装本地或者是网络打印机，在这里选择"添加本地打印机"选项。如图 2-13 所示。

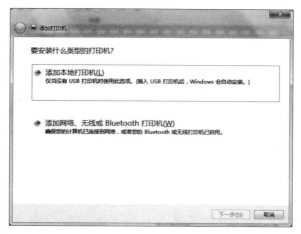

图 2-13 "本地或网络打印机"对话框

3）选择"添加本地打印机"后单击"下一步"命令按钮，这时向导打开"选择打印机端口"对话框，要求用户选择所安装的打印机使用的端口，在"使用以下端口"下拉列表框中提供了多种端口，系统推荐的打印机端口是 LPT1，大多数的计算机也是使用 LPT1 端口与本地计算机通信，如果用户使用的端口不在列表中，可以选择"创建新端口"单选项来创建新的通信端口。如图 2-14 所示。

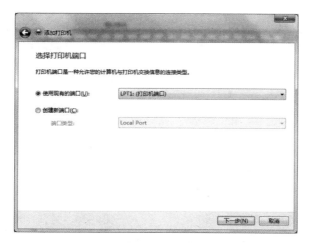

图 2-14 "选择打印机端口"对话框

4）当用户选定端口后，单击"下一步"按钮，打开"安装打印机软件"对话框，在左侧的"厂商"列表中显示了世界各国打印机的知名生产厂商，当选择某制造商时，在右侧的"打印机"列表中会显示该生产厂相应的产品型号。如图 2-15 所示。

如果用户的所安装的打印机制造商和型号未在列表中显示，可以使用打印机所附带的安装光盘进行安装,单击"从磁盘安装"按钮,打开如图 2-16 所示的对话框,用户要插入厂商的安装盘,然后在"厂商文件复制来源"文本框中输入驱动程序文件的正确路径,或者单击"浏览"按钮,在打开的窗口中选择所需的文件,然后单击"确定"按钮,可返回到"安装打印机"对话框。

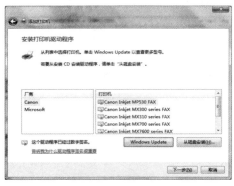　　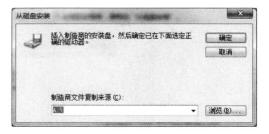

图 2-15　"安装打印机驱动程序"对话框　　图 2-16　"从磁盘安装"对话框

5)当用户确定驱动程序的文件的位置后,单击"下一步"打开"命名打印机"对话框,用户可以在"打印机名"文本框中为自己安装的打印机命一个名称。如图 2-17 所示。

6)接下来提示用户是否共享该打印机并打开"打印测试页"对话框,如果用户要确认打印机是否连接正确,并且是否顺利安装了其驱动程序,在"要打印测试页吗?"选项下单击"是"单选按钮,这时打印机就可以开始工作进行测试页的打印。如图 2-18 所示。

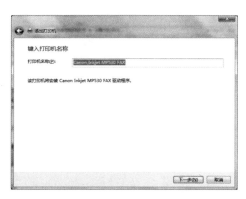　　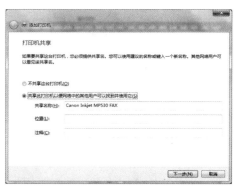

图 2-17　"命名打印机"对话框　　图 2-18　"打印测试页"对话框

7)这时已基本完成添加打印机的工作,单击"下一步"按钮,出现"正在完成添加打印机向导"对话框,在此显示了所添加的打印机的名称、共享名、端口及位置等信息,如果用户需要改动的话,可以单击"上一步"返回到上面的步骤进行修改,当用户确定所做的设置无误时,可单击"完成"按钮。

8)在完成添加打印机后,屏幕上会出现"正在复制文件"对话框,它显示了复制驱动程序文件的进度,当文件复制完成后,全部的添加工作就完成了,在"设备和打印机"窗口中会出现刚添加的打印机的图标,如果用户设置为默认打印机,在图标旁边会有一个带"√"标志的绿色小圆,如果设置为共享打印机,则会有一个手形的标志。

其他硬件的安装过程方法基本相同,不再赘述。

(3)卸载应用程序 应用程序如果不用了不能简单地删除,因为这样不可能将程序完全删除,而且还可能会导致操作系统不稳定。用户可以采用以下两种方法卸载应用程序。

一是在"开始"菜单的"所有程序"子菜单中找到应用程序自带的卸载程序,它记录了安装应用程序时复制的文件以及对操作 Windows 7 操作系统所作的改动,选择运行卸载程序并按提示操作,会将应用程序完全清除。

二是在"控制面板"的"程序"类别中卸载应用程序。具体方法是:打开"控制面板"窗口,选择"程序"中的"卸载程序",在窗口右边的列表中会列出当前系统已经安装的应用程序,在列表中单击选择要卸载的程序。如图 2-19 所示。然后单击"卸载"按钮,会弹出删除程序提示对话框,用户根据对话框的提示可以删除程序。

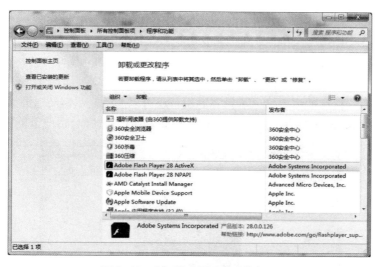

图 2-19 "卸载或更改程序"窗口

(4)个性化桌面设置 在 Windows 7 操作系统中提供了设置用户个性化桌面的空间,系统内置了一些图片,用户也可以搜集漂亮的图片,将它们设置为背景。通过"控制面板"中的"外观和个性化"选项,用户还可以改变桌面的主题,或设置屏幕保护程序等。通过相应的设置,用户的桌面会更加赏心悦目。

进行个性化桌面设置时,可以在"控制面板"窗口中双击"外观和个性化"选项,在打开的窗口中单击"个性化"链接,或者在桌面的空白处右击鼠标,在弹出的快捷菜单中选择"个性化"命令,可打开"个性化"设置窗口,其中包含"主题""桌面背景""窗口颜色""声音""屏幕保护程序"等内容,用户可以对各选项进行个性化设置。如图 2-20 所示。

1)"主题"选项 主题包含"桌面背景""窗口颜色""声音""屏幕保护程序"一整套内容。在"主题"选项中用户可以选择已有的主题,也可以自由搭配设置主题。

2)"桌面背景"选项 在"桌面背景"选项中用户可以设置计算机的桌面背景图

片。单击"桌面背景"选项,系统自动链接到图片库,在对话框中显示图片库中的图片,用户可根据自己的需要来进行选择,也可以通过"浏览"按钮从已保存的文件中调入自己喜欢的图片。如图2-21所示。

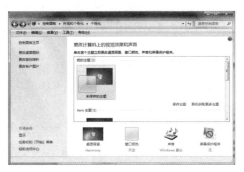

图2-20 "个性化"窗口

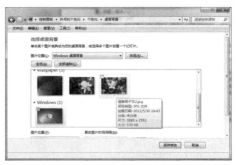

图2-21 "桌面背景"窗口

3)"屏幕保护程序"选项 当用户对计算机不进行任何操作时,使用"屏幕保护程序"这样可以节约用电,保护显示器,防止其他人在计算机上进行任意的操作,从而保证计算机的安全。选择"屏幕保护程序"选项卡。如图2-22所示。在"屏幕保护程序"下拉式列表框中提供了各种样式,当选择了一种活动的程序后,如果对系统默认的参数不满意,可以根据自己的需要进一步设置。用户还可以调整显示器的电源设置来节省电能,单击"电源"按钮,可打开"电源选项属性"对话框,可以选择合适的节能方案。

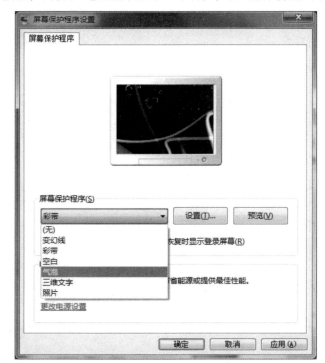

图2-22 "屏幕保护程序"选项

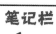
（5）系统日期和时间设置　系统日期和时间是计算机重要的系统属性，很多程序运行时都需要日期和时间的信息。在默认状态下，Windows 7 操作系统日期和时间显示在任务栏的最右端。系统日期和时间不仅可以手动设置，而且可以连接到 Internet 国际互联网上，借助网上的时间服务器更新计算机的系统时间。系统日期和时间设置的具体操作方法如下。

1）在"控制面板"窗口中选择"时钟、语言和区域"选项。

2）在打开的"时钟、语言和区域"窗口中，选择"日期和时间"选项，即可打开"日期和时间"设置对话框。如图 2-23 所示。

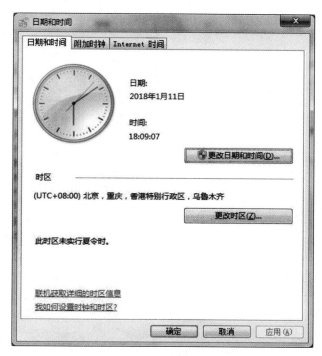

图 2-23　"日期和时间"设置对话框

3）在"日期和时间属性"对话框中有"日期和时间""附加时钟"和"Internet 时间" 3 个选项卡。在"日期和时间"选项卡中可以对年、月、日及时、分、秒进行设置。在"附加时钟"选项卡中可以增加其他时区的日期和时间。

4）单击"Internet 时间"选项卡，打开"Internet 时间"选项卡对话框。如图 2-24 所示。在打开的对话框中单击"更改设置"按钮，打开"Internet 时间设置"对话框，如图 2-25 所示。选定"与 Internet 时间服务器同步"，在"服务器"列表框中选择一个时间服务器，然后单击"立即更新"按钮，计算机将与所指定的服务器连接，更新计算机的系统时间。

笔记栏

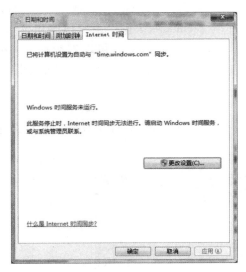

图 2-24 "Internet 时间"对话框

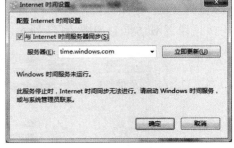

图 2-25 "Internet 时间设置"选项卡

2. 计算机磁盘的管理和维护

（1）磁盘格式化 所谓的磁盘格式化就是进行磁盘分配单元的划分。磁盘格式化会将磁盘划分为若干个扇区，由一个或多个扇区组成一个"簇"，也就是分配存储单元。

格式化磁盘可分为格式化硬盘和格式化 U 盘两种。硬盘格式化又可分为高级格式化和低级格式化，高级格式化是指在 Windows 7 操作系统下对硬盘进行的格式化操作，低级格式化是指对硬盘进行的分区和物理格式化，在高级格式化操作之前必须对硬盘进行低级格式化操作。

磁盘进行格式化的具体操作如下：①在桌面上双击"计算机"图标，打开"计算机"窗口。②选择要进行格式化操作的磁盘，鼠标右击要进行格式化操作的磁盘，在打开的快捷菜单中选择"格式化"命令，如图 2-26 所示。③在"格式化"对话框中的"文件系统"下拉列表中，可选择 NTFS 或 FAT32；在"分配单元大小"下拉列表中，可选择要分配的单元大小。在格式化选项中，有"快速格式化"和"创建 MS-DOS 启动盘"复选框，根据需要进行选择。快速格式化不扫描磁盘的坏扇区而直接从磁盘上删除文件。只有在磁盘已经进行过格式化而且确信该磁盘没有损坏的情况下，才使用该选项。④单击"开始"按钮，将弹出"格式化警告"对话框，若确认要进行格式化，单击"确定"按钮即可开始进行格式化操作。⑤这时在"格式化"对话框中的"进程"框中可看到格式化的进程。⑥格式化完毕后，将出现"格式化完毕"对话框，单击"确定"按钮即可完成磁盘格式化的操作。

（2）磁盘属性查看及维护 所谓的磁盘属性通常是指磁盘的类型、文件系统、空间大小等常规信息，以及磁盘的清理、碎片整理等处理程序和磁盘的硬件信息等内容。

1）"常规"选项卡 磁盘的常规属性包括磁盘的类型、文件系统、空间大小等，查看磁盘的常规属性可执行以下操作：双击桌面上的"计算机"图标，打开"计算机"窗口。选择磁盘驱动器，右击鼠标，在弹出的驱动器快捷菜单中选择"属性"命令，或者直接单击窗口中的"属性"命令，即可打开"磁盘属性"对话框，如图 2-27 所示。在此对话框中有"常规""工具""硬件""共享"和"配额"等标签。在"常规"选项卡中，用户可以在上面的文本框中键入该磁盘的卷标;中间的部分显示该磁盘的类型、文件系统、已用空间和可用空间及容量等信息,并且用图表的形式显示已用空间和可用空间的比例,并且可以单击"磁盘清理"按钮,启动磁盘清理程序,进行磁盘清理;下部是"压缩驱动器以节约磁盘空间"和"除了文件属性外,还允许索引此驱动器上文件的内容"两个复选框。单击"应用"或"确定"按钮,即可使用在该选项卡中进行更改的设置。

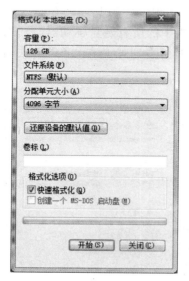

图 2-26　磁盘"格式化"对话框

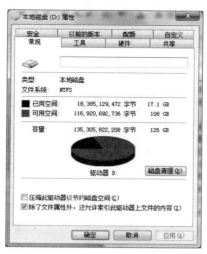

图 2-27　"常规"选项卡

2)"工具"选项卡　计算机在使用过程中要经常进行文件的复制、移动、删除及安装、删除程序等操作,磁盘驱动器可能会出现坏的磁盘扇区或磁道,在这种情况下可执行磁盘查错程序,用来修复文件系统的错误、恢复坏扇区、屏蔽坏磁道等。具体操作如下:在"磁盘属性"对话框中,选择"工具"选项卡。如图 2-28 所示。在"工具"选项卡中有"开始检查""立即进行碎片整理"和"开始备份"3 个选项组。单击"开始检查"按钮,弹出"检查磁盘"对话框。如图 2-29 所示。

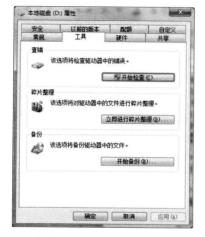

图 2-28　"工具"选项卡

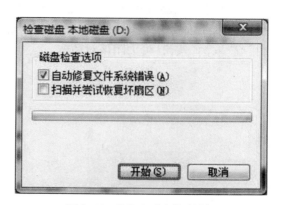

图 2-29　"检查磁盘"对话框

在"检查磁盘"对话框中可选择"自动修复文件系统错误"和"扫描并尝试恢复坏扇区"复选项,单击"开始"按钮,即可开始进行磁盘检查,在"进度"框中可看到磁盘检查的进度。磁盘检查完毕后将弹出"已完成磁盘检查"对话框。单击"确定"按钮即可结束磁盘检查。"工具"选项卡中,单击"立即进行碎片整理"按钮,可执行"磁盘碎片整理程序";单击"开始备份"按钮,可执行系统的备份操作。

3)"硬件"选项卡 查看磁盘的硬件信息或要更新驱动程序,可执行下列操作:在打开"磁盘属性"对话框中选择"硬件"选项卡。如图 2-30 所示。在"硬件"选项卡中的"所有磁盘驱动器"列表框中,显示了计算机中的所有磁盘驱动器。利用鼠标单击选择一个磁盘驱动器,在"设备属性"选项组中,可看到关于该设备的有关信息。如图 2-31 所示。

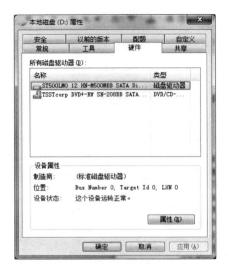
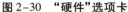

图 2-30　"硬件"选项卡

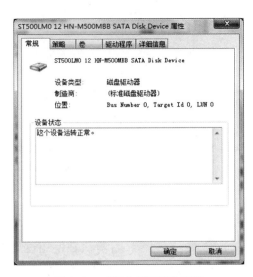

图 2-31　"设备属性"选项组

单击"属性"按钮,可打开设备属性对话框。在该对话框中显示了该磁盘的详细信息。在磁盘属性对话框中,如果要更新驱动程序,可选择"驱动程序"选项卡。如图 2-32 所示。在"驱动程序"选项卡中有 4 种选项。单击"驱动程序详细信息"按钮,可查看驱动程序文件的详细信息;单击"更新驱动程序"按钮,即可在弹出的"硬件升级向导"对话框中更新驱动程序;单击"返回驱动程序"按钮,可在更新失败后,用备份的驱动程序返回到原来安装的驱动程序;单击"卸载"按钮,可卸载该驱动程序。单击"确定"或"取消"按钮,可关闭该对话框。

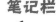

笔记栏

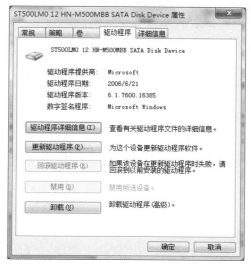

图 2-32 "驱动程序"选项卡

相关知识与技能

通过本任务,大家可以利用控制面板对 Windows 7 操作系统进行系统设置,能够添加硬件设备和对磁盘进行常规的管理维护。下面针对控制面板的查看方式和磁盘管理与维护的相关概念做简单的补充介绍。

1.控制面板的查看方式　Windows 7 操作系统的控制面板缺省以"类别"的形式来显示功能菜单,分为系统和安全、用户账户和家庭安全、网络和 Internet、外观和个性化、硬件和声音、时钟语言和区域、程序、轻松访问等类别,每个类别下会显示该类的具体功能选项。

除了"类别",Windows 7 操作系统控制面板还提供了"大图标"和"小图标"的查看方式,只需点击控制面板右上角"查看方式"旁边的小箭头,从中选择自己喜欢的形式就可以了。

2.磁盘管理与维护的相关概念

(1)磁盘碎片　磁盘碎片即文件碎片,是因为文件被分散保存到整个磁盘的不同地方,而不是连续地保存在磁盘连续的"簇"中形成的。当应用程序所需的物理内存不足时,操作系统会在硬盘中产生临时交换文件,用该文件所占用的硬盘空间虚拟成内存。虚拟内存管理程序会对硬盘频繁读写,产生大量的碎片,这是产生磁盘碎片的主要原因。

用户频繁移动、复制、删除文件或者安装、卸载应用程序,磁盘中的空闲扇区会分散到整个磁盘中不连续的物理位置上,使文件不能存在连续的扇区里,从而产生磁盘碎片。其他如使用浏览器浏览信息时,生成的临时文件或临时文件目录的设置也会造成系统中形成大量的碎片。

磁盘碎片一般不会在系统中引起问题,但磁盘碎片过多会使系统在读文件的时候来回寻找,引起系统性能下降,严重的还要缩短硬盘寿命。另外,过多的磁盘碎片还有可能导致存储文件的丢失。

（2）磁盘格式化　一般感染病毒或者重装系统时需要格式化磁盘。格式化是指对磁盘或磁盘中的分区进行初始化的一种操作，这种操作通常会导致现有的磁盘或分区中所有的文件被清除。

格式化通常分为低级格式化和高级格式化。如果没有特别指明，对硬盘的格式化通常是指高级格式化，而对 U 盘的格式化则通常同时包括这两者。

任务 2.3　软件资源的配置与管理

任务描述

在日常生活中，我们要在"计算机"或"资源管理器"窗口中，进行文件与文件夹的建立、重命名、选取、移动、复制和删除等操作，还要进行文件与文件夹的分类管理、属性设置和搜索指定文件等管理。本节我们要通过解决任务的方式来学习软件资源的配置与管理。

任务要求

文件与文件夹的管理要按照不同的工作用途和文件类型进行分类，要求在不同的磁盘中建立、移动、复制和删除文件与文件夹，并按不同的文件类型建立文件夹进行分类管理，查看文件的类型、设置文件的属性。

任务实施

要建立文件与文件夹，首先要打开"计算机"或"资源管理器"窗口，按照文件命名的规则进行文件与文件夹的建立、重命名、选取、移动、复制和删除等操作，然后按照不同类型的文件进行分类管理，最后根据个人的需求，设置文件的属性，以及查找文件、管理文件。

1. 文件与文件夹的建立与基本操作

（1）在 D 盘目录下建立文件夹　双击桌面上的"计算机"图标，打开"计算机"操作窗口。双击要新建文件夹的 D 盘。单击"文件"菜单的"新建"子菜单中的"文件夹"命令，在 D 盘中新建一个文件夹，此时文件夹的名称为"新建文件夹"。如图 2-33 所示。

（2）重命名文件夹　右键单击新建的文件夹，在弹出的快捷菜单中选择"重命名"，此时文件夹名称处于编辑状态，输入文件夹的名称"工作文件"，按回车键或单击鼠标左键完成确认。

（3）移动或复制文件夹　首先，选中计算机上原有需要移动或复制的与"工作文件"有关的文件或文件夹。再单击"编辑"菜单中的"剪切"命令（复制应选择"复制"命令）。然后，打开 D 盘的"工作文件"文件夹，单击"编辑"菜单中的"粘贴"命令，实现文件或文件夹的移动或复制操作。

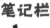

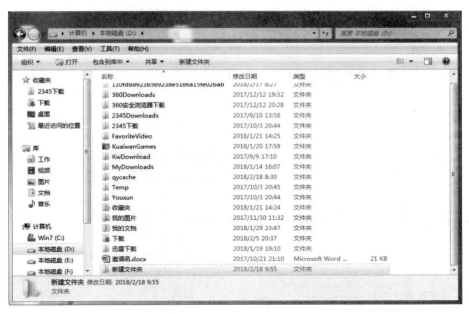

图 2-33　新建文件夹

注:按着 Shift 键可选定多个相邻的文件或文件夹,按着 Ctrl 键可选定多个不相邻的文件或文件夹。

(4)删除文件或文件夹　首先,选中要删除的文件或文件夹。单击"文件"菜单中的"删除"命令,打开"删除文件夹"或"删除文件"对话框,如图 2-34 所示。单击"是"按钮,删的文件或文件夹将被放到"回收站"。

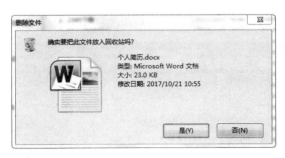

图 2-34　删除文件到回收站

注:硬盘上删除的文件将被放在回收站,如果要彻底删除文件夹不放回收站,可按着 Shift 键删除;U 盘、移动硬盘上的文件删除后,不被放回收站,将被直接删除。

(5)设置文件或文件夹属性　首先,选中要设置属性的文件或文件夹。再单击"文件"菜单中的"属性"命令(或右击文件夹,快捷菜单里选择"属性"菜单)打开"属性"对话框,选择"常规"选项卡,如图 2-35 所示。再选中"属性"选项中的"隐藏"复选框。然后,单击"应用"按钮,打开"确认属性更改"对话框,如图 2-36 所示。再选中"将更改应用于此文件夹、子文件夹和文件"单选按钮,则这个文件夹下的文件和文件夹的属性都将被更改,单击"确定"按钮即可。

在"属性"对话框中,再单击"确定"按钮,应用该属性,则"工作文件"文件夹及子文件夹都将被隐藏。

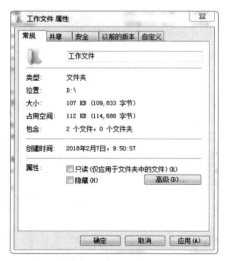

图 2-35 "属性"对话框

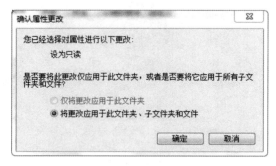

图 2-36 "确认属性更改"对话框

2. 文件与文件夹的分类管理

(1)使用"库"管理文件和文件夹 打开"计算机"的窗口,在右侧窗口即可看到"库","库"是 Windows 7 操作系统中新增的功能。"库"是管理不同位置具有类似性质、功能的文件夹索引,是为用户快速访问资源而设置的,类似于应用程序和文件夹的快捷方式。

默认情况下,"库"中包含"视频""图片""文档"和"音乐"4 个"库",用户创建或者从网络下载上述 4 种文件时,会默认保存到相应的这 4 个"库"中。如图 2-37 所示。

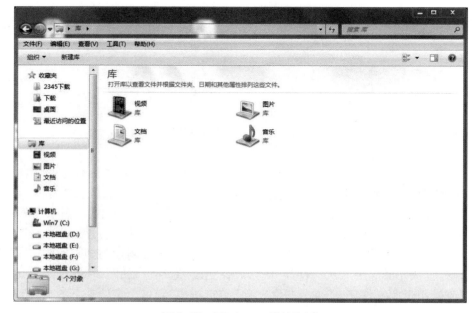

图 2-37 Windows 7 默认"库"

除了 4 个默认库之处,我们可以根据个人需要新建库,新建库后再把有类似功能的文件夹包含到该库中,具体操作方法如下:在"库"操作窗口中,右击空白处,"新建"——"库"命令,即可新建一个库,我们命名为"工作"。如图 2-38 所示。

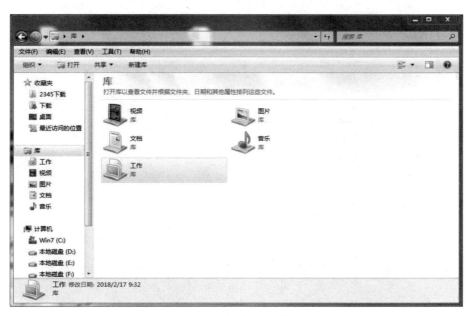

图 2-38 新建"工作"库

打开 D 盘,右击"工作文件"文件夹,鼠标指向"包含到库中",选择"工作"库,把"工作文件"文件夹包含到"工作"库中。如图 2-39 所示。

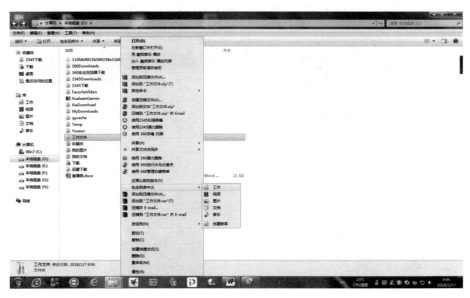

图 2-39 移动文件夹到库

用同样的方法,把桌面上"科室工作"的文件夹包含到"工作"库中,打开"工作"库,可以看到包含到该库中的所有的文件。如图 2-40 所示。

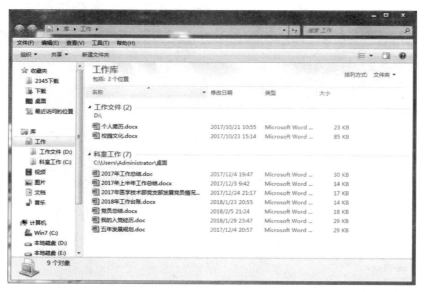

图 2-40 显示库文件

(2)搜索特定文件或文件夹 Windows 7 操作系统提供了强大的文件查找功能,可以快速搜索到相关文件的具体位置,达到事半功倍的效果。下面以搜索"科室工作"文件夹为例讲解搜索操作。

首先,双击桌面上的"计算机"图标,打开"计算机"窗口。然后,在窗口右上角的搜索栏输入文件夹"科室工作",计算机将自动搜索相关文件并显示出搜索结果。如图 2-41 所示。

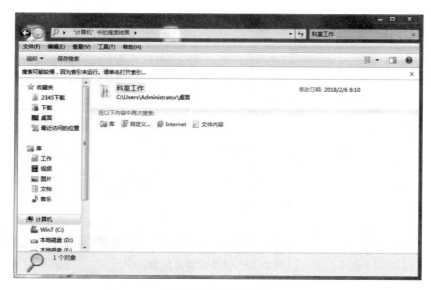

图 2-41 搜索结果

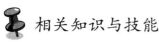

注:如果用户知道要搜索的文件所在的硬盘区域,可以直接打开该盘进行搜索,以减小搜索的范围。

相关知识与技能

1.文件名的命名　文件名由主文件名和文件扩展名组成。我们命名的都是文件的主文件名,文件的扩展名不应改变,否则会造成文件不能正常使用。为了方便操作,可以将文件扩展名直接隐藏,步骤如下:①在资源管理器窗口中,执行菜单命令:"工具"——"文件夹选项……",打开"文件夹选项"对话框;②在对话框中,选择"查看"选项卡,将"高级设置"中的"隐藏已知文件类型的扩展名"复选框选中,点击"确定"按钮即可。如图 2-42 所示。

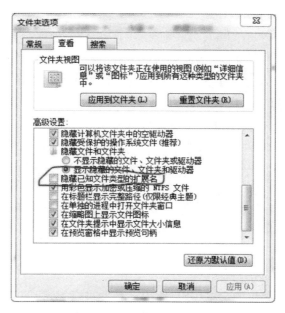

图 2-42　隐藏文件扩展名

2.文件名命名规则　①文件名可以由英文字符、汉字、数字及一些符号等组成,不能超过 255 个字符;②文件名可以有空格,不能使用英文输入状态下:/、\、|、:、?、*、<、>这些字符;③常见文件类型的后缀名。如表 2-3 所示。

表 2-3　文件后缀名

文件类型	文本文件	图像文件	音频文件	视频文件
文件格式	纯文本文件格式（＊.txt） Word 文件格式（＊.doc） WPS 文件格式（＊.WPS）	基本位图格式（＊.BMP） 图像格式（＊.tif） 图形交换格式（＊.GIF）	windows 媒体音频文件（＊.wma） 音频压缩文件（＊.mp3）	Windows 视频文件格式（＊.AVI） MOV 格式（＊.MOV） MPG 格式（＊.MPG）

3. 常用快捷键的使用　在日常工作中,选择、移动、复制文件或文件夹时,使用快捷键可以提高工作效率。常用的文件快捷方式,如表2-4所示。

表2-4　常用快捷键

执行操作	全选	复制	剪切	粘贴
快捷键	Ctrl+A	Ctrl+C	Ctrl+X	Ctrl+V

任务2.4　系统附件中工具的使用

任务描述

在日常工作中,我们经常要完成一些简单的记事、计算、截图、画图或改变图片的大小、播放多媒体文件等工作,那么使用 Windows 7 操作系统附件里自带的记事本、计算器、截图工具、画图和 Windows Media Play 播放器等小程序就可以轻松完成。本任务将要学习系统附件中工具的使用。

任务要求

要求使用 Windows 7 操作系统附件中的程序工具,完成简单的文本编辑、算术计算、截取图像、改变图像大小和类型、播放多媒体等操作。

任务实施

使用记事本进行简单的文本编辑;使用计算器进行算术计算;使用截图工具进行窗口的截图;使用画图改变图像的大小和格式;使用 Windows Media Play 播放音频和视频。

1. 记事本　记事本是一个纯文本文件的编辑器,可以用来查看或编辑文本文件,偏重于书写便条或简单的备忘录之类的纯文本文件。它的功能简单,文件体积小,文件的长度限制不能超过 50 000 个字符或者 25 000 个汉字,所以用户只能用其进行最简单的文本编辑。

执行"开始"→"所有程序"→"附件"→"记事本"命令,即可打开"记事本"窗口,如图2-43所示。

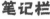

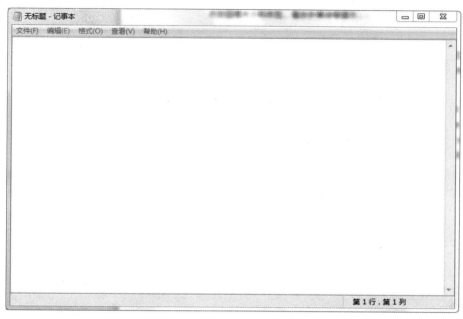

图 2-43　"记事本"窗口

2. 计算器　Windows 7 操作系统中附件的"计算器"程序为用户提供了一个进行算术、统计以及科学计算的工具,它的使用方法和常用计算器的使用方法基本相同。"计算器"程序提供了标准型、科学型、程序员和统计信息 4 种不同类型的计算器类型,其中,标准型和科学型计算器最为常用。

执行"开始"→"所有程序"→"附件"→"计算器"命令,即可打开"计算器"窗口,如图 2-44 所示。

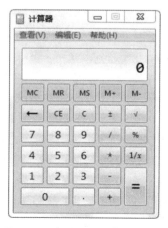

图 2-44　标准型"计算器"窗口

计算器默认为标准型,用户可以通过单击"计算器"窗口"查看"菜单下的"科学型"命令,将计算器切换到科学型视图,如图 2-45 所示。

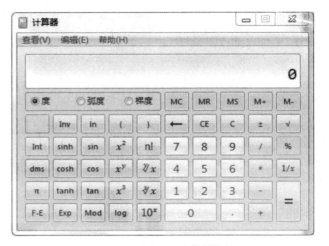

图 2-45　科学型"计算器"窗口

3. 截图工具　截图工具是 Windows 7 操作系统新添加的功能之一。用户可以通过它实现计算机界面上画面的截取,支持任意截图、矩形截图、窗口截图和全屏幕截图 4 种类型的截取方式。任意截图表示的是截图对象的外形可以是不规则的任意形状,矩形截图表示的是截图的外形是矩形,窗口截图表示截图的对象是当前活动窗口,全屏幕截图表示截图对象是整个屏幕。下面我们主要介绍最常用的矩形截图和窗口截图。

(1) 矩形截图　截图工具默认的截图类型是矩形截图,适用于截取任意大小的矩形范围,具体操作如下:首先,执行"开始"→"所有程序"→"附件"→"截图工具"命令,打开"截图工具"窗口,如图 2-46 所示。

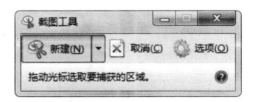

图 2-46　"截图工具"窗口

再单击窗口中的"新建"按钮后,除截图工具窗口之外的所有屏幕都被白色半透明的纸覆盖住一般,拖动鼠标选择需要截图的区域,被选中的区域被完全透明化,选框呈红色实线显示。

然后,选好区域,释放鼠标后,即可自动到"截图工具"编辑窗口,下面是截取的桌面图像的编辑窗口,如图 2-47 所示。可以利用工具栏上的工具对截图进行编辑,如画重点、添加说明等。

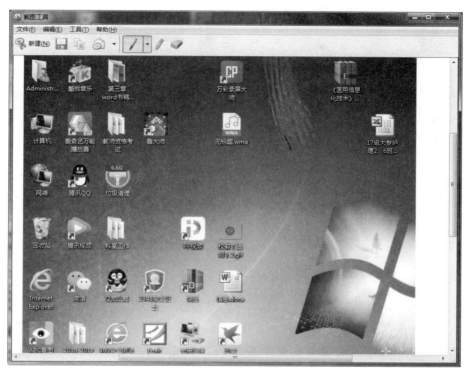

图 2-47　"截图工具"编辑窗口

最后,编辑完成后,单击"文件"→"保存"按钮,保存文件。

(2)窗口截图　窗口截图能够快速截取当前活动窗口的信息,不再需要拖动鼠标选择区域了。主要操作步骤如下:首先,将需要截取的窗口调整到完全显示的位置。再打开"截图工具"窗口,选择"新建"按钮下拉菜单中的"窗口截图"命令。然后,当前活动窗口四周将出现红色边框,表示该窗口为截图窗口,在此窗口上单击鼠标左键就可以截图。

4. 画图工具　画图是 Windows 7 系统提供的一个绘图应用程序,使用它不但可以进行绘制图形、编辑图片、调整图片大小和改变图片存储类型等,同时,还支持剪贴板的使用,即用户通过"复制"和"粘贴"操作,将剪贴板里的图像内容复制到其他应用程序中,或将剪贴板中的内容复制到画图程序中。

在日常生活中我们经常需要根据要求改变图片存储类型和调整图片大小,使用画图工具可以很方便地实现这些操作,例如,学校网站需要上传关于护士礼仪方面的图片,要求图片类型为 *.tif 格式,图片大小不能超过 40 kB,而素材图片"护理礼仪"的图片类型是 *.bmp 格式,图片大小为 527 kB,这就需要我们更改图片格式和大小了。具体操作步骤如下。

(1)改变图片存储类型　首先,执行"开始"→"所有程序"→"附件"→"画图"命令,打开"画图"窗口,如图 2-48 所示。

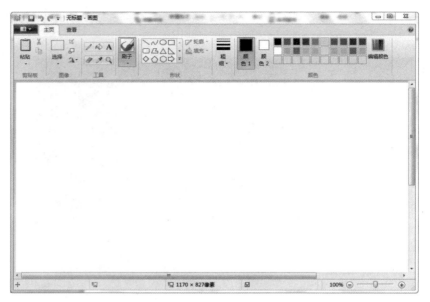

图 2-48　"画图"窗口

其次，执行"画图"命令下拉菜单里的"打开"命令，打开素材图片，如图 2-49 所示。

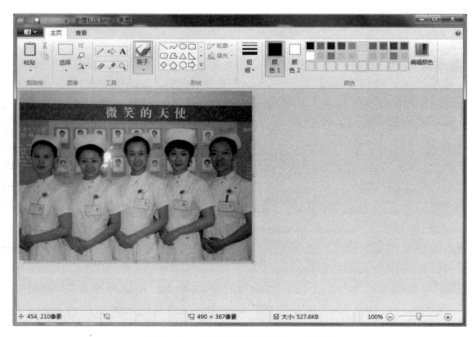

图 2-49　打开"护理礼仪.bmp"窗口

然后，执行"画图"命令下拉菜单里的"另存为"命令，选择"JPEG 图片"格式，如图 2-50 所示。

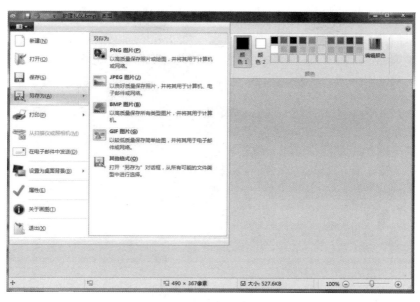

图 2-50　保存图片窗口

　　最后,弹出"另存为"窗口,输入文件名"护理礼仪",保存类型为"JPEG 图片"格式,单击"保存"按钮,即把图片"护理礼仪.bmp"格式转换为了"护理礼仪.jpg"格式。查看文件属性可知 jpg 格式的图片大小为 56 kB,不能满足要求,还需要调整大小。

　　(2)调整图片大小　　首先,打开图片"护理礼仪.tif"格式,如图 2-51 所示。

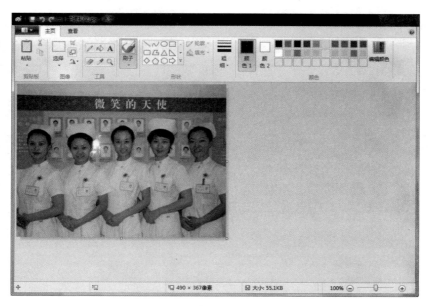

图 2-51　打开"护理礼仪.tif"图片

　　其次,执行"图像"命令组中"调整大小和扭曲"按钮,弹出对话框,选择依据为"百分比",水平和垂直都为60,单击"确定"按钮,完成操作。图2-52所示。

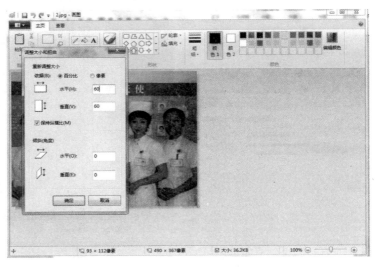

图2-52　调整图片大小窗口

最后,"另存为"图片名为"护理礼仪1.jpg",查看文件占用空间大小为30 kB,满足了图片设置要求。

5. Windows Media Player　Windows Media Player是微软公司开发的一款音频和视频播放器,用它可以播放多种类型的音频和视频文件。Windows 7 操作系统使用的是最新的 Windows Media Player 12 版本,它几乎支持所有媒体格式。

执行"开始"→"所有程序"→"Windows Media Player"命令,启动"Windows Media Player"窗口,如图2-53所示。

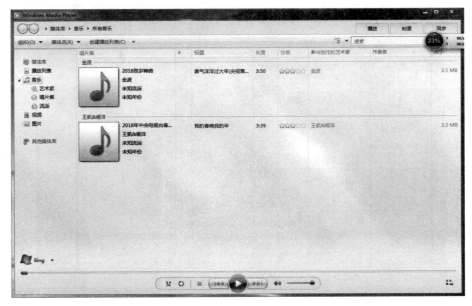

图2-53　"Windows Media Player"窗口

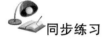同步练习

一、填空题

1. 用户启动计算机登录到系统后所看到的整个屏幕空间称为_____，它是用户和计算机进行交流的平台。

2. 移动窗口时用户只需要在_____上按下鼠标左键拖动，移动到合适的位置后再松开，即可完成移动的操作。

3. 如果只需要改变窗口的高度时，可以把鼠标放在_____上，当指针变成双向箭头时进行拖动。当需要对窗口进行等比缩放时，可以把鼠标放在_____上进行拖动。

4. 用户可以在桌面上创建经常使用的应用程序或文件的图标，这样使用时直接在桌面上_____即可快速启动该应用程序。

5. _____位于桌面的最下方，它显示系统正在运行的程序、系统日期和时间等内容。

6. 高级格式化操作之前必须对硬盘进行_____和_____。

7. _____是计算机系统的统一控制中心。Windows 7 操作系统把所有系统环境的设置功能都集中到其中，是用来对系统进行设置的一个工具集。

8. 当用户对计算机不进行任何操作时，使用_____可以节约用电，保护显示器，防止其他人在计算机上进行任意的操作，从而保证计算机的安全。

9. 格式化通常分为_____和_____。

10. 在默认状态下，Windows 7 操作系统日期和时间显示在_____。

二、选择题

1. 在 Windows 7 操作系统中，双击窗口标题栏空白处，窗口会(　　)。

    A. 最小化   B. 最大化

    C. 关闭   D. 大小不变

2. 正常关机的操作方法是(　　)。

    A. 直接关电源   B. 按下 Esc 键

    C. 选择"开始"菜单中的"关机"命令   D. 按下 RESET 按钮

3. 在 Windows 7 中，如果想改变窗口的宽度，可以通过拖放(　　)来实现。

    A. 窗口边框   B. 窗口角

    C. 滚动条   D. 菜单栏

4. 撤销操作的快捷键是(　　)。

    A. Ctrl+Z   B. Ctrl+C

    C. Ctrl+Y   D. Ctrl+V

5. 当一个应用程序窗口被最小化后，该应用程序(　　)。

    A. 关闭   B. 终止执行

    C. 后台继续执行   D. 前台继续执行

6. 标准 Windows 7 窗口的标题栏最右边的按钮是(　　)。

    A. 最小化按钮   B. 最大化按钮

    C. 关闭按钮   D. 还原按钮

7. 如果要终止应用程序，可直接按(　　)键。

    A. Ctrl+C   B. Esc

    C. End   D. Alt+F4

笔记栏

8. 标准 Windows 7 窗口组成中第一行称为(   )。

　　A. 标题栏　　　　　　　　　　　　　B. 地址栏

　　C. 链接栏　　　　　　　　　　　　　D 频道栏

9. 在 Windows 7 操作系统中,将打开的窗口拖到屏幕顶端,窗口会(   )。

　　A. 最小化　　　　　　　　　　　　　B. 最大化

　　C. 关闭　　　　　　　　　　　　　　D. 大小不变

10. 关闭应用程序窗口,下列操作不正确的是(   )。

　　A. 按 Esc 键　　　　　　　　　　　　B. 单击窗口右上角的关闭按钮

　　C. 按 Alt+F4 键　　　　　　　　　　　D. 选择"文件"菜单中的"退出"命令

11. 在 Windows 状态下不能启动"控制面板"的操作是(   )。

　　A. 单击桌面上的"开始"按钮,在出现的菜单中单击"控制面板"

　　B. 打开"我的电脑"窗口,再单击左窗口中"其他位置"下的"控制面板"

　　C. 打开资源管理器,在左窗口中选择"控制面板"选项,再单击

　　D. 单击"附件"中"控制面板"命令

12. 要改变任务栏上时间的显示形式,应该在控制面板窗口中选择的图标是(   )。

　　A."显示"　　　　　　　　　　　　　B."区域和语言选项"

　　C."时间和日期"　　　　　　　　　　D."系统"

13. 在 Windows 7 操作系统中,下列各项中不属于在控制面板中操作的是(   )。

　　A. 卸载程序　　　　　　　　　　　　B. 管理用户账户

　　C. 启动"Windows 资源管理器"　　　D. 外观和个性化

14. 要改变任务栏右端的时间显示形式,应该在"控制面板"下的"时钟、语言和区域"中选择
(   )。

　　A."区域和语言"　　　　　　　　　　B."日期和时间"

　　C."外观和个性化"　　　　　　　　　D."系统"

15. 在 Windows 7 操作系统中,在附件的"系统工具"菜单下,可以把一些临时文件、已下载的文件等进行清理,以释放磁盘空间的程序是(   )。

　　A. 系统还原　　　　　　　　　　　　B. 系统信息

　　C. 磁盘清理　　　　　　　　　　　　D. 磁盘碎片整理

16. Windows 7 中带有很多功能强大的应用程序,其中"磁盘碎片整理程序"的主要用途是(   )。

　　A. 将进行磁盘文件碎片整理,提高磁盘的读写速度

　　B. 将磁盘的文件碎片删除,释放磁盘空间

　　C. 将进行磁盘碎片整理,并重新格式化

　　D. 将不小心摔坏的软盘碎片重新整理规划使其重新可用

17. 在 Windows 资源管理器中,格式化磁盘的操作可以在左窗口中进行,可使用(   )。

　　A. 左击磁盘图标,选"格式化"命令

　　B. 右击磁盘图标,选"格式化"命令

　　C. 单击"组织"按钮,选择"格式化"命令

　　D. 以上说法都不正确

18. Windows 7 操作系统中带有很多功能强大的应用程序,其中"磁盘碎片整理程序"的主要用途是
(   )。

　　A. 将进行磁盘文件碎片整理,提高磁盘的读写速度

　　B. 将磁盘的文件碎片删除,释放磁盘空间

　　C. 将进行磁盘碎片整理,并重新格式化

　　D. 将不小心摔坏的软盘碎片重新整理规划使其重新可用

19. 文件管理中,"粘贴"操作的快捷组合键是(　　　)。

    A. Ctrl+X　　　　　　　　　　　　　　　　　B. Ctrl+V

    C. Ctrl+C　　　　　　　　　　　　　　　　　D. Ctrl+Z

20. 将文件或文件夹直接删除,不存放"回收站"中的操作是(　　　)。

    A. 按 Delete 键

    B. 用鼠标直接将文件或文件夹拖放到"回收站"中

    C. 按 Shift+Delete 键

    D. 用"文件"菜单中的删除命令

三、判断题

1. Windows 7 操作系统的安装对硬件没有要求。　　　　　　　　　　　　　(　　)

2. 磁盘上删除的文件不能恢复。　　　　　　　　　　　　　　　　　　　　(　　)

3. 窗口的高度和宽度可以同时改变。　　　　　　　　　　　　　　　　　　(　　)

4. 桌面上任意时刻只有一个打开的窗口,打开第二个窗口时,第一个窗口会自动关闭。(　　)

5. 在 Windows 7 操作系统中文件和文件夹不能同名。　　　　　　　　　　　(　　)

6. 系统日期和时间不仅可以手动设置,而且可以连接到 Internet 国际互联网上,借助网上的时间服务器更新计算机的系统时间。　　　　　　　　　　　　　　　　　　　(　　)

7. 用户不但可以在本地计算机上安装打印机,如果用户是连入网络中的,也可以安装网络打印机,使用网络中的共享打印机来完成打印作业。　　　　　　　　　　　　　(　　)

8. 应用程序如果不用了可以简单地删除。　　　　　　　　　　　　　　　　(　　)

9. 设置用户个性化的桌面空间,用户只能用系统内置的图片设置为背景。　　(　　)

10. 格式化是指对磁盘或磁盘中的分区进行初始化的一种操作,不会导致现有的磁盘或分区中的文件被清除。　　　　　　　　　　　　　　　　　　　　　　　　　(　　)

四、简答题

1. 简述关闭计算机的操作过程。

2. 如何关闭应用程序窗口?

3. 简述对话框中的"确定""取消""应用"命令按钮的作用。

4. 什么情况下需要格式化操作?

5. 什么是磁盘碎片? 如何清理磁盘碎片?

6. 如何复制文件?

五、操作训练

1. 利用画图程序画一幅图并设置为桌面背景。

2. 在桌面上创建一个文件夹,用班级做文件夹名,利用记事本程序输入一段文字,以本人姓名做文件名,保存在创建的文件夹内。

3. 将以上创建的文件及文件夹移动到 D 盘。

(濮阳职业技术学院　张慧利

南阳医学高等专科学校　赵显鹏)

项目概述

计算机网络技术及其应用

随着信息技术的迅猛发展,特别是互联网技术的普及应用,计算机网络正在成为当代信息化最重要的领域之一。今天计算机网络已经深入到社会生活的各个领域,为了更好地利用资源,我们要认真地学习计算机互联网知识,了解 Internet Explorer(简称IE)的使用,掌握有线和无线网络配置方法,电子邮件的使用,迅雷、腾讯 QQ、微信等常用软件的操作方法和操作技能,提高知识的运用能力,提升工作效率。

 学习目标

1. 了解和掌握局域网及互联网的相关知识。
2. 理解 IP 地址、WWW、域名和 DNS 的含义,学会有线和无线网络配置方法。
3. 学会使用 IE 浏览器,会用迅雷(Thunder)下载资料或软件。
4. 学会使用 E-mail 邮箱和 Foxmail 收发电子邮件。
5. 学会使用腾讯 QQ 和微信客户端软件。

 软件简介

本项目需要用到的软件有 IE 浏览器、迅雷、Foxmail、腾讯 QQ、微信等。详细信息可通过登录相关网站查阅。其中 Internet Explorer 是微软公司推出的一款使用最广泛的网页浏览器。迅雷是迅雷公司开发的一款基于多资源、超线程技术的互联网下载软件。迅雷针对宽带用户提供智能下载的服务,不支持上传资源。Foxmail 是一款电子邮件客户端软件,提供简洁、友好、实用、体贴的界面和功能。

腾讯 QQ 是腾讯公司开发的一款基于 Internet 的即时通信软件。腾讯 QQ 支持在线聊天、视频通话、点对点断点续传文件、共享文件、网络硬盘、自定义面板、QQ 邮箱等多种功能,并可与多种通信终端相连。不仅可以在各类通信终端上聊天交友,还能进行免费的 QQ 视频通话、QQ 语音通话,或者随时随地收发重要文件,并可与移动通信终端、IP 电话网、无线寻呼等多种通信方式相通,分享屏幕,看电影等。

微信(wechat)是腾讯公司推出的一个为智能终端提供即时通信服务的免费应用程序,微信支持跨通信运营商、跨操作系统平台通过网络快速发送免费(需消耗少量网络流量)语音短信、视频、图片和文字。微信提供公众平台、朋友圈、消息推送等功能,用户可以通过"摇一摇""搜索号码""附近的人"及扫二维码方式添加好友和关注公众平台,同时使用微信可以将内容分享给好友及将用户看到的精彩内容分享到微信朋友圈。

任务 3.1　了解计算机网络知识

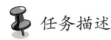 **任务描述**

目前,人们已经离不开计算机网络,它主要功能是数据通信和共享资源。数据通信是指计算机网络中可以实现计算机与计算机之间的数据传送。共享资源主要包括共享硬件资源、软件资源和数据资源。要实现这些功能需要计算机网络系统安全可靠,分布式网络负载均衡,才能为用户带来便利的服务。本项任务简单介绍一些局域网和互联网知识,以帮助读者了解更多网络基础知识,提高自身利用网络工具解决实际问题的能力。

任务要求

1. 了解计算机网络的概念、发展史,熟知计算机网络的功能与分类。
2. 理解计算机网络中 TCP/IP、IP 地址、WWW、域名与 DNS 等的含义。
3. 学会目前常见家庭有线与无线网络的配置方法。

任务实施

计算机网络是计算机技术与通信技术相融合、实现信息传送、达到资源共享的系统。它的诞生使计算机体系结构发生了巨大变化,在当今社会经济中起着非常重要的作用,它对人类社会的进步做出了巨大贡献。从某种意义上讲,计算机网络的发展水平不仅反映了一个国家的计算机科学和通信技术水平,而且已经成为衡量其国力及现代化程度的重要标志之一。

1. 计算机网络的发展　计算机网络出现的历史不长,但发展速度很快。从 20 世纪 60 年代开始,它经历了一个从简单到复杂、从单机到多机的演变过程。发展过程大致可概括为 4 个阶段:具有通信功能的单机系统阶段;具有通信功能的多机系统阶段;以共享资源为主的计算机网络阶段;以局域网及互联网为主要支撑环境的分布式计算阶段。

(1)具有通信功能的单机系统　该系统又称终端—计算机网络,是早期计算机网络的主要形式。它是由 1 台中央主计算机连接大量的地理位置上分散的终端。20 世纪 50 年代初,美国建立的半自动地面防空系统 SAGE 就是将远距离的雷达和其他测量控制设备的信息,通过通信线路汇集到 1 台中央主计算机进行集中处理,从而首次实现了计算机技术与通信技术的结合。

(2)具有通信功能的多机系统　在单机通信系统中,中央主计算机负担较重,既要进行数据处理,又要承担通信控制,实际工作效率下降;而且主计算机与每一台远程终端都用一条专用通信线路连接,线路的利用率较低。由此出现了数据处理和数据通信的分工,即在主机前增设一个前端处理机负责通信工作,并在终端比较集中的地区设置集中器。集中器通常由微型机或小型机实现,它首先通过低速通信线路将附近各远程终端连接起来,然后通过高速通信线路与主机的前端处理机相连。这种具有通信功能的多机系统,构成了计算机网络的雏形。

(3)以共享资源为主的计算机网络 20世纪60年代中期,出现了由若干个计算机互连的系统,开创了"计算机—计算机"通信的时代,并呈现出多处理中心的特点,即利用通信线路将多台计算机连接起来,实现了计算机之间的通信。

(4)局域网的兴起和分布式计算的发展 自20世纪70年代开始,随着大规模集成电路技术和计算机技术的飞速发展,硬件价格急剧下降,微型计算机广泛应用,局域网技术得到迅速发展。早期的计算机网络是以主计算机为中心的,计算机网络控制和管理功能都是集中式的,但随着个人计算机(PC)功能的增强,PC方式呈现出的计算能力已逐步发展成为独立的平台,这就导致了一种新的计算结构——分布式计算模式的诞生。

目前,计算机网络的发展正处于第4阶段。这一阶段计算机网络发展的特点是互连、高速、智能与更为广泛的应用。

2. 计算机网络功能与分类 计算机网络的种类繁多,性能各不相同,根据不同的分类原则,可以得到各种不同类型的计算机网络。

(1)按照网络的分布范围分类 计算机网络按照其覆盖的地理范围进行分类,可以很好地反映不同类型网络的技术特征。由于网络覆盖的地理范围不同,它们所采用的传输技术也就不同,从而形成了不同的网络技术特点与网络服务功能。按地理分布范围来分类,计算机网络可以分为局域网、城域网和广域网3种。

局域网(local area network,LAN):是人们最常见、应用最广的一种网络。所谓局域网,就是在局部地区范围内的网络,它所覆盖的地区范围较小,通常在几米到10 km以内。局域网在计算机数量配置上没有太多的限制,少的可以只有2台,多的可达几百台,其分布范围局限在一个办公室、一幢大楼或一个校园内,用于连接个人计算机、工作站和各类外围设备以实现资源共享和信息交换。它的特点是分布距离近,传输速度高,连接费用低,数据传输可靠,误码率低等。

城域网(metropolitan area network,MAN):城域网的分布范围介于局域网和广域网之间,这种网络的连接距离可以在10~100 km。MAN与LAN相比扩展的距离更长,连接的计算机数量更多,在地理范围上可以说是LAN的延伸。在一个大型城市或都市地区,一个MAN通常连接着多个LAN。

广域网(wide area network,WAN):也称远程网,它的联网设备分布范围广,一般从数百米到数千至数千千米。广域网通过一组复杂的分组交换设备和通信线路将各主机与通信子网连接起来,因此网络所涉及的范围可以是市、地区、省、国家,乃至世界范围。由于它的这一特点使得单独建造一个广域网是极其昂贵和不现实的,所以,常常借用传统的公共传输(电报、电话)网来实现。此外,由于传输距离远,又依靠传统的公共传输网,所以错误率较高。

因特网(Internet):不是一种独立的网络,它将同类或不同类的物理网络(局域网与广域网)互连,并通过高层协议实现各种不同类型网络间的通信。Internet 是跨越全世界的最大的网络。

(2)按网络的拓扑结构分类   抛开网络中的具体设备,把网络中的计算机等设备抽象为点,把网络中的通信媒体抽象为线,这样从拓扑学的观点去看计算机网络,就形成了由点和线组成的几何图形,从而抽象出网络系统的具体结构。这种采用拓扑学方法描述各个结点机之间的连接方式称为网络的拓扑结构。计算机网络常采用的基本拓扑结构有总线结构、环型结构、星型结构等。

3.计算机网络的组成   计算机网络由 3 部分组成:网络硬件、传输介质和网络软件。

(1)网络硬件   网络硬件包括客户机、服务器、网卡和网络互联设备。客户机指用户上网使用的计算机,也可理解为网络工作站、结点机和主机。服务器是提供某种网络服务的计算机,由运算功能强大的计算机担任。网卡即网络适配器,是计算机与传输介质连接的接口设备。网络互联设备包括集线器、中继器、网桥、交换机、路由器、网关等。

(2)传输介质   物理传输介质是计算机网络最基本的组成部分,任何信息的传输都离不开它。传输介质分为有线介质和无线介质两种。有线传输介质包括双绞线、同轴电缆、光纤;微波和卫星为无线传输介质。

(3)网络软件   网络软件有网络传输协议、网络操作系统、网络管理软件和网络应用软件 4 个部分。

网络传输协议是连入网络的计算机必须共同遵守的一组规则和约定,以保证数据传送与资源共享能顺利完成。

网络操作系统是控制、管理、协调网络上的计算机,使之能方便、有效地共享网络上硬件、软件资源,为网络用户提供所需的各种服务软件和有关规程的集合。网络操作系统除具有一般操作系统的功能外,还具有网络通信能力和多种网络服务功能。目前,常用的网络操作系统有 Windows、UNIX、Linux 和 NetWare。

网络管理软件的功能是对网络中大多数参数进行测量与控制,以保证用户安全、可靠、正常地得到网络服务,使网络性能得到优化。

网络应用软件就是一些能够使用户在网络中完成相应功能的工具软件。例如:能够实现网上漫游的 IE 或 Netscape 浏览器,能够收发电子邮件的 Outlook Express 等。随着网络应用的普及,将会有越来越多的网络应用软件,为用户带来很大的方便。

4.Internet

(1)什么是 Internet   Internet 是一个全球性的"互联网",中文名称为"因特网"。它并非一个具有独立形态的网络,而是将分布在世界各地的、类型各异的、规模大小不一的、数量众多的计算机网络互连在一起而形成的网络集合体,成为当今最大的和最流行的国际性网络。

Internet 采用 TCP/IP 作为共同的通信协议,将世界范围内,许许多多计算机网络连接在一起,只要与 Internet 相连,就能主动地利用这些网络资源,还能以各种方式和其他 Internet 用户交流信息。但 Internet 又远远超出一个提供丰富信息服务机构的范畴,它更像一个面对公众的自由松散的社会团体,一方面有许多人通过 Internet 进行信息交流和资源共享,另一方面又有许多人和机构资源将时间和精力投入到 Internet 中进行开发、运用和服务。Internet 正逐步深入到社会生活的各个角落,成为生活中不可缺少的部分。网民对 Internet 的正面作用评价很高,认为 Internet 对工作、学习有很大帮助的网民占 93.1%,尤其是娱乐方面,认为 Internet 丰富了网民的娱乐生活的比例高达 94.2%。前 7 类网络应用的使用率按高低排序依次是:网络音乐、即时通信、网络影视、网络新闻、搜索引擎、网络游戏、电子邮件。Internet 除了上述 7 种用途外,还常用于电子政务、网上购物、网上支付、网上银行、网上求职、网络教育等。

(2)Internet 的起源和发展 Internet 是由美国国防部高级研究计划署(Advance Research Projects Agency,ARPA)1969 年 12 月建立的实验性网络 ARPAnet 发展演化而来的。随着近年来“信息高速公路”建设的热潮,Internet 在商业领域的应用得到了迅速发展,加之个人计算机的普及,越来越多的个人用户也加入进来。2016 年的互联网趋势报告称全球互联网用户数已超 30 亿。由于 Internet 在不断扩大之中,这些统计数字几乎每天都在变更。

(3)Internet 在我国的发展 中国作为第 71 个国家级网加入 Internet,1994 年 5 月,以“中科院—北大—清华”为核心的中国国家计算机网络设施(the national computing and network facility Of China,NCFC,国内也称中关村网)与 Internet 连通。目前,Internet 已经在我国开放,通过中国公用互联网络(chinanet)或中国教育科研计算机网(cernet)都可与 Internet 连通。

Internet 在中国的发展历程可以大略地划分为 3 个阶段。

第一阶段为 1986 年 6 月—1993 年 3 月,是研究试验阶段(E-mail Only)。在此期间中国一些科研部门和高等院校开始研究 Internet 联网技术,并开展了科研课题和科技合作工作。这个阶段的网络应用仅限于小范围内的电子邮件服务,而且仅为少数高等院校、研究机构提供电子邮件服务。

第二阶段为 1994 年 4 月—1996 年,是起步阶段(full function connection)。1994 年 4 月,中关村地区教育与科研示范网络工程进入 Internet,实现和 Internet 的 TCP/IP 连接,从而开通了 Internet 全功能服务。从此中国被国际上正式承认为有 Internet 的国家。之后,ChinaNet、CERnet、CSTnet、ChinaGBnet 等多个 Internet 网络项目在全国范围相继启动,Internet 开始进入公众生活,并在中国得到了迅速的发展。

第三阶段从 1997 年至今,是快速增长阶段。国内 Internet 用户自 1997 年以后基本保持每半年翻一番的增长速度,中国网民数增长迅速,在过去一年中平均每天增加网民 20 万人。2016 年互联网趋势报告称中国互联网用户数达到 6.68 亿,全球最高。

(4)“信息高速公路”与下一代 Internet “信息高速公路”是美国于 1994 年提出的,目前各国所关注的“信息高速公路”建设主要是指国家信息基础设施(NII)和全球信息基础建设(GII)的规划和实施。它以高速度、大容量和高精度的声音、数据、文字、图形、影像等的交互式多媒体信息服务,来最大幅度和最快速度地改变着我们的生活面貌、生活方式以及社会的景观和进步。

中国的 Internet 自 1994 年 4 月 20 日开通,成为正式的国际 Internet 成员以来,得到了非常快的发展。中国已经建成高速互联网主干网,连接主要城市的大学和研究院。

(5)物联网 物联网(internet of things)又叫传感网,其定义是通过射频识别(RFID)、红外感应器、全球定位系统、激光扫描器等信息传感设备,按约定的协议,把任何物品与互联网相连接,进行信息交换和通信,以实现智能化识别、定位、跟踪、监控和管理的一种网络概念。

在国家大力推动工业化与信息化融合的大背景下,物联网会是工业乃至更多行业信息化过程中,一个比较现实的突破口。这几年推行的智能家居其实就是把家中的电器通过网络控制起来。物联网技术在家庭中的应用主要包括智能家居和智能医疗。

目前,物联网技术已经开始应用。上海移动已经采用物联网技术为多个行业客户量身打造了集数据采集、传输、处理和业务管理于一体的整套无线综合应用解决方案。在上海世博会期间,"车务通"全面应用于上海公共交通系统,以最先进的技术来保障世博园区周边大流量交通的顺畅;面向物流企业运输管理的"E 物流",将为用户提供实时准确的货况信息、车辆跟踪定位、运输路径选择、物流网络设计与优化等服务,大大提升物流企业综合竞争能力。此外,在物联网普及后,用于动物、植物、机器等的传感器与电子标签及配套接口装置的数量将大大超过手机的数量。

(6)云计算　2006 年 8 月 9 日,Google 首席执行官埃里克·施密特(Eric Schmidt)在搜索引擎大会(SES San Jose 2006)首次提出云计算(cloud computing)的概念。云计算是继 20 世纪 80 年代大型计算机到客户端—服务器的大转变之后的又一种巨变;云计算是网格计算、分布式计算、并行计算、效用计算、网络存储、虚拟化、负载均衡等传统计算机和网络技术发展融合的产物,是一种基于因特网的超级计算模式,在远程的数据中心,几万甚至几千万台计算机和服务器连接成一片。因此,云计算甚至可以让用户体验每秒超过 10 万亿次的运算能力,如此强大的运算能力几乎无所不能。用户通过计算机、笔记本电脑、手机等方式接入数据中心,按各自的需求进行存储和运算。

云计算被视为科技行业的下一次革命,它将带来工作方式和商业模式的根本性改变。首先,对中小企业和创业者来说,云计算意味着巨大的商业机遇,他们可以借助云计算在更高的层面上和大企业竞争。

5. TCP/IP　TCP/IP 是 Transmission Control Protocol/Internet Protocol 的缩写,中文译名为传输控制协议/因特网互联协议,又名网络通信协议,是 Internet 最基本的协议,也是 Internet 国际互联网络的基础,由网络层的 IP 和传输层的 TCP 组成。

TCP/IP 使用范围极广,既可用于局域网,又可用于广域网,已成为目前事实上的国际标准和工业标准。TCP/IP 是一个分层的网络协议,从底至顶分为网络接口层、网际层、传输层及应用层共 4 个层次,各层功能如下:

(1)网络接口层　这是 TCP/IP 的最低一层,包括有多种逻辑链路控制和媒体访问协议。网络接口层的功能是接收 IP 数据报并通过特定的网络进行传输,或从网络上接收物理帧,抽取出 IP 数据报并转交给网际层。

(2)网际层(IP 层)　该层包括以下协议:IP(网际协议)、因特网控制报文协议(Internet Control Message Protocol,ICMP)、地址解析协议(Address Resolution Protocol,ARP)、反向地址解析协议(Reverse Address Resolution Protocol,RARP)。该层负责相同或不同网络中计算机之间的通信,主要处理数据报和路由。在 IP 层中,ARP 用于将 IP 地址转换成物理地址,RARP 用于将物理地址转换成 IP 地址,ICMP 用于报告差错和传送控制信息。IP 在 TCP/IP 中处于核心地位。

(3)传输层　该层提供 TCP(传输控制协议)和用户数据报协议(User Datagram Protocol,UDP)两个协议,它们都建立在 IP 的基础上,其中,TCP 提供可靠的面向连接服务,UDP 提供简单的无连接服务。传输层提供端到端,即应用程序之间的通信,主要功能是数据格式化、数据确认和丢失重传等。

(4)应用层 TCP/IP 的应用层相当于 OSI 模型的会话层、表示层和应用层,它向用户提供一组常用的应用层协议,其中包括 Telnet、SMTP、DNS 等。此外,在应用层中还包含用户应用程序,它们均是建立在 TCP/IP 之上的专用程序。

6. WWW WWW(World Wide Web)的字面解释意思是"布满世界的蜘蛛网",一般把它称为"环球网""万维网"。WWW 是一个基于超文本(hypertext)方式的信息浏览服务,它为用户提供了一个可以轻松驾驭的图形化用户界面,以查阅 Internet 上的文档。这些文档与它们之间的链接一起构成了一个庞大的信息网,称为 WWW 网。

现在 WWW 服务是 Internet 上最主要的应用,它可以通过超链接将位于全世界 Internet 上不同地点的不同数据信息有机地结合在一起。只要操纵计算机的鼠标进行简单的操作,就可以通过 Internet 从全世界任何地方调来用户所希望得到的文本、图像(包括活动影像)、声音等信息。

Web 允许用户通过跳转或"超级链接"从某一页跳到其他页。可以把 Web 看作一个巨大的图书馆,Web 节点就像一本本书,而 Web 页好比书中特定的页。页可以包含新闻、图像、动画、声音、3D 世界及其他任何信息,而且能存放在全球任何地方的计算机上。由于它良好的易用性和通用性,使得非专业的用户也能非常熟练地使用它。另外,它制定了一套标准的、易为人们掌握的超文本标记语言(HTML)、信息资源的统一定位格式(URL)和超文本传送通信协议(HTTP)。

随着技术的发展,传统的 Internet 服务如 Telnet、FTP、Gopher 和 Usenet News(Internet 的电子公告板服务)现在也可以通过 WWW 的形式实现了。通过使用 WWW,一个不熟悉网络的人也可以很快成为 Internet 的行家,自由地使用 Internet 的资源。

7. IP 地址

(1)网络 IP 地址 由于网际互联技术是将不同物理网络技术统一起来的高层软件技术,因此在统一的过程中,首先要解决的就是地址的统一问题。

TCP/IP 对物理地址的统一是通过上层软件完成,确切地说,是在网际层中完成的。IP 提供一种在 Internet 中通用的地址格式,并在统一管理下进行地址分配,保证一个地址对应网络中的一台主机,这样物理地址的差异被网际层所屏蔽。网际层所用到的地址就是经常所说的 IP 地址。IP 地址必须由国际组织统一分配。

IP 地址是一个 32 位的二进制数,是将计算机连接到 Internet 的网际协议地址,它是 Internet 主机的一种数字型标识,一般用小数点隔开的十进制数表示,如 166.160.66.119,而实际上并非如此。IP 地址由网络标识(netid)和主机标识(hostid)两部分组成,网络标识用来区分 Internet 上互连的各个网络,主机标识用来区分同一网络上的不同计算机(即主机)。

IP 地址由 4 部分数字组成,每部分都不大于 256,各部分之间用小数点分开。例如,某 IP 地址的二进制表示为:

    11001010 11000100 00000100 01101010

则十进制表示为 202.196.4.106。

IP 地址通常分为以下 3 类。

A 类:IP 地址的前 8 位为网络号,其中第 1 位为"0",后 24 位为主机号,其有效范围为 1.0.0.1 ~ 126.255.255.254。此类地址的网络全世界仅可有 126 个,每个网络可接 $2^8 \times 2^8 \times (2^8 - 2) = 16\,777\,214$ 个主机结点,所以通常供大型网络使用。

B 类:IP 地址的前 16 位为网络号,其中第 1 位为"1",第 2 位为"0",后 16 位为主机号,其有效范围为 126.0.0.1 ~ 191.255.255.254。该类地址的网络全球共有 $2^6 \times 2^8 = 16\,384$ 个。每个可连接的主机数为 $2^8 \times (2^8 - 2) = 65\,024$ 个。所以通常供中型网络使用。

C 类:IP 地址的前 24 位为网络号,其中第 1 位为"1",第 2 位为"1",第 3 位为"0",后 8 位为主机号,其有效范围为 192.0.0.1 ~ 222.255.255.254。该类地址的网络全球共有 $2^5 \times 2^8 \times 2^8 = 2\,097\,152$ 个。每个可连接的主机数为 254 台,所以通常供小型网络使用。

(2)子网掩码 从 IP 地址的结构中可知,IP 地址由网络地址和主机地址两部分组成。这样 IP 地址中具有相同网络地址的主机应该位于同一网络内,同一网络内的所有主机的 IP 地址中网络地址部分应该相同。不论是在 A 类、B 类或 C 类网络中,具有相同网络地址的所有主机构成了一个网络。

通常一个网络本身并不只是一个大的局域网,它可能是由许多小的局域网组成。因此,为了维持原有局域网的划分便于网络的管理,允许将 A 类、B 类或 C 类网络进一步划分成若干个相对独立的子网。A 类、B 类或 C 类网络通过 IP 地址中的网络地址部分来区分。在划分子网时,将网络地址部分进行扩展,占用主机地址的部分数据位。在子网中,为识别其网络地址与主机地址,引出一个新的概念:子网掩码(subnet mask)或网络屏蔽字(netmask)。

子网掩码的长度也是 32 位,其表示方法与 IP 地址的表示方法一致。其特点是:它的 32 位二进制可以分为两部分,第一部分全部为"1",而第二部分则全部为"0"。子网掩码的作用在于,利用它来区分 IP 地址中的网络地址与主机地址。其操作过程为:将 32 位的 IP 地址与子网掩码进行二进制的逻辑与操作,得到的便是网络地址。例如,IP 地址为 166.111.80.16,子网掩码为 255.255.126.0,则该 IP 地址所属的网络地址为 166.111.0.0,而 166.111.129.32 子网掩码为 255.255.126.0,则该 IP 地址所属的网络地址为 166.111.126.0,原本为一个 B 类网络的两种主机被划分为两个子网。由 A 类、B 类以及 C 类网络的定义中可知,它们具有默认的子网掩码。A 类地址的子网掩码为 255.0.0.0,B 类地址的子网掩码为 255.255.0.0,而 C 类地址的子网掩码为 255.255.255.0。

这样,便可以利用子网掩码来进行子网的划分。例如,某单位拥有一个 B 类网络地址 166.111.0.0,其缺省的子网掩码为 255.255.0.0。如果需要将其划分成为 256 个子网,则应该将子网掩码设置为 255.255.255.0。于是,就产生了从 166.111.0.0 到 166.111.255.0 总共 256 个子网地址,而每个子网最多只能包含 254 台主机。此时,便可以为每个部门分配一个子网地址。

子网掩码通常是用来进行子网的划分,它还有另外一个用途,即进行网络的合并,这一点对于新申请 IP 地址的单位很有用处。由于 IP 地址资源的匮乏,如今 A 类、B 类地址已分配完,即使具有较大的网络规模,所能够申请到的也只是若干个 C 类地址(通常会是连续的)。当用户需要将这几个连续的 C 类地址合并为一个网络时,就需要用到子网掩码。例如,某单位申请到连续 4 个 C 类网络合并成为一个网络,可以将子网掩码设置为 255. 255. 252. 0。

（3）MAC 地址　在局域网中，硬件地址又称为物理地址或 MAC 地址（因为这种地址用在 MAC 帧中）。

IEEE802 系列标准为局域网规定了一种 48 bit 的全球地址（一般简称为地址），是指局域网上的每一台计算机所插入的网卡上固化在 ROM 中的地址。

假定连接在局域网上的一台计算机的网卡坏了而更换了一个新的网卡，那么这台计算机的局域网的地址也就改变了，虽然这台计算机的地理位置一点也没变化，所接入的局域网也没有任何改变。

（4）IPv6　IP 是 Internet 的核心协议。现在使用的 IP（即 IPv4）是在 20 世纪 70 年代末期设计的，无论从计算机本身发展还是从 Internet 规模和网络传输速率来看，现在 IPv4 已很不适用了。这里最主要的问题就是 32 bit 的 IP 地址不够用。

要解决 IP 地址耗尽的问题，可以采用以下 3 个措施。①采用无分类编址 CIDR，使 IP 地址的分配更加合理；②采用网络地址转换 NAT 方法，可节省许多全球 IP 地址；③采用具有更大地址空间的新版本的 IP，即 IPv6。IPv6 将地址从 IPv4 的 32 bit 增大到了 128 bit，使地址空间增大了 2^{96} 倍。这样大的地址空间在可预见的将来是不会用完的。

（5）IPv4 向 IPv6 的过渡　由于现在整个 Internet 上使用老版本 IPv4 的路由器的数量太大，因此，"规定一个日期，从这一天起所有的路由器一律都改用 IPv6"，显然是不可行的。这样，向 IPv6 过渡只能采用逐步演进的办法，同时，还必须使新安装的 IPv6 系统能够向后兼容。这就是说，IPv6 系统必须能够接收和转发 IPv4 分组，并且能够为 IPv4 分组选择路由。

8. 域名与 DNS

（1）域名的概念　由于 IP 地址是数字标识，使用时难以记忆和书写，因此在 IP 地址的基础上又发展出一种符号化的地址方案，来代替数字型的 IP 地址。每一个符号化的地址都与特定的 IP 地址对应，这样网络上的资源访问起来相对容易。这个与网络上的数字型 IP 地址相对应的字符型地址就称为域名。

DNS 是计算机域名系统（domain name system 或 domain name service）的缩写，它是由解析器及域名服务器组成的。域名服务器是指保存有该网络中所有主机的域名和对应的 IP 地址，并具有将域名转换为 IP 地址功能的服务器。

域名一般是由一串用点分隔的字符串组成，组成域名的各个不同部分常称为子域名（sub-domain），它表明了不同的组织级别，从左往右可不断增加，类似于通信地址一样从广泛的区域到具体的区域。域名的结构是分层结构，从右到左的各子域名分别说明不同国家或地区的名称、组织类型、组织名称、分组织名称和计算机名。

以 zhaoben@jx. jsjxy. gdut. edu. cn 为例，顶级域名 cn 代表中国，第 2 个子域名 edu 表明这台主机是属于教育部门，gdut 具体指明是广东工业大学，其余的子域名是计算机学院的一台名为 jx 的主机。注意，在 Internet 地址中不得有任何空格存在，而且 Internet 地址不区分大写或小写字母，但作为一般的原则，在使用 Internet 地址时，最好全用小写字母。

（2）域名的级别　顶级域名可以分成两大类：一类是组织性顶级域名，另一类是地理性顶级域名。

组织性顶级域名是为了说明拥有并对 Internet 主机负责的组织类型,常用的组织性顶级域名如表3-1所示。

表3-1　组织性顶级域名及地理性顶级域名

组织性顶级域名		地理性顶级域名			
域名	含义	域名	含义	域名	含义
com	商业组织	au	澳大利亚	it	意大利
edu	教育机构	ca	加拿大	jp	日本
gov	政府机构	cn	中国	sg	新加坡
int	国际性组织	de	德国	uk	英国
mil	军队	fr	法国	us	美国
net	网络技术组织	in	印度		
org	非营利组织				

在中国,网络域名的顶级域名为 cn,二级域名分为类别域名和行政区域名两类。行政区域名共34个,包括各省、自治区、直辖市。类别域名如表3-2所示。

表3-2　中国的二级类别域名

域名	含义
ac	科研机构
com	工、商、金融等企业
edu	教育机构
gov	政府部门
net	因特网络,接入网络的信息中心和运行中心
org	非营利性的组织

在中国,由 CERNET 网络中心受理二级域名 edu 下的三级域名注册申请,CNNIC 网络中心受理其余二级域名下的三级域名注册申请。除此之外,还包括如表3-3所示的省市级域名。

表3-3　省市级域名

bj:北京市	sh:上海市	tj:天津市	cq:重庆市	he:河北省	sx:山西省
ln:辽宁省	jl:吉林省	hl:黑龙江	js:江苏省	zj:浙江省	ah:安徽省
fj:福建省	jx:江西省	sd:山东省	ha:河南省	hb:湖北省	hn:湖南省
gd:广东省	gx:广西	hi:海南省	sc:四川省	gz:贵州省	yn:云南省
xz:西藏	sn:陕西省	gs:甘肃省	qh:青海省	nx:宁夏	xj:新疆
nm:内蒙古	tw:台湾省	hk:香港特别行政区	mo:澳门特别行政区		

笔记栏

（3）网络域名注册　一段时间以来,社会各界就域名抢注一事炒得沸沸扬扬,不乏危言耸听之词。其实域名抢注与商标抢注不可同日而语。按照国际惯例,中国企业域名应在国内注册,舍近求远并不明智,并且国内注册域名是免费的。

申请注册三级域名的用户首先必须遵守国家对 Internet 的各种规定和法律,其次还必须拥有独立法人资格。在申请域名时,各单位的三级域名原则上采用其单位的中文拼音或英文缩写,com 域下每个公司只登记一个域名,用户申请的三级域名,域名中字符的组合规则如下:①在域名中,不区分英文字母的大小写。②对于一个域名的长度是有一定限制的,cn 下域名命名的规则如下:

● 遵照域名命名的全部共同规则。

● 只能注册三级域名,三级域名用字母(A～Z,a～z,大小写等价)、数字(0～9)和连接符(－)组成,各级域名之间用实点(．)连接,三级域名长度不得超过 20 个字符。

● 不得使用,或限制使用以下名称。

a.注册含有"CHINA""CHINESE""CN""NATIONAL"等经国家有关部门(指部级以上单位)正式批准。

b.公众知晓的其他国家或者地区名称、外国地名、国际组织名称不得使用。

c.县级以上(含县级)行政区划名称的全称或者缩写,相关县级以上(含县级)人民政府正式批准。

d.行业名称或者商品的通用名称不得使用。

e.他人已在中国注册过的企业名称或者商标名称不得使用。

f.对国家、社会或者公共利益有损害的名称不得使用。

g.经国家有关部门(指部级以上单位)正式批准和相关县级以上(含县级)人民政府正式批准是指相关机构要出具书面文件表示同意 XXXX 单位注册 XXXX 域名。例如,要申请 beijing. com. cn 域名,要提供北京市人民政府的批文。

● 国内用户申请注册域名,应向中国因特网络信息中心提出,该中心是由国务院信息化工作领导小组办公室授权的提供因特网域名注册的唯一合法机构。

附:家庭有线和无线网络的配置方法

目前,无线移动终端越来越普及,智能手机、平板电脑、电视已经都具备了 Wifi 功能。大多家庭都是一条宽带多人使用,所以必须用到无线路由器。无线路由器一般有至少 4 个有线端口,所以有线、无线都可以使用。

1.路由器功能　PC 通过双绞线连接到路由器的 LAN 口,入户宽带网线连接到路由器的 WAN 口,可以实现路由器的路由功能;PC 通过无线信号连接到路由器,入户宽带网线连接到路由器的 WAN 口,可以实现路由器的路由功能;2～4 台 PC 通过双绞线连接到路由器的 LAN 口,可以实现路由器的路由功能;数台 PC 通过无线连接到路由器中,可以实现路由器的交换功能;部分 PC 通过无线接入路由器,通过双绞线连接到路由器的 LAN 口,可以实现路由器的交换功能。

2.无线路由器的设置方法

（1）无线路由器连接:接通无线路由器电源,然后插上网线,入户宽带网线连接到路由器的 WAN 口(一般是蓝色口),然后 PC 通过双绞线连接到路由器的 LAN 口(图 3-1)。

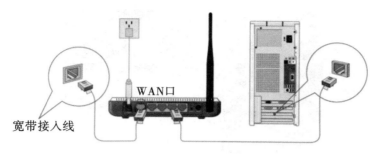

WAN口

宽带接入线

图3-1　无线路由器连接示意

（2）连接好无线路由器后，在浏览器输入在无线路由器看到的地址，一般是192.168.1.1（如果家里使用电话线或者光纤上网那就还要多准备一个调制解调器，俗称"猫"或"光猫"），如图3-2。

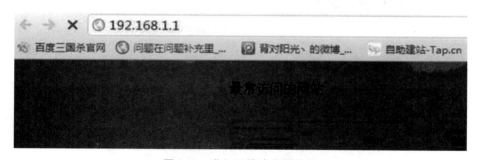

图3-2　进入无线路由器地址

（3）进入后会看到输入相应的用户名跟密码，用户名一般默认为admin（图3-3）。

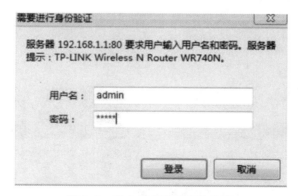

图3-3　输入相应的账号和密码

（4）进入操作界面，可以左边看到一个设置向导，点击进入（一般的都是自动弹出的），如图3-4。

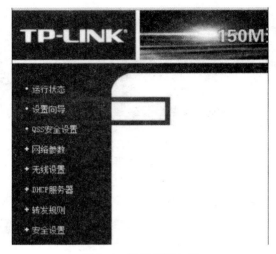

图3-4 选择设置向导

（5）进入设置向导的界面。

（6）点击"下一步"，进入上网方式设置，我们可以看到有3种上网方式的选择，如果家里使用拨号上网可以选择PPPoE。动态IP一般电脑直接插上网络就可以使用，上层有DHCP服务器的。静态IP一般是专线，也可能是小区带宽等，上层没有DHCP服务器的，要固定IP的（图3-5）。

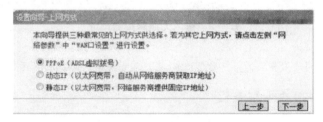

图3-5 进入上网方式设置

（7）选择PPPoE拨号上网就要填上网账号及口令，填写进去就可以了（图3-6）。

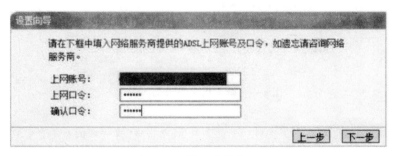

图3-6 输入账号密码

（8）点击"下一步"后进入无线设置，包括信道、模式、安全选项、SSID等，一般SSID就是一个名字，可以随便填写，然后模式大多用11bgn（图3-7）。无线安全选项应选择wpa-psk/wpa2-psk，这样更加安全，可避免轻易让他人破解而蹭网。

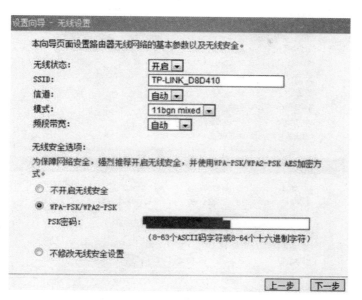

图3-7　设置路由器密码

(9)下一步就设置成功(图3-8)。

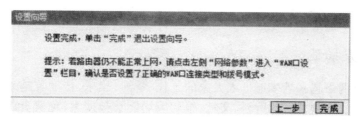

图3-8　设置成功

(10)点击完成,无线路由器会自动重启,这时候需耐心等待成功后出现的界面(图3-9)。

当然,无线路由器的设置还远不止这些简单的内容,登录无线路由器设置页面之后还有更多的设置选项,设置其他选项,例如绑定mac地址、防火墙设置等,可以让无线网络更加安全。

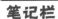

笔记栏

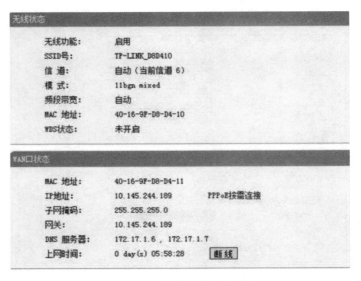

图3-9　无线路由器自动重启

任务3.2　搜索与下载网上资源

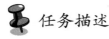　任务描述

现在随着网络越来越多地进入大家的工作、学习、娱乐,伴随着越来越多的资源,例如软件、游戏、视频、音乐、资料、文献、报刊等均能够被搜索,免费资源可以被下载。如何最快地找到自己期望找到的问题,或者找到解决问题的办法,这个是越来越多的电脑使用者的困惑。下面通过学习如何使用 IE 浏览器和迅雷下载软件来解决读者遇到的问题。

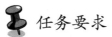　任务要求

1. 学习和掌握常用浏览器的使用方法。
2. 熟练掌握将网页、图片等网上资源保存的方法。
3. 学会使用迅雷下载视频、音频和应用软件等网络资源。

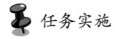　任务实施

1. IE 的使用

（1）界面　在 Windows 操作系统上建立好网络连接,调用程序 Internet Explorer,在地址栏中输入南阳医学高等专科学校的网址（http://www.nymc.edu.cn）,或者在百度搜索"南阳医学高等专科学校"就会出现如图3-10所示的界面。

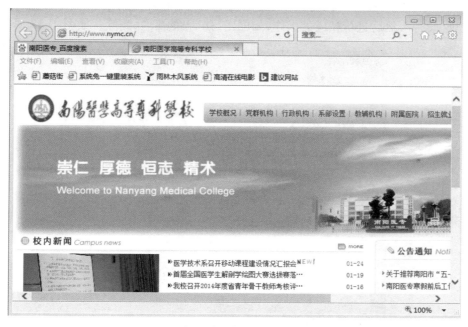

图 3-10 浏览器的基本组成元素

该程序界面的基本组成元素：标题栏、菜单栏、工具栏、地址栏、内容显示区、状态栏等。

（2）收藏夹的使用 如果觉得浏览到的网站（如南阳医学高等专科学校）很好，并且希望以后不必再输入一串长长而又难记的网络地址就能迅速访问该网站，可以使用收藏夹，让浏览器记录这个网址。具体办法是在要收藏的网页上，选择菜单栏的"收藏"→"添加到收藏夹"，在弹出的对话框中输入该网站的名称（一般系统会自动将网页标题作为网站名称填入该栏），单击确定便可将当前站点存放在收藏夹中，如图3-11 所示。

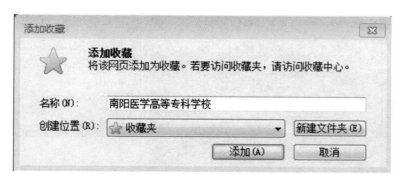

图 3-11 将网页添加到收藏夹

若要将网页添加到某个子收藏夹中，则在"添加到收藏夹"对话框中单击"创建到"按钮使"创建到"窗口展开，再选择相应的子收藏夹，然后点确定。也可单击"新建文件夹"按钮，新建一个子收藏夹，并将浏览到的网页地址放入其中。

如果要整理收藏夹的内容,使之更加规整有序,可以使用菜单栏中的"收藏"→"整理收藏夹",然后进行相应的操作,如创建、移动、重命名、删除。如图3-12所示。

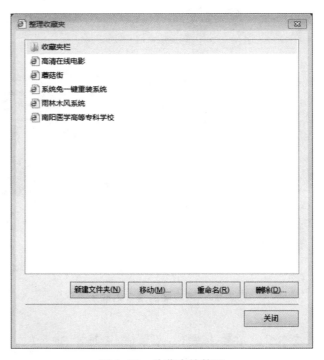

图3-12 收藏夹的整理

(3)历史记录 用户浏览过的网站都会被记录在IE浏览器的历史记录中。单击工具栏的历史按钮,就会出现历史记录窗口,如图3-13所示。

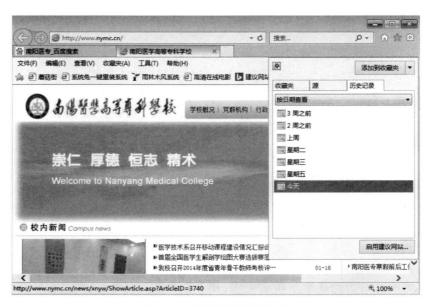

图3-13 浏览器的历史记录

在该窗口中选择"查看"中的方式,能以"按时间""按站点""按访问次数"或"按今天的访问顺序"4 种方式排列访问过的历史记录,如图 3-14 所示。

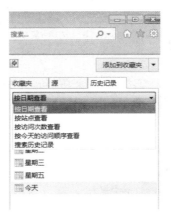

图 3-14 历史记录的分类查找

如果要重新访问历史记录中的某项,直接点击该项即可在右边的内容框中浏览其内容。这时再次点击"历史"按钮可隐藏历史记录栏。

历史记录还可以被清除。选择菜单栏的"工具"→"Internet"选项,在弹出的窗口的"常规"标签下有一个"历史记录"区域。单击"清除历史记录"按钮,可快速清除所有先前浏览过网站的记录。通过"网页保存在历史记录中的天数"可以设置历史记录保存的天数。如图 3-15 ~ 图 3-17 所示。

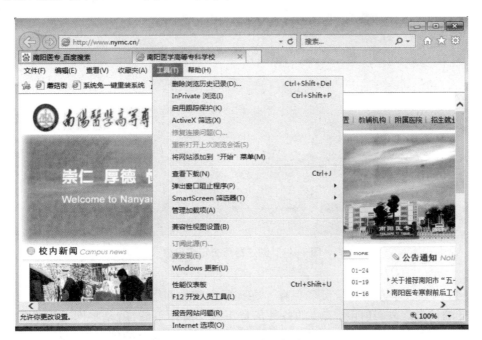

图 3-15 浏览器的工具选项

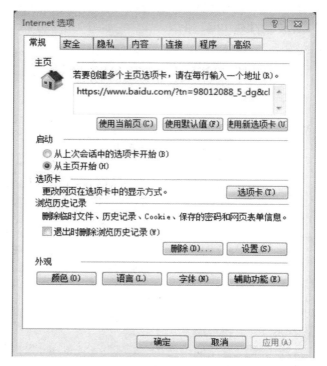

图 3-16　浏览器的 Internet 选项

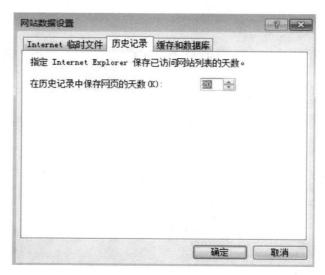

图 3-17　浏览器历史记录设置

　　(4)网上教学素材的下载和保存　在无限广阔的网络世界,我们除了可以浏览各式各样的信息之外,还能将需要的各种信息下载。所谓下载,就是将网上提供的资料文件(音乐、影片、游戏、软件、图片、网页等)保存到自己的电脑硬盘上,便于以后在不上网的情况下也能使用它们。通过下载,我们可以将应用软件的最新版本、英文软件的汉化版本、最新的硬件驱动程序和自己喜欢的课件、书籍、音乐、影片、游戏等,保存

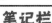

到自己的电脑硬盘上。下面介绍几种目前比较常用的下载方式。

1）网页中链接文件的下载　很多网页中直接给可以下载的文件做了链接，可以选择两种方式之一下载该文件："直接点击"和"目标另存为"。我们以南阳医学高等专科学校网站为例说明具体操作步骤。

方式 1：直接点击，操作步骤如下：

第一步：用鼠标左键单击图 3-18"附件"中 1～7 任一个，则弹出如图 3-19 所示的对话框。

▼ **科研处通知**

关于申报全国教育科学"十三五"规划2018年度课题的通知

发布时间：2018/1/16 11:28:32

关于申报全国教育科学"十三五"规划2018年度课题的通知

各有关单位：

为深入贯彻落实党的十九大精神以及《国家中长期教育改革和发展规划纲要（2010-2020年）》，经全国教育科学规划领导小组批准，决定于2018年1月3日-2月27日开展2018年度全国教育科学规划课题申报工作。本年度只设国家重大招标和重点课题指南，其他类别课题不设指南，由申请人自拟题目名称申报。同年度申请国家自然科学基金、国家社科基金、教育部人文社会科学及其他国家级科研项目的负责人不能申报全国教育科学规划课题。课题组织申报办法详见附件。

我校接收时间为2018年2月27日上午12点截止。邮箱nyyzkyc@163.com，请按课题组织申报办法提交材料，逾期不再受理，材料不齐不受理。（申报表及汇总表自行填好发邮箱，纸质多交一份科研处留存）

附件1-7

1：　全国教育科学"十三五"规划2018年度课题组织申报办法.doc
2：　2018年度全国教育科学规划国家重大和重点招标课题指南.doc
3：　2018年国家重大重点课题投标书.doc
4：　2018年国家重大重点课题投标材料汇总表.xls
5：　2018年申请书（其他类别）-申请书.doc
6：　2018年申请书（其他类别）-活页.doc
7：　2018年度全国教育科学规划课题（其它类别）申报汇总表.xls

南阳医专科研处

2018年1月16日

图 3-18　网页中直接下载文件

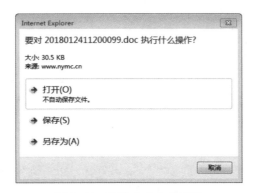

图 3-19　直接点击文件下载

第二步:在弹出的提示窗口,左键点击"保存",会显示保存进度。

第三步:在"另存为"对话框中,选择文件夹和文件名,单击"保存"按钮,开始保存文件,过程如图 3-20 所示。

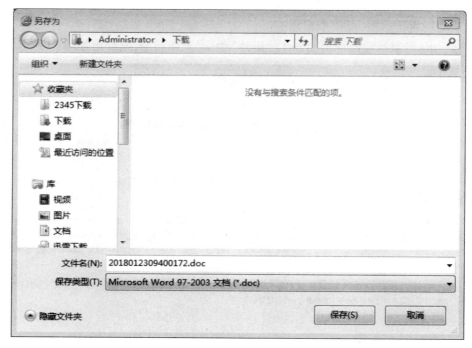

图 3-20 下载保存窗口

方式 2:目标另存为,操作步骤如下:

用鼠标右键单击链接,在弹出的选项列表中,选择"目标另存为",后续操作同上面的方法。这样下载保存的文件,已经在用户的硬盘上了,以后随时可以打开使用。

2)整个网页的保存 很多时候,我们会看到一些赏心悦目的网页,想把它们完全保存到我们的电脑(硬盘)上。怎么办呢? 很简单。比如我们想保存浏览到的南阳医学高等专科学校的首页,则在网页浏览窗口的左上方,单击"文件"下拉菜单。然后,在菜单中单击"另存为"。如图 3-21 所示。

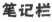
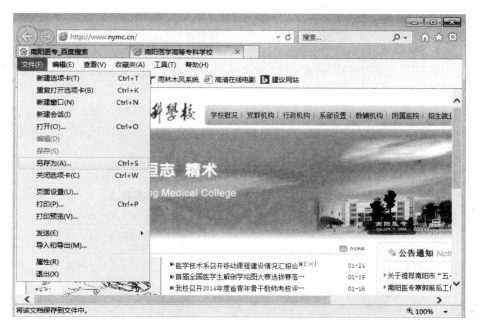

图 3-21　保存网页

　　弹出网页保存窗口,在选择了保存网页的文件夹和保存的网页名称之后,单击"保存"按钮。使用这种方法保存网页,就将其中的所有文字和图片保存了下来(图3-22)。以后可以随时进入该文件夹,观看该页内容。当然这个内容不会自动更新。如果希望看到最新的网页,还需要到实际的网站上浏览。

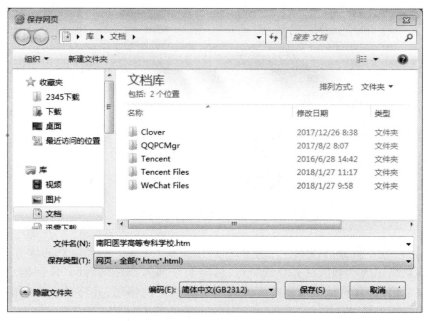

图 3-22　保存网页

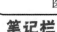

3）网页中单个图片的下载　在浏览到的网页上,看到了某个图片,如果想保存下来,则可以在该图片上单击鼠标右键,如果在弹出的列表中有"图片另存为"的选项,则表明该图片是以一个普通的文件形式镶嵌在网页中的,直接用鼠标左键单击"图片另存为",在弹出的对话框中设定文件名和保存位置,就可以保存到本地硬盘上了(图3-23)。

但是如果在图片上单击鼠标右键后弹出的列表中没有"图片另存为"和"复制"选项,则可以采用屏幕拷贝的办法,将整个屏幕复制下来,然后到画图等图形处理软件中进行处理。

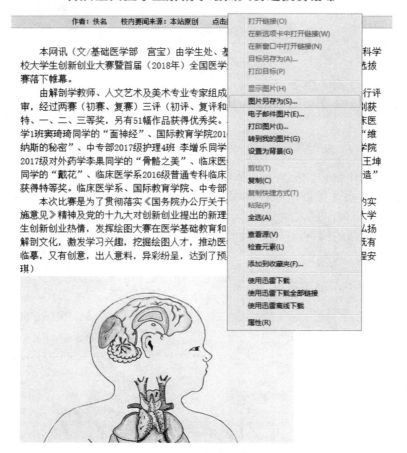

图3-23　保存图片

（5）网络教学资源的搜索　互联网的迅速发展,导致了网上信息的爆炸式增长。网络的信息高速流动和广泛共享的特点,可以使任何人在任何时间、任何地点访问到最新的海量信息,这将从根本上改变教和学资源贫乏的格局,并将孕育全新的教学资源建设和应用的模式。

面对互联网上众多的信息资源,为了检索出适合的教学资源,要综合运用多种检索方法,争取高效地检索到最大范围的、最有用的教学资源。

这里我们着重介绍两种教学资源搜索方法:利用专业网站或专题网站进行检索和利用搜索引擎进行搜索。

1)利用专业网站或专题网站进行检索　一般大型的综合性教育网站和搜索引擎都提供分类目录检索服务,如中国教育科研网、搜狐、Yahoo、AltaVista 等,而且还提供了诸如"教育技术""远程教育"等分类目录。通过这些专业网站和目录检索,可以找到需要的各个学科的教学资源。

随着网络的迅速普及,以前只能通过联机检索的专业数据库也纷纷上网。通过基于 WWW 的专业数据库可以检索到大量教学资源,如全文、书目、学位论文、会议信息等。

2)利用搜索引擎进行搜索　如果希望得到特定的信息,并且知道相应的标题或短语,可以使用搜索引擎进行搜索。搜索引擎使用自动索引软件来发现、收集、标引网页并建立数据库,以 web 形式提供给用户一个检索界面,供用户输入检索关键词进行检索,以发现所需网页。

最常用的中文搜索引擎是"百度"。常用的搜索引擎网站有:

- Google http://www.google.cn/
- 百度 http://www.baidu.com
- 雅虎中国 http://cn.yahoo.com
- 天网搜索 http://e.pku.edu.cn
- 新浪 http://www.sina.com.cn
- 搜狐 http://www.sohu.com

2. 网络下载工具迅雷　迅雷是一款基于多资源线程技术的下载工具,能够将存在于第三方服务器和计算机上的数据文件进行有效整合,通过这种先进的超线程技术,用户能够以更快的速度从第三方服务器和计算机获取所需的数据文件。迅雷最新版本的界面和性能在原有版本的基础上进行了很多改进,配合 Windows 7 操作系统使用,酷炫无比。

在迅雷的官方网站(www.xunlei.com)下载新版本迅雷 7.2.7.3500,安装后即可使用。

(1)迅雷的功能特点　迅雷 7.2.7.3500(简称迅雷 7),在原来的版本上进行了很多改进,其功能和特点如下:①全新界面,采用新一代高性能界面引擎"Bolt",界面及各组件采用异步接口加载图片,带来从容流畅的下载体验;②更便捷的操作流程,更快的启动速度,更易驾驭;③全新程序架构,突破传统开发方式打造的迅雷 7 稳定可靠;④可随意更换的外观,更崇尚个性化;⑤迅雷 7 增加了独有的私人医生"迅雷下载诊断工具";⑥下载负载均衡功能,迅雷网络可以对服务器资源进行均衡,有效降低了服务器负载。

(2)使用迅雷 7 搜索下载网络资源　第一步:双击桌面上的"迅雷 7"图标,即可启动迅雷,其界面如图 3-24 所示。

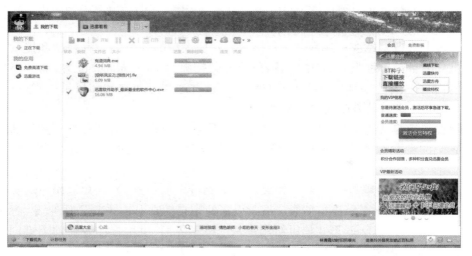

图 3-24　迅雷 7 主界面

第二步:在迅雷 7 的界面中,搜索栏在窗口最下方,在搜索栏中输入想要下载的文件名,如"变形金刚",然后单击放大镜或者按"Enter"键进行搜索,如图 3-25 所示。

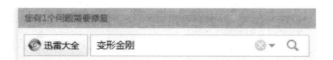

图 3-25　搜索栏

第三步:搜索跳转至如图 3-26 所示页面。

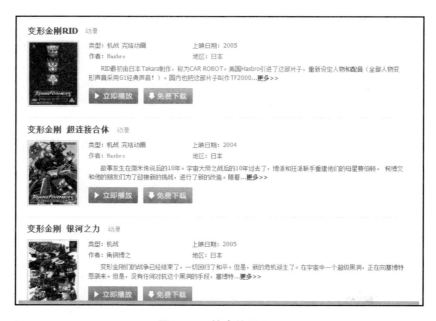

图 3-26　搜索结果页面

第四步：选择需要下载的内容，单击"免费下载"按钮，跳转至"迅雷大全"下载资源页面，选中下载内容，页面会显示文件大小信息，然后单击"下载选中文件"按钮，开始下载任务，如图 3-27 所示。

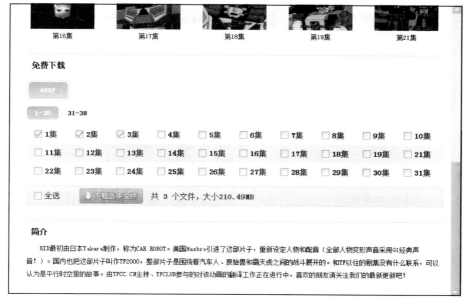

图 3-27　选择下载资源

　　第五步：用户可单击"下载管理"选项中的"正在下载"查看正在下载的任务，如图 3-28 所示。用户还可以单击"暂停"按钮暂停下载任务，或者单击"删除"按钮删除下载任务，对误删除的任务可在垃圾箱中查看，并可单击"还原"命令还原任务。

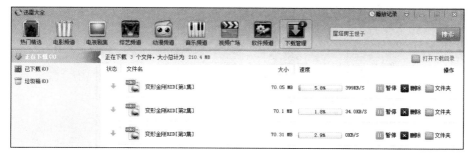

图 3-28　下载管理

　　(3)在其他网页中下载文件　第一步：用户可以使用迅雷方便快捷地下载网络资源。以下载百度 MP3 为例，右击要下载的歌曲地址，在弹出的快捷菜单中选择"使用迅雷下载"命令，如图 3-29 所示。

笔记栏

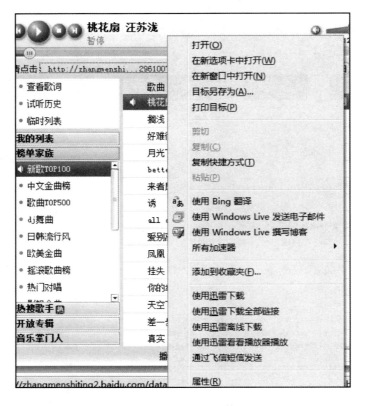

图 3-29　歌曲下载

第二步:弹出"新建任务"窗口,选择保存路径,并单击"立即下载"按钮即可开始下载该音乐文件,如图 3-30 所示。

用户还可以通过右键菜单中的"使用迅雷下载全部链接"命令来下载更多的网络资源。

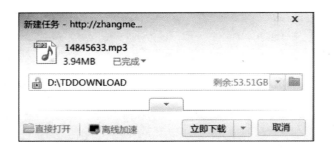

图 3-30　新建下载任务

(4)批量下载　第一步:迅雷同时提供了批量下载功能,可以方便地创建多个包含共同特征的下载任务。启动迅雷 7,单击主界面右上角的小三角，出现如图 3-31 所示的选项菜单。

第二步:选择"新建下载"命令,弹出如图 3-32 所示的"新建任务"对话框,这时可以在"输入下载 URL"文本框中输入想要下载的 URL 地址下载单个任务,也可单击"按规则添加批量任务"链接进行批量下载。

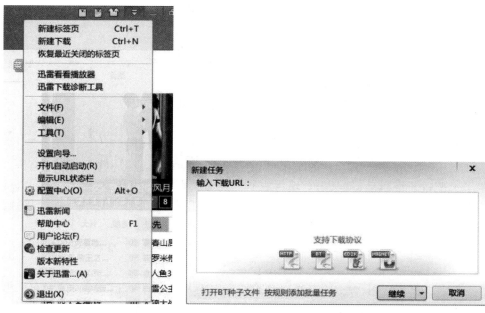

图 3-31　选项菜单　　　　　　　图 3-32　"新建任务"对话框

　　第三步:单击"按规则添加批量任务"链接后弹出"批量任务"对话框,如图 3-33 所示。

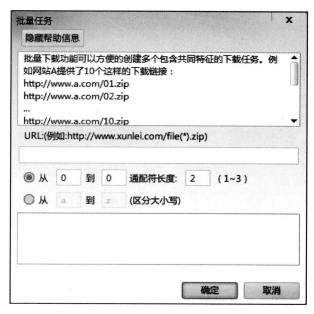

图 3-33　"批量任务"对话框

　　第四步:迅雷批量下载可使用通配符填空机制,如网站 A 提供了 10 个这样的下

笔记栏

载链接：

　　http：//www.a.com/01.zip

　　http：//www.a.com/02.zip

　　……

　　http：//www.a.com/10.zip

这10个地址只有数字部分不同,用(＊)表示不同的部分,这些地址可以写成:

http：//www.a.com/(＊).zip

同时,通配符长度指的是这些地址不同部分数字的长度,例如:

从01.zip~10.zip,通配符长度是2;

从001.zip~010.zip,通配符长度是3。

注意:在填写从×××到×××的时候,虽然是从01到10或者是001到010,但是,当设定了通配符长度以后,就只需要填写成从1到10。填写完成后,在示意窗口会显示第一个和最后一个任务的具体链接地址,检查是否正确,然后单击"确定"按钮后选择需要下载的文件即可,如图3-34所示。

(5)设置向导　用户可以通过迅雷7中的"设置向导"来添加个人喜欢的应用或者特色功能。

第一步:在图3-31所示的菜单中选择"设置向导",可以打开"设置向导"对话框,包括"存储目录""热门皮肤""精品应用""特色功能"和"网络测试"5个选项卡,如图3-35所示。

第二步:用户可以通过一键设置来进行快速设置,也可以进行自定义设置,自由选择存储路径、皮肤方案及是否安装"迅雷游戏""迅雷看看""免费高清下载""迅雷新闻"等各种应用程序。单击"下一步"按钮,转向"热门皮肤"设置选项卡,继续单击"下一步"直至完成设置。设置好后可以在迅雷主界面看到自己选择的设置,如图3-36所示。下次启动迅雷程序即可直接看到这些应用,无须重新设置。

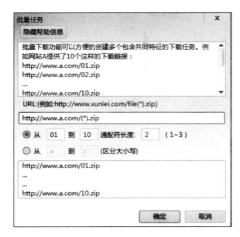

图3-34　填写通配符

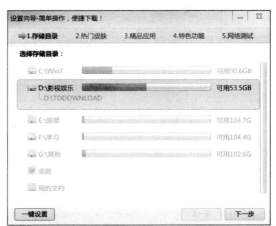

图3-35　设置向导

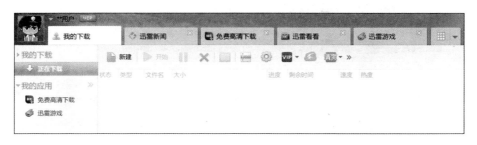

图 3-36　迅雷快捷应用

任务3.3　学会收发电子邮件

任务描述

在当前计算机网络中,电子邮箱可以自动接收网络上任何电子邮箱所发送的电子邮件,并能存储规定大小的多种格式的电子文件。利用电子邮箱可以为用户传送电子信函、文件数字传真、图像和数字化语音等各类型的信息。电子邮箱可以使人们在任何地方、时间收发邮件,解决了时空的限制,大大提高了工作效率。通过学习本项任务主读者了解和掌握电子邮箱和 Foxmail 的使用方法和技巧,充分利用电子邮箱服务功能解决学习、工作和生活中的实际问题。

任务要求

1. 学会使用电子邮箱收发电子邮件。
2. 学会使用 Foxmail 收发电子邮件。

任务实施

1. 使用电子邮箱收发电子邮件

(1)申请邮箱　电子邮箱地址的格式由三部分组成。第一部分"user"代表用户信箱的账号,对于同一个邮件接收服务器来说,这个账号必须是唯一的;第二部分"@ "是分隔符;第三部分是用户信箱的邮件接收服务器域名,用以标志其所在的位置。电子邮箱地址的典型格式为:username@ mailserver. com,其中 mailserver. com 代表邮件服务器的域名,username 代表用户名,符号@ 读作"at",表示"在"的意思。

如果您以前没有电子邮箱,首先需要注册一个电子邮箱,比如网易邮箱(形式如:xxx@163. com 或 xxx@126. com)、腾讯 QQ 邮箱(形式如:xxx@ qq. com)等,具体注册方式根据每个运营商的具体要求而定。以下教程以网易电子邮箱(形式如 xxx@ 163. com)为例。

第一步:在电脑的 IE 浏览器的地址栏输入网易的网址 www. 163. com,然后点击电脑键盘的回车键,进入网易官网,点击网易邮箱的免费邮箱;或者在地址栏输入网易邮箱的网址 mail. 163. com,可进入以下界面,如图 3-37 所示。

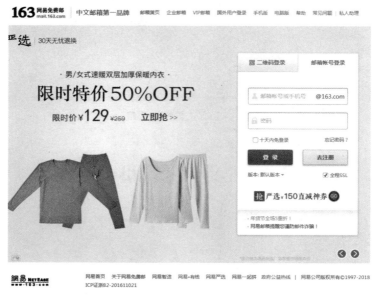

图 3-37　网易邮箱登录界面

第二步:接下来用鼠标点击上图右下侧的"去注册"选项,则会出现如下的界面,如图 3-38 所示。

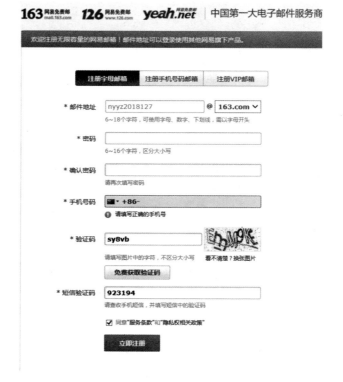

图 3-38　网易邮箱注册页面

第三步:按照要求填写好有关注册资料(注意:不带星号的选项可填可不填,带星号的选项为必填项),切记一定要记住所填的邮箱地址和密码。正确填写您的手机号后,点击"免费获取短信验证码",您的手机将收到一个短信,短信里会包含一个验证码,您将验证码填入"短信验证码"栏。填写完成以后,点击"立即注册",就申请成功了(图3-39)。您今后就可以使用这个新注册的电子邮箱收发邮件了。其他运营商的电子邮箱的注册过程基本类似。

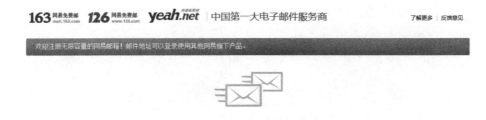

图3-39　注册成功界面

(2)登录邮箱　在打开的网易网界面上的账号栏及密码栏里填写您已注册的网易电子邮箱的地址及密码,如图3-40所示。

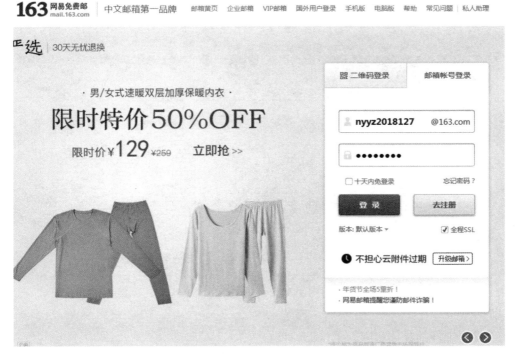

图3-40　登录邮箱窗口

(3)打开邮箱　点击:"登录",进入邮箱(图3-41)。

笔记栏

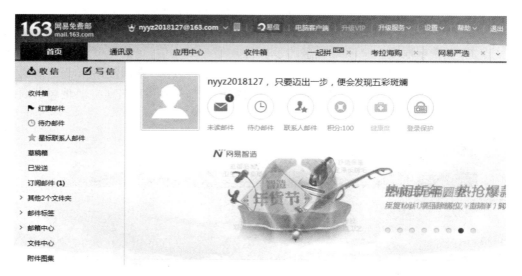

图3-41 打开邮箱

（4）编辑邮件与发送　如果您要想发送邮件,则点击已进入的邮箱界面的"写信"选项,就可以进入写信的界面(图3-42)。

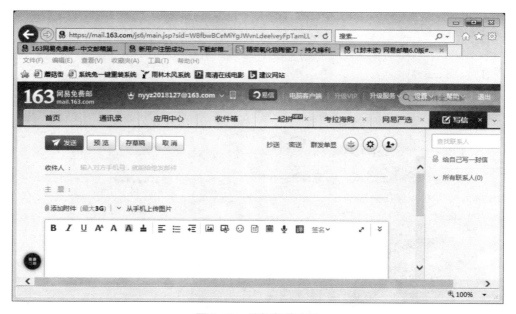

图3-42 编辑邮件窗口

发送邮件的具体步骤如下(图3-43)。

第一步:在"收件人"选项栏正确填写上您想发送的邮件的接收人的电子邮箱地址,注意字母的大小写(同一个字母的大小写代表的是不同的邮箱,一定要注意区分大小写)。

第二步:在"主题"选项栏里填写您的邮件的主题(主要让接收方很方便地知道您

所发送邮件的内容),主题最好能简练些,如果对方早已经知道您所发的内容。

第三步:在主题下面的文字编辑栏(与其他一般的文字编辑栏功能相类似)里写上您的邮件的内容。

第四步:如果您还想将此邮件发送到其他人的邮箱,可以在"收件人"选项栏里继续填写其他的电子邮箱地址,但地址和地址之间要用分号";"隔开。

第五步:如果您发邮件的同时还想另外抄送(密送、群发)某些人,则可以点击发件人地址栏右上方的"添加抄送"("添加密送"或"使用群发单显")选项。然后在打开的"抄送人"或"密送人"选项栏里填写要抄送或密送的电子邮箱地址。

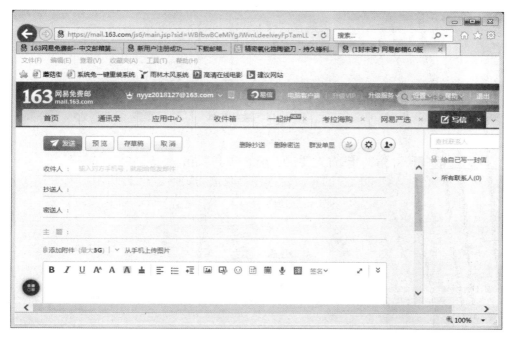

图 3-43　邮件编辑窗口

第六步:如果您想随邮件发送图片、表格、文稿、歌曲或视频文件等可以直接用发送附件的形式发送,发送附件要点击"主题"选项栏下方的"添加附件"选项,在点开的选项里添加您想发送的附件,如图 3-44 所示。

如果您想发送的附件不止一个的话,则继续点击"添加附件",然后一个附件、一个附件的添加。

第七步:如果此邮件需要保存的话,则可以点击"发件人"选项栏上方的"存草稿"选项栏,就可以将此邮件保存到您的电子邮箱的"草稿箱"里了,您以后可以从"草稿箱"里找出来进行修改或重新编辑等操作。

第八步:最后点击"发件人"选项栏上方的"发送"选项,就可以将此邮件发送到您所需要发送的电子邮箱里了。

笔记栏

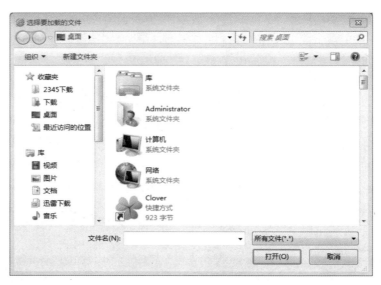

图 3-44　添加附件

（5）接收邮件　第一步：首先要进入您的电子邮箱。

第二步：在进入您的邮箱的界面后，点击"收信"选项或"收件箱"选项，如图 3-45 所示。

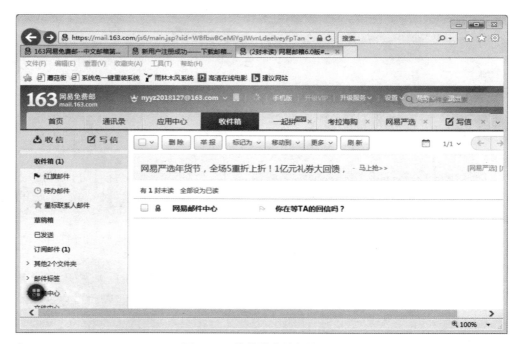

图 3-45　收件箱中的邮件记录

第三步：在打开的界面里，找到其他人给您发过来的新邮件（显示的是未读邮件），点击邮件标题（即主题）即可查看所接收邮件，如图 3-46 所示。

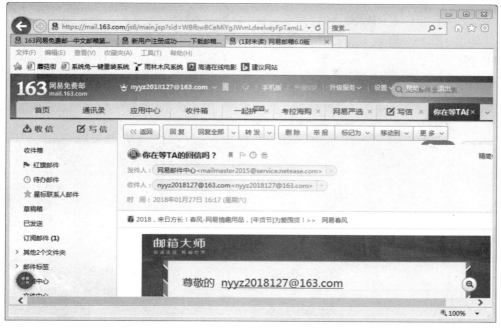

图 3-46　查看新邮件

第四步：在您打开的邮件的界面里，有"回复"和"转发"选项。

您可以点击"回复"，编写一些内容回复给发件人。您也可以点击"转发"将您所查看的邮件转发给其他的电子邮箱。

第五步：所有收发邮件的工作完成后，您只要点击您的邮箱上方的"退出"选项，就可以安全地退出您的电子邮箱了，如图 3-47 所示。

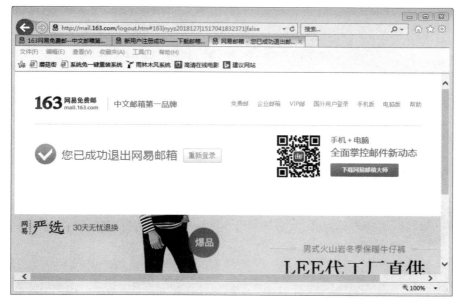

图 3-47　退出邮箱

第六步:如果您退出电子邮箱后,发现还有邮件的收发工作没有完成,需再次进入邮箱,则直接点击上图界面里的"重新登录"即可。

2. 使用 Foxmail 收发电子邮件 用户有多个邮箱的时候,还可以使用 Foxmail 等邮件客户端软件通过 Foxmail Server 搭建的邮件服务器收发电子邮件。以 Foxmail 6.0 为例(图 3-48),操作步骤如下。

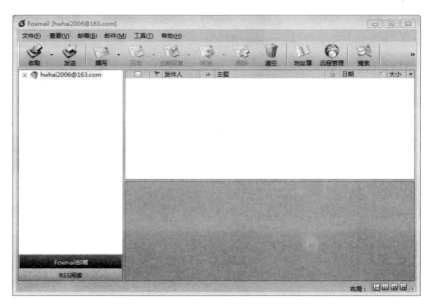

图 3-48 Foxmail 主界面

(1)下载安装 Foxmail 6.0,输入邮箱名称,建立新的用户账户(图 3-49)。

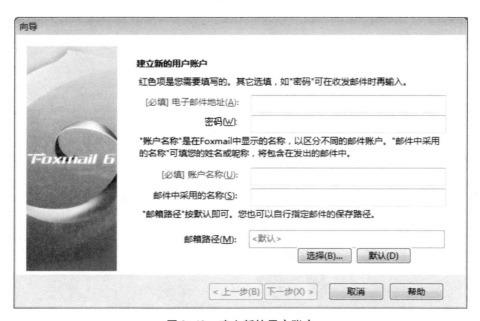

图 3-49 建立新的用户账户

（2）新建邮箱账户，打开 Foxmail 6.0 窗口，依次单击"邮箱"→"新建邮箱账户"菜单命令。选择"新建邮箱账户"命令（图 3-50）。

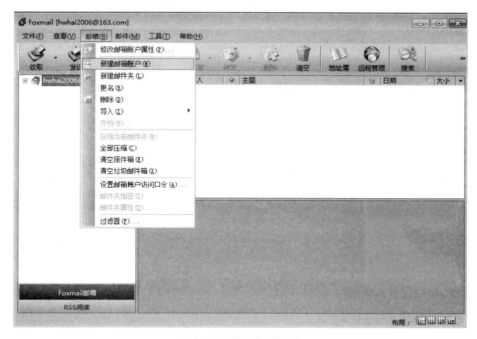

图 3-50　新建邮箱账户

（3）在打开的"建立新的用户账户"对话框中，分别输入已经注册的电子邮件地址、密码和账户名称。然后单击"选择"按钮选择邮箱路径，并单击"下一步"按钮（图 3-51）。

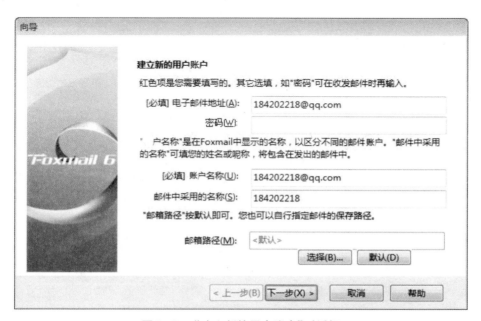

图 3-51　"建立新的用户账户"对话框

（4）打开"指定邮件服务器"对话框，在"POP3 服务器"和"SMTP 服务器"编辑框中均输入 Foxmail Server 所在服务器的域名，并依次单击"下一步"→"完成"按钮（图3-52）。

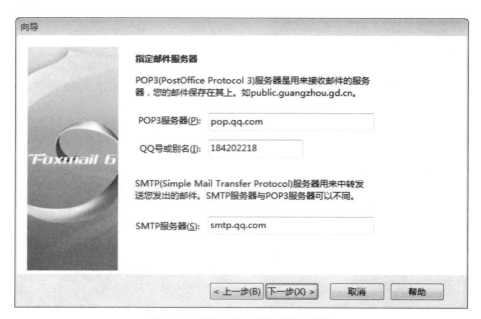

图 3-52　"指定邮件服务器"对话框

（5）返回 Foxmail 6.0 窗口，用户可以使用创建的邮箱账户与局域网邮箱用户互相发送电子邮件（图 3-53）。

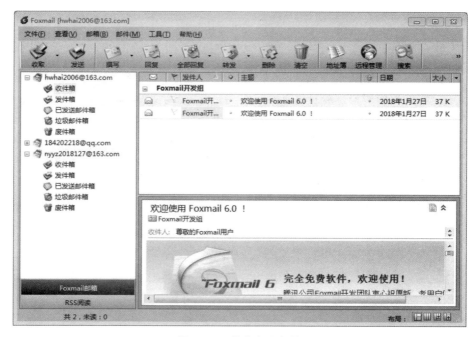

图 3-53　收发电子邮件

POP3、SMTP、IMAP 是电子邮件连接、下载、传输与存取协议。为了方便通过计算机客户端软件更好地收发邮件,如果这些服务处于关闭状态,可以通过以下方式开启:登录 163 邮箱,单击页面右上角"设置"按钮,打开"设置"选项卡,在左侧窗格中选择"POP3/SMTP/IMAP"选项,打开相关设置界面,可选中开启服务。最后单击"确定"按钮。

任务 3.4　网络即时通信软件的使用

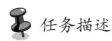 任务描述

随着移动互联网的发展,各类移动便携终端的广泛应用,人们的生活方式也在不断地改变。这些移动终端使信息的传播更加流动,传播时间分割得更加琐碎。琐碎的时间使人们无法用大量或整块的时间来进行信息传播和接收,更多人会选择在无聊或零碎的时间进行这些活动。另外,移动信息终端也在无形中改变人们阅读或传播信息的心态,更加青睐"快餐式"的文化消费内容,而不是冗长沉重的内容。通过本项任务学习、掌握腾讯 QQ 及微信的使用方法,实现两人或多人之间使用网络实时的传递文字消息与文件、语音与视频交流。

🔖 任务要求

1. 学会利用腾讯 QQ 提供的服务,进行网络视音聊天、互传信息、收发电子邮件等。

2. 学会利用腾讯微信客户端软件,实现实时通话交流、网络阅读、信息传递等。

🔖 任务实施

1. 腾讯 QQ 的使用　腾讯 QQ 是深圳市腾讯计算机系统有限公司开发的一款基于 Internet 的即时通信(IM)软件。腾讯 QQ 支持在线聊天、视频电话、点对点断点续传文件、共享文件、网络硬盘、自定义面板、QQ 邮箱等多种功能。并可与移动通信终端等多种通信方式相连。您可以使用 QQ 方便、实用、高效地和朋友联系,而这一切都是免费的。

(1)下载安装 QQ 软件　点击 http://im.qq.com/qq/页面上的"下载"按钮即可下载最新发布的 QQ 正式版本。然后点击"下一步"进行安装(图 3-54)。

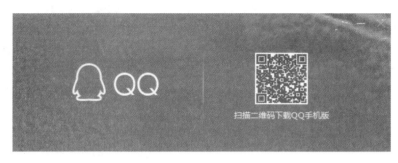

图 3-54　完成 QQ 安装

（2）申请 QQ 号码　在登录界面中点击"申请号码"，在弹出"申请号码"窗口中选择申请免费 QQ 号码。

用户可以直接申请免费的 QQ 号码，也可通过网站申请免费 QQ 号码。进入 QQ 号码申请的页面：http://im.qq.com/qq/reg_freeqq.shtml，确认服务条款，填写基本信息即可获得免费的 QQ 号码。

（3）登录　运行 QQ，输入 QQ 号码和密码即可登录 QQ（图 3-55）。

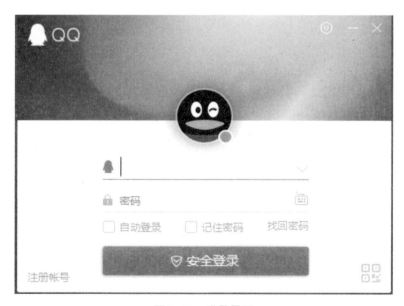

图 3-55　登录界面

（4）查找、添加好友　新号码首次登录时，好友名单是空的，要和其他人联系，必须先要添加好友。成功查找添加好友后,就可以体验 QQ 的各种特色功能了(图 3-56)。

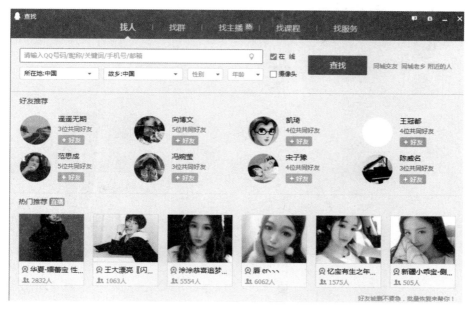

图 3-56 查找好友

在主面板上单击"查找",打开"查找/添加好友"窗口。QQ 提供了多种方式查找好友。

基本查找中可查看"看谁在线上"和当前在线人数。若您知道对方的 QQ 号码、昵称或电子邮箱,即可进行精确查找。还可以查找群用户、找主播、找课程、找服务等。找到希望添加的好友,选中该好友并点击"加为好友"。对设置了身份验证的好友输入验证信息。若对方通过验证,则添加好友成功(图 3-57)。

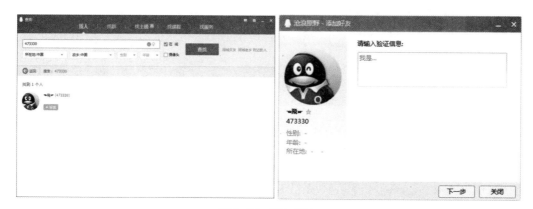

图 3-57 添加好友

(5)聊天 双击好友头像,在聊天窗口中输入消息,点击"发送",即可向好友发送即时消息。可以发送文字、表情、热图、红包、图片、抖动、点歌等(图 3-58)。

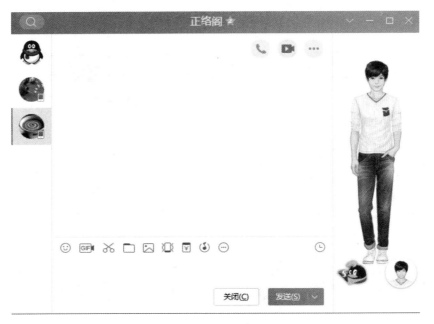

图 3-58 聊天窗口

（6）传送文件　可以向好友传递任何格式的文件，如图片、文档、歌曲、视频等。并支持断点续传，传送大文件也不用担心中途中断了（图 3-59）。

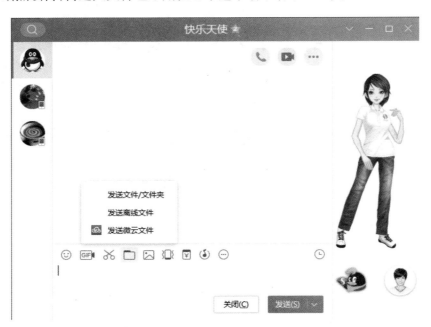

图 3-59 发送文件窗口

（7）语音聊天、视频聊天和多人聊天　点击聊天窗口右上角，"发起语音通话""发起视频通话""发起多人聊天"按钮，进行相应的操作，发出请求，对方收到请求并接受后就可以进行面对面的交流了。

（8）系统设置　点击 QQ 主界面左下角的主菜单，可进行相应的功能操作（图 3-60）。

点击"设置"按钮，可进行基本设置、安全设置、权限设置等（图 3-61）的操作。

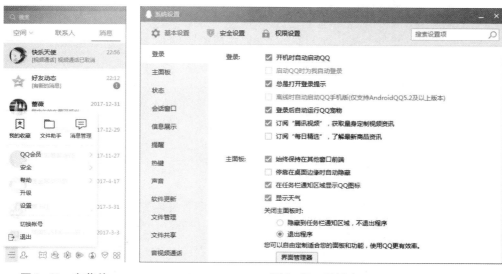

图 3-60　主菜单　　　　　　　　　　图 3-61　设置窗口

（9）其他功能　QQ 功能非常强大，还有 QQ 邮箱、QQ 空间、QQ 游戏、QQ 音乐等，集成在应用管理器里。

（10）QQ 手机版　QQ 手机版（手机 QQ）是由腾讯公司打造的移动互联网领航级手机应用，目前已经全面覆盖至各大手机平台。手机 QQ 从功能设计上更加接近用户使用移动终端的体验，与 PC 客户端产生了差异化。对用户来说，手机 QQ 不再单是一个社交聊天工具，而是一个地理位置坐标，一个支付工具，一个展现个性的信息相框，甚至是一个阅读工具，还能替代打电话，虚拟世界与现实世界的界限日益模糊。QQ 已不是当年模糊性别、长相、个性与真实身份的聊天工具，而是能代表现实世界用户的网络人格。

基础功能：QQ 聊视频通话、QQ 表情、聊天记录（聊天记录漫游）、QQ 群、群助手、拍照发送、地理位置发送、文件传输等。

管理功能：好友管理、个人状态、好友分组、详细信息、修改备注、个性设置、QQ 等级显示、多账号保存、流量统计、常用账号设置等。

新功能：在满足用户基本聊天沟通需求的基础上，QQ 手机版带来了全新的闪照、多彩气泡、原创表情、个性主题、游戏、阅读、数据线等共同，结合语音、视频、附近的人等热门应用，实现了更移动化的社交、娱乐与移动生活体验。

2. 微信的使用　微信是腾讯公司于 2011 年初推出的一款手机聊天软件，也是当下最火的手机社交工具。它通过无线网络给朋友发送文字、短信和图片，也可以进行语音和视频通话、支持多人群聊。其实微信相当于另一个 QQ。但是它比 QQ 更快捷方便，功能也更强大。不论是安卓还是苹果的手机用户，只要安装了微信，就可以进行跨手机平台的畅通聊天。

微信通过无线网络传送,产生的上网流量费由网络运营商收取。微信软件本身完全免费,使用任何功能都不会收取费用,因为微信是通过网络传送,因此微信不存在距离的限制,即使是在国外的好友,也可以使用微信对讲。

(1)微信的下载安装 要使用微信,首先要在手机上安装微信软件。微信软件可以在手机的官方应用商店下载安装,也可以通过手机助手下载安装。

(2)微信的打开 微信软件安装好之后,桌面看到微信图标,用手指点一下就打开了。若是第一次使用微信、换手机或系统重装后,进入微信首页,会要求注册或登录。其他情况首页只作为一个过渡画面。

(3)微信的注册与登录 如果您拥有QQ账号,就可以不需要注册而直接使用QQ账号登入微信。如果您不想使用QQ账号登入的话,可以用手机号码进行快捷注册。只要填下手机号码与登入密码就可以了。注册成功之后,您还将拥有一个微信账号及一个昵称,您除了使用QQ账号、手机号码登入之外,还可以使用微信账号登入(图3-62)。

(4)微信账号与昵称 微信号是您在系统中的唯一识别号,必须大于或等于6位,注册成功后不可更改;昵称是您微信号的别名,它可以让您的朋友更容易识别出您,允许多次更改(图3-63)。

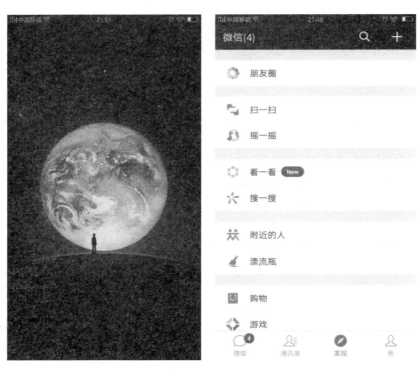

图3-62 微信登录　　　　　　　图3-63 微信主页

(5)添加朋友 登录微信后,就可以建立好友队伍并进行聊天。第一次登录微信时,系统会问您是否打开通讯录匹配,这样如果手机中的通讯录里有人用手机号注册微信号就可以直接添加了。或者在添加好友中输入微信号、QQ号、手机号来添加。

如果是用手机号进行注册和登录的,手机的联系人中若有人使用微信,他的名单就会出现在微信通讯录的"新的朋友"中,右侧有一个"添加"按钮。点击之后再点"添加到通讯录",向对方发出验证请求,对方通过验证之后就会添加到您的通讯录里面了。

同样您的微信号也会出现在您手机联系人的手机微信中,他也可以主动"添加"您,您只要及时回应验证就可以与其建立好友关系。

对于用 QQ 号登录的用户来说,可以在通讯录中打开添加朋友界面,选择添加 QQ 好友。选中从 QQ 好友列表添加之后,QQ 和微信可无缝连接,好友分组等都和 QQ 一样。打开您要添加的组,凡是已经有微信的就会排列在前面,右侧有一个"添加"按钮。点击之后再点"添加到通讯录"并发出验证请求,和添加 QQ 好友一样,对方通过验证之后就会添加到您通讯录里面了。好友群按照名字首字母的顺序排列在通讯录中。

添加好友:有了基本好友队伍,您还可以通过搜索号码来添加新好友,不管是微信号、QQ 号、手机号还是公共账号都可以作为搜索对象(图 3-64)。添加的新朋友会按顺序插在通讯录中的老朋友中间。

点击微信图标,进入微信界面。点击+号,在下拉菜单中点击"添加朋友",便可进入"添加朋友"界面;在通讯录页面中点击"添加朋友",也可以进入"添加朋友"界面;如果知道对方的微信号,想直接加对方好友可以在"添加朋友"界面的搜索栏输入对方微信号、QQ 号或手机号,搜到后向对方发出验证请求,等待验证添加成功(图 3-65)。

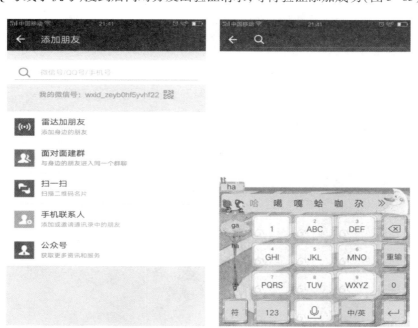

图 3-64　添加朋友页面　　　　　图 3-65　搜索朋友

还可以通过二维码来添加。一般公共账户多使用二维码供大家参加。点击"扫一扫"后,微信会启动照相机,把照相机中间的方框对准黑白相间的二维码就可以识别并添加了。

添加陌生人:通过"发现"页面的"附近的人""摇一摇""漂流瓶"等功能来随机交一些不熟悉的陌生人当朋友。这是一个很富有争议的功能,容易上当受骗。一般只有年轻人才喜欢玩(图3-66和图3-67)。

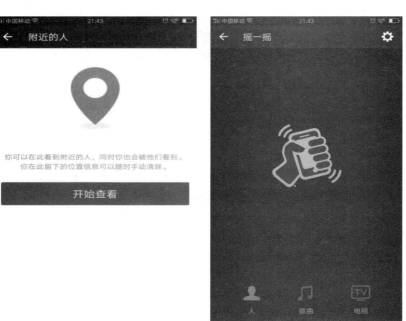

图3-66　查看附近的人　　　　　　图3-67　"摇一摇"页面

（6）开始聊天　添加完好友后,就可开始聊天。

在通讯录中,选中(按一下)想要聊天的对象,就会出来他的详细资料页面,点一下这个白色地方(输入框)就可以输入您想要写或者打的字。输完后点一下"发送",对方就能收到您的消息。如果您不会打字,点最左边的小喇叭可以直接语音聊天(图3-68和图3-69)。

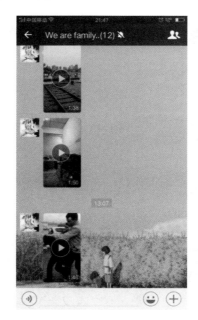 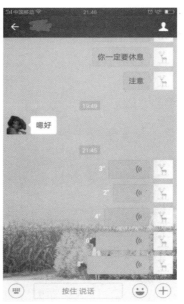

图3-68　小视频　　　　　　图3-69　语音聊天

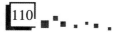

白色框框就变成了"按住说话"。这时候您按住它,手不松开对着机身下方的话筒或者是耳机孔说话就可以了。说完一段再松开手,对方就可以收到了。

微信的语音聊天是按住说话录音,松开后再将录音短信发送给好友。所以必须说完一段就要松开一会,让声音发出去。否则不仅对方听着很累,还可能会被截掉半截。

说话的时候要注意,按住之后稍微等上半秒再说话,说完话后也稍微顿一下再松开手指。因为头尾两端有可能录不上。

如果网络有问题,没有发送成功,左侧就会出现一个红色叹号。如果想要重发,点击红色叹号,就会弹出对话框,点击"是"就可以。

建议大家在使用 Wifi 的情况去语音聊天,使用流量的话还是很费的。

(7)聊天的其他功能 除了发送文字信息和语音聊天,微信聊天还可以发送表情、图片、地理位置、名片,多媒体的互动非常丰富。新版微信增加了视频聊天、实时对讲和翻译功能。

● 点击对话框右面的笑脸,就可以在文字中插入各种代表你的心情的表情符号,增加对话的乐趣。

● 点击对话框右面的"+"按键,就会在对话框下面出现一组图标,可以发送图片、地理位置、名片等信息。发送图片和其他聊天软件一样,可以发送相片集里面的照片,也可以直接拍摄照片发送。

● 发送名片指的是把联系人中的某位的名片发给其他人,包括微信号等一些基本信息,其他人点击便可轻易添加名片上的人为好友或发起聊天。

● 发送地理位置功能对于容易迷路的人来说很贴心。

● 实时对讲和视频聊天就相当于音频和视频聊天。其中实时对讲和前面介绍的语音聊天的区别是:语音聊天是一句一句发送,实时对讲是一直保持通话,相当于打电话。但是实时对讲和视频聊天要求网络很流畅,速度快,否则就会卡住。

● 新版微信加入了翻译功能,长按外文消息,便可翻译成当地语言。

(8)群聊

1)发起群聊 需要群聊的时候,微信同样很方便。在微信界面里点击右上角加号,点击"发起群聊",就可以进入选择群聊参加人的页面(图 3-70)。

在联系人里面钩选要群聊的人,点击"确定",这个邀请就会发到他们的微信里,并在他们的微信里出现这个群。

群创建成功以后,即可在里面发送文字、图片、语音信息交流。群里的每一个成员都可看到这些信息,同样他们也可发表信息互相交流。

2)微信群管理 每个群的成员都可以参与群的管理。点击群聊界面右上角的双人头像,进入管理页面,单击"+",可以介绍您的好友参加群,即使群里的其他成员并非他的好友也没关系。如果您对这个群没兴趣了,可以点击下面的"删除并退出"按钮退出这个群。

若嫌原来的群名称不好听,可以点击"群聊名称",为它取一个有意义的群名称。打开详细设置,里面即可设置更多信息:"我的群昵称"可以给您取一个其他群成员熟悉的昵称(例如真实姓名)。"保存到通讯录"可以把原来不是您好友的其他群成员保存到您的通讯录里。

（9）朋友圈　朋友圈是一个公共信息发布、分享平台，如您嫌给各个朋友发信息太麻烦，可以通过朋友圈来发表。也可以把您看过的有趣文章、图片或者音乐分享到朋友圈。您在朋友圈发表的东西，您的朋友都能看到，也可以进行"评论"或"赞"，同样您也可以看到所有朋友发表的信息并进行"评论"。

进入微信"发现"页面，点击朋友圈。就会出现朋友圈页面（图3-71）。

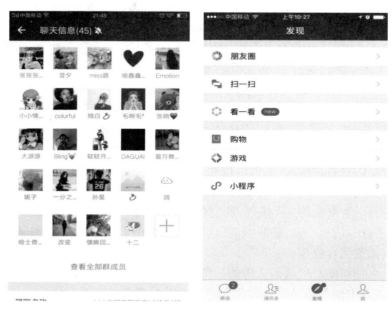

图3-70　聊天信息　　　　　图3-71　"发现"页面

刚进入朋友圈页面，其上半部分是朋友圈的封面，轻按一下可以更换照片。下半部分则是朋友们发的各种照片、文章等信息。图片右下方的对话框按键，可以为照片点赞，也可以进行评论。

按住页面往上移，您可以看到更多朋友发表的东西。照片及文章按时间顺序反向排列，即最近发表的东西在最上面。

当然，您自己也可以发送图片，只需点击右上角的照相机按钮就可以上传照片。照片可以选择手机相册里的，也可以用手机拍照后上传。您也可以在照片旁添加备注。

（10）功能设置　点击"我"界面中最上面您的头像，就可以修改您的个人资料，包括头像、昵称等。如果要修改哪一项，只要长按那一项就可以了（图3-72，图3-73）。

点击"收藏"，进入"收藏"页面，在里面可以看到曾经收藏的内容，这些内容都可以再次观看或转发。

打开"钱包"，用户可以在这里进行话费充值、个人理财、滴滴打车、网上购物、微信红包等多项生活服务。

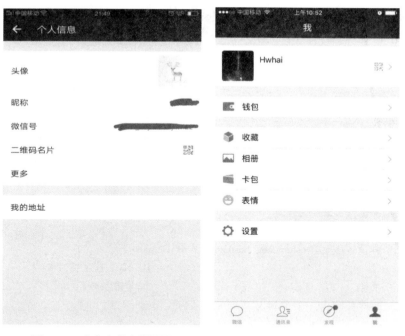

图 3-72　"个人信息"页面　　　　　图 3-73　"我"页面

　　在"设置"页面中有很多功能的开启与关闭,如消息通知、隐私设置(图 3-74)。打开"通用",选择"功能",可以看到当前已经启用的功能和未启用的功能(图 3-75)。例如,开启"语音记事本"功能后,在"微信"界面便可以找到,可以很方便地备忘。

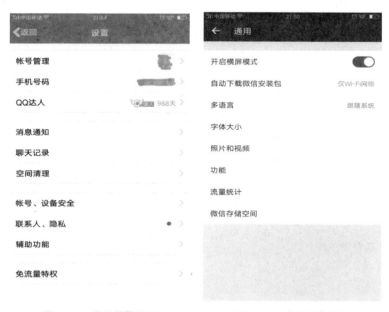

图 3-74　"设置"页面　　　　　图 3-75　"通用"页面

　　(11)微信电脑版的使用　使用微信电脑版,可以在电脑和手机之间传输文件。用电脑登录 http://weixin.qq.com/,下载并安装微信电脑版。在第一次登录时需要用手机上的微信"扫一扫"功能,以后只需在手机微信上确认一下就可以在手机微信和电脑微信中传输文件了。

同步练习

一、填空题

1. 计算机网络发展的4个阶段是_____、_____、_____、_____。

2. 计算机网络按照分布范围来分类,计算机网络可以分为____、_____和____ 3种。

3. Internet采用_____作为共同的通信协议,将世界范围内许许多多计算机网络连接在一起。

4. 在中国,网络域名的顶级域名为_____。

5. 中国最大搜索引擎的网址是_____。

二、选择题

1. 电子邮箱地址格式为 username@ hostname,其中 username 为(   )。

 A. 用户名   B. ISP 某台主机的名字

 C. 某公司名   D. 某国家名

2. 收到一封邮件,再把它寄给别人,一般可以用(   )。

 A. 回复   B. 转发

 C. 编辑   D. 发送

3. 在 IE 的(   )中输入网址,可以打开网页。

 A. 地址栏   B. 菜单栏

 C. 工具栏   D. 任意区域

4. WWW 是英文(   )的缩写。

 A. WORD WIDE WEB   B. WIDE WORD WEB

 C. WEB WORLD WIDE   D. WEB WIDE WORLD

5. 域名 www. tsinghua. edu. cn 一般来说,它是(   )。

 A. 中国的教育界   B. 中国的工商界

 C. 工商界   D. 网络

三、判断题

1. 注册一个免费的电子邮箱时,必须设置账号和密码。   ( )

2. 用 163 免费邮箱发送邮件添加的附件没有容量的限制。   ( )

3. 一台主机可以有两个 IP 地址。   ( )

4. 两台主机可以有一个 IP 地址。   ( )

5. 域名中的标号不能使用连接符(−)。   ( )

四、问答题

1. 计算机网络的功能有哪些?

2. 简述计算机网络的分类。

3. TCP/IP 的工作原理是什么?

4. 什么是域名?

五、制作训练

1. 下载软件并安装软件

按照以下要求下载最新版本的 QQ 聊天工具并安装:

(1)使用迅雷工具下载最新版本。

(2)下载并安装到本地磁盘(D:)中以自己名字命名的目录下。

2. 网络资源搜索

搜索一篇教师节庆祝会上学生代表发言稿。要求如下：

(1) doc 格式的发言文稿。

(2) 查新词简单凝练，与主题关联度高。

(3) 使用格式语句。

3. 使用电子邮箱

操作要求如下：

(1) 每个同学分别在"新浪、网易、搜狐"网站申请免费邮箱。

(2) 下载安装 Foxmail 工具并安装，管理邮箱，互发邮件。

4. 即时聊天工具的使用

操作要求如下：

(1) 建立 QQ 学习交流群(不少于 10 人)。

(2) 建立微信学习交流群(不少于 10 人)。

(南阳医学高等专科学校　黄文海　田　肖)

Word 2010 文字处理软件应用

Word 2010 文字
处理软件应用

项目概述

Word 2010 是微软公司开发的 Office 2010 办公组件之一,是一个功能强大的文档处理软件。它既能够制作各种简单的办公、商务和个人文档,又能满足专业人员制作用于印刷的版式复杂的文档。使用 Word 2010 可以快速、规范地生成各种公文、信函、报告,制作出内容丰富、专业、格式美观大方的各类文档,是办公中不可或缺的工具软件。功能升级的 Word 2010 可以更轻松地创建更具有视觉冲击力的文档,大大提高了办公自动化的效率。

学习目标

1. 掌握 Word 2010 文档的基本操作。
2. 掌握设置文档字符格式、段落格式及设置边框和底纹等操作。
3. 掌握设置文档页面和打印文档的操作。
4. 掌握文档中创建和编辑表格的操作。
5. 掌握图文混排的操作,在文档中插入和编辑图形、图像、文本框、艺术字等。
6. 掌握 Word 2010 高级排版技术,会设置页眉页脚、分栏、邮件合并等。

软件简介

1. Word 2010 窗口   启动 Word 2010 后,就会打开 Word 2010 的工作窗口,如图 4-1 所示。其中包括快速访问工具栏、标题栏、功能区、标尺、编辑区和滚动条等元素。

(1)快速访问工具栏   用于放置一些使用频率较高的工具,默认情况下有"保存""撤销"和"重复"按钮。用户也可以自己添加功能按钮。单击该工具栏右侧的三角形按钮,选择添加或删除命令,就可以添加或删除相应的功能按钮。

(2)标题栏   标题栏位于窗口的最上方,其中显示了当前编辑的文档名、程序名和 3 个窗口按钮,最小化、最大化/还原、关闭。

(3)功能区   功能区用选项卡的方式分类存放编排文档时所需的工具。单击功能区中的选项卡标签可以切换不同的选项卡,从而显示不同的工具。在每个选项卡中,工具又被分类放置在不同的组中。如图 4-2 所示。某些组右下角有一个"对话框启动器"按钮,单击可以打开相关对话框。

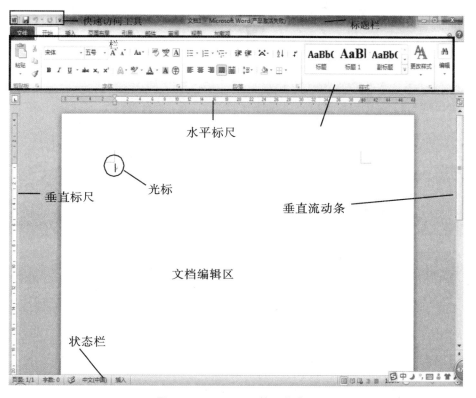

图 4-1　Word 2010 的工作窗口

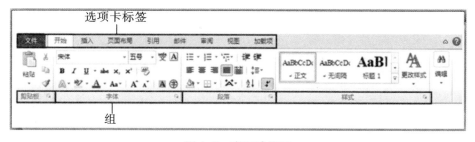

图 4-2　窗口功能区

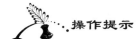 操作提示

　　如果不知道某个工具按钮的作用,可以将鼠标指针移动到该按钮上停留片刻,即可显示该按钮的名称和作用。除了上面默认的选项卡外,有的选项卡会在特定的情况下出现,如选择图片时会出现"图片工具/格式"选项卡;绘制图形会出现"绘图工具/格式"选项卡。

（4）标尺　分为水平标尺和垂直标尺，主要用于确定文档内容在纸张上的位置和设置段落缩进等。单击编辑区右上角的"标尺"按钮，可以显示和隐藏标尺。

（5）编辑区　是指水平标尺下方的空白区域，该区域是用户进行文本输入、编辑和排版的地方。在编辑区左上角有一个不停闪烁的小竖线，称为光标。它用于定位当前编辑位置。在编辑区中每输入一个字符，光标会自动向右移动一个位置。

（6）滚动条　分为垂直滚动条和水平滚动条。当文档内容不能完全显示在窗口中时，可以通过拖动文档编辑区下方的水平或垂直滚动条查看隐藏的内容。

（7）状态栏　位于 Word 2010 文档窗口底部，左侧显示了当前文档的状态和相关信息，右侧显示视图模式切换按钮和视图显示比例调整工具。

2. Office 2010 的新功能

（1）屏幕截图　在"插入"选项卡"插图"组的按钮中可以找到"屏幕截图"，支持多种截图模式，特别是会自动缓存当前打开窗口的截图，点击一下鼠标就能插入文档中。

（2）删除背景　在"图片工具"选项卡下找到"删除背景"，在执行简单的抠图操作时就无须动用 Photoshop 了，还可以添加、去除水印，选择保留一定量的背景，且有边缘效果。

（3）SmartArt 模板　是 Office 引入的一个很酷的功能，可以轻松制作出精美的业务流程图。而 Office 2010 新添了数个新的类别，还增加了大量新模板。

（4）文件按钮　左上角的圆形按钮及其下的菜单让人印象深刻，到了 Office 2010 里功能更丰富了，特别是文档操作方面。

（5）在线协作　是 Office 2010 的重点努力方向，也符合当今办公趋势。Office 2010"审阅"选项卡下的"保护"组中的"限制编辑"和"阻止作者"可以指定协同工作者。

任务4.1　制作医学学术会议通知

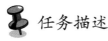任务描述

会议通知是日常行政办公中常用的文档类型之一，是上级对下级、组织对成员或平行单位之间部署工作、传达事情或召开会议等所使用的应用文。会议通知的结构通常由标题、发文字号、主送机关、正文和落款 5 个部分组成。在会议通知中必须把会议的主要内容、会议时间、会议地点等基本信息，简要、清楚地告知与会人员，使参会人员能够按时参会，并对会议上需要讨论的问题做好准备。学术会议是一种以促进科学发展、学术交流、课题研究等学术性话题为主题的会议。

任务要求

全国医学学术学会会议通知，要求新建一个 Word 2010 空白文档，并录入会议通知的相关文字内容，插入日期，进行页面设置，并对其中的标题正文及最后的落款进行

笔记栏

文档格式设置,包括项目编号设置等,最后保存文档,打印预览。

样文效果如图 4-3 所示。

全国医学学术学会

医学学术便函 [2017] 第 30 号

医学学术会议通知

各学会会员及相关单位人员:

经医学学术学会批准,定于 2017 年 11 月在省会举办医学学术学会第十九次全国行为医学学术会议。欢迎各学会会员及相关单位人员,广大专家学者莅临参会。现将会议有关事项通知如下:

一、 会议时间:2017 年 11 月 10 日至 13 日

二、 会议地点:省会国际会议大酒店

三、 会议收费:1000 元/人,在读研究生凭证 500 元/人

四、 学分授予:代表均可获得国家级继续医学教育学分

附件:XXXXXXXX

医学会学术会务部

医学会行为医学分会

二〇一七年十月九日

图 4-3 "会议通知"样文

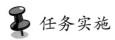 任务实施

如何设计和制作学术会议通知,首先要在新建的空白文档中输入会议通知文本内容,然后对其内容进行相应的格式设置,最后进行保存及打印预览。下面就针对任务步骤进行一一讲解。

1. 创建文档 启动 Word 2010 程序,系统会自动创建一个名为"文档 1"的新文档,如图 4-4 所示。

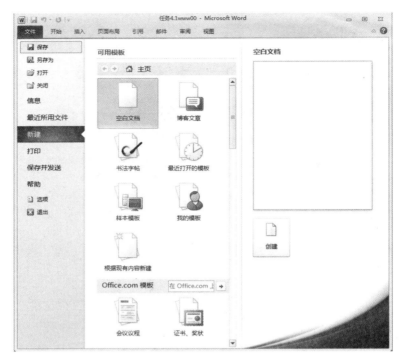

图 4-4　新建文档窗口

2. 编辑文档

（1）录入文本　在新建的空白文档中输入如图 4-5 所示的内容。

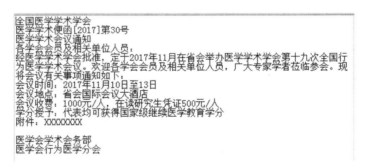

图 4-5　通知文件内容

（2）插入日期　将光标定位到插入日期的位置，可以用键盘直接输入日期，或让系统自动插入日期。插入日期的方法如下：

选择"插入"选项卡，在"文本"组中单击"日期和时间"按钮，弹出"日期和时间"对话框，如图 4-6 所示。

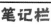

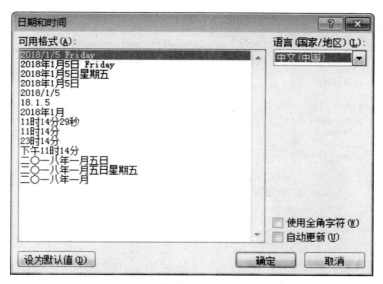

图 4-6   "日期和时间"对话框

（3）文本校对   使用"查找和替换"功能修正多处相同的错误。具体操作方法：把光标定位到文档开始，选择"开始"选项卡，在"编辑"组的"查找"下拉列表中，单击"高级查找"按钮，弹出"查找和替换"对话框，如图 4-7 所示。

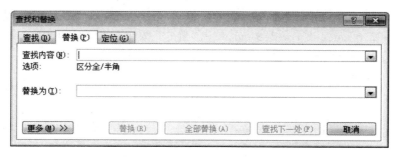

图 4-7   "查找和替换"对话框

3. 保存文档   选择"文件"选项卡中的"保存"命令，或单击快速访问工具栏中的"保存"按钮，打开"另存为"对话框，选择存放文件的位置，在"文件名"文本框中输入文件名"学术会议通知"单击"保存"按钮，如图 4-8 所示。Word 2010 的文件扩展名为 .docx。

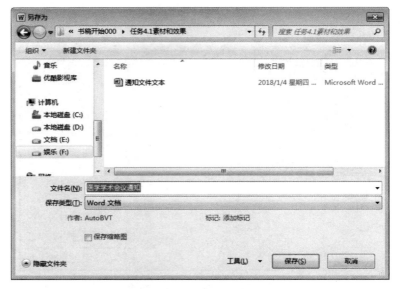

图 4-8 "另存为"对话框

4. 页面设置 选择"页面布局"选项卡,在"页面设置"组中单击"纸张大小"按钮,在打开的下拉列表中选择纸型为"A4"。

单击"页面设置"组中的"页边距"按钮,在打开的下拉列表中选择"自定义边距"选项,弹出"页面设置"对话框,在"页边距"选项卡中设置"上""下""左""右"边距分别为 2.6 cm、2.6 cm、2.8 cm、2.8 cm,单击"确定"按钮。如果需要装订,装订线可选择在左侧,设置值为 0.5 cm,如图 4-9 所示。

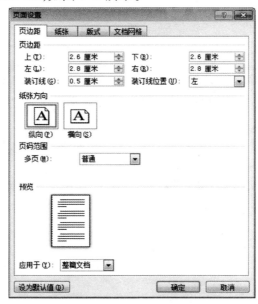

图 4-9 "页面设置"对话框

5.设置文档格式

（1）设置文档标题格式　选中文本"全国医学学术学会"，在"开始"选项卡"字体"组中，设置字体为黑体，字号为48号，颜色为红色。在"段落"组中，单击"段落"对话框启动器，弹出"段落"对话框，在"缩进和间距"选项卡中，设置"对齐方式"为"居中"，"段前"间距为"2行"，"段后"间距为"1行"，"行距"为"单倍行距"，如图4-10所示。

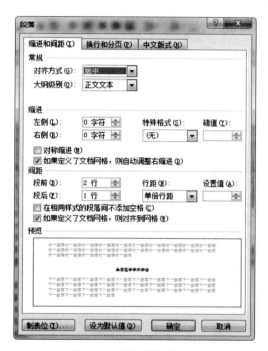

图4-10　"段落"对话框

（2）设置文档字符格式和段落格式　选中文本"医学学术便函［2017］第30号"，使用浮动工具栏，设置字体为宋体（中文正文），字号为小四，字体颜色为黑色，对齐方式为居中。在"开始"选项卡中，单击"段落"组的"边框和底纹"命令，弹出"边框和底纹"对话框，选择"边框"选项卡，在"设置"选项组中选择"自定义"选项，在"样式"列表框中选择实线，在"颜色"下拉列表框中选择红色，"宽度"下拉列表中选择"3磅"，在"应用于"下拉列表中选择"段落"，在右侧的预览区域中，单击下边线按钮，如图4-11所示。

（3）设置通知标题格式　选中标题文本"医学学术会议通知"，设置字体为黑体，字号为二号，颜色为黑色，对齐方式为居中。

（4）设置正文格式　选中正文，设置字体为华文中宋，字号为四号。在"段落"对话框选择"缩进和间距"选项卡，在"特殊格式"下拉列表框中选择"首行缩进"，"磅值"为"2字符"，在"行距"下拉列表框中选择"多倍行距"，"设置值"为"1.5"，如图4-12所示。

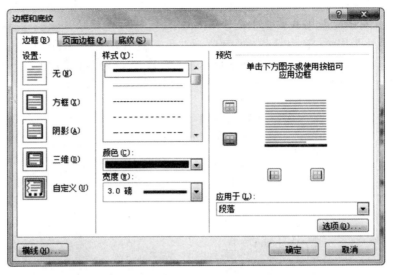

图 4-11 "边框和底纹"对话框

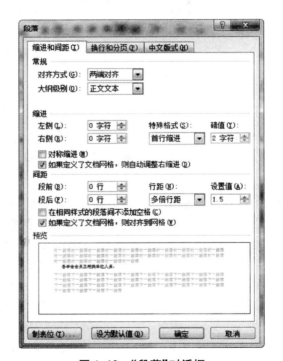

图 4-12 "段落"对话框

（5）设置项目编号　选中文本"会议时间：2017 年 11 月 10 日至 13 日；会议地点：省会国际会议大酒店；会议收费：1 000 元/人，在读研究生凭学生证 500 元/人；学分授予：代表均可获得国家级继续医学教育学分"，单击"段落"组中的"编号"下拉按钮，在打开的下拉列表中选择所需的编号格式，如图 4-13 所示。

（6）选中文本　选中"医学会学术会务部，医学会行为医学分会，二〇一七年十月九日"，设置为右对齐。在"开始"选项卡中，单击"段落"组的"右对齐"按钮。

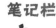

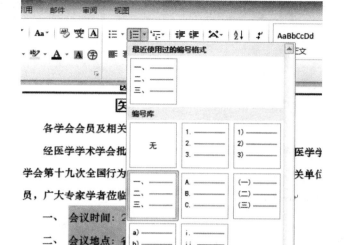

图 4-13　设置项目编号

6. 打印预览　整篇文档编辑完成后,如需打印,在打印之前,要先对整篇文档进行打印预览,看看页面整体布局是否符合要求,是否还需要修改。首先保存文档,选择"文件"选项卡,在左侧窗格中选择"打印"命令,打开"打印预览"视图,在"设置"选项组中进行各项设置,无误后就可以进行打印。

相关知识与技能

1. 新建空白文档　当我们在编辑文档时,需要新建一个空白文档,可使用以下几种方法。

(1)单击快速访问栏中的新建按钮。

(2)打开"文件"选项卡,单击"新建"项,再选择"空白文档",然后单击"创建"按钮,如图 4-14 所示。

(3)按快捷键 Ctrl+N。

2. 保存文档　编辑完文档之后,一定要注意保存文档,保存文档有以下几种常用方法:

(1)单击快速访问栏中的新建按钮。

(2)在"文件"选项卡下单击"保存"命令。

(3)按快捷键 Ctrl+S。

如果是新建文档的第 1 次保存,则会弹出"另存为"对话框,在"另存为"对话框中选择文档保存的位置,默认保存位置为文档库。在"文件名"后面的文本框中输入文件的名字,如果不输入文件名,则显示的是文档的第一句话。在"保存类型"后面的文本框中选择要保存的类型,默认为"Word 文档"即扩展名为.docx。然后单击"保存"按钮。

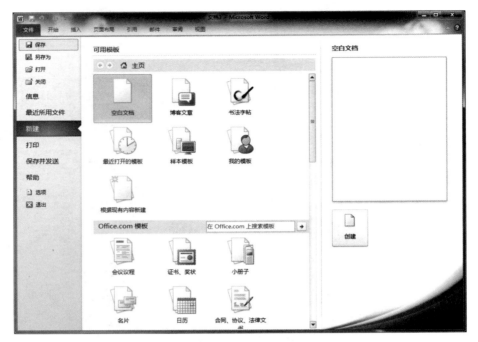

图4-14　新建空白文档

　　对编辑的文档是已有的文档,则文档会保存到默认的位置(文档本身所处的位置)。

　　如果需要保存重新命名的一个新文档,可在"文件"选项卡下单击"另存为"命令,然后在"另存为"对话框中完成相应操作,单击"保存"按钮。

　　在编辑 Word 文档时,要养成定时保存的好习惯,编辑一段时间就要保存一次,否则编辑的内容可能会因断电、死机等原因丢失。

　　3. 页面设置　选择"页面布局"选项卡下"页面设置"组中的功能或单击"页面设置"组右下角的启动按钮,利用弹出的"页面设置"对话框,可以进行页边距、纸张方向、页码范围、纸张大小、文字方向和页眉页脚的设置,如图4-15 所示。

　　(1)页边距　选择"页面布局"选项卡下"页面设置"组中的"页边距",弹出"页边距"列表,如图4-16 所示。可以选择已定义好的页边距,也可以选择"自定义边距"命令,打开"页面设置"对话框,在"页边距"选项卡中的,"上""下""左""右"4 个文本框用来输入正文边界距页面四周的距离数值即可。

　　"装订线位置":文本框用来输入文档的装订线边距,以便在文档的两侧或顶部留出额外的空间,保证不会因装订而遮住文字。

　　"纸张方向":用来选择纸张的页面方向。用户可以选择"纵向"或"横向"选项,或单击"页面布局"选项卡下"页面设置"组中的"纸张方向",在打开的列表中选择。在页面方向改变后,Word 会将上、下页边距与左、右页边距互换。

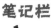

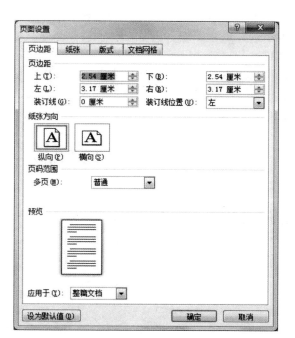

图 4-15 "页面设置"对话框

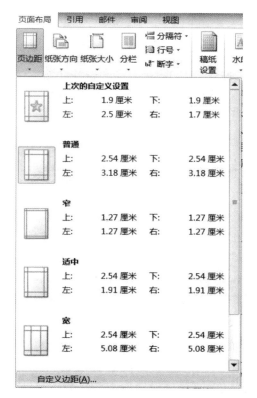

图 4-16 "页边距"列表

（2）纸张 "纸张"选项卡如图4-17所示。在该选项卡的"纸张大小"选项组中，用户可以在下拉列表中选择纸张类型。当用户选中了一种标准纸型后，在其下面的高度和宽度中显示该型号纸的尺寸，一般默认纸型为 A4 纸。如果标准纸型都不符合要求，用户可以在"宽度"和"高度"框中输入所需要的纸张的宽度和高度。或选择"页面布局"选项卡下"页面设置"组中的"纸张大小"，弹出"纸张大小"列表，选择已定义好的纸张，如图4-18所示。

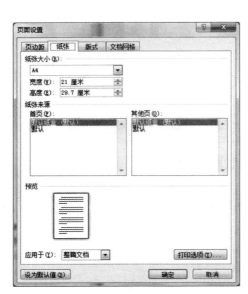

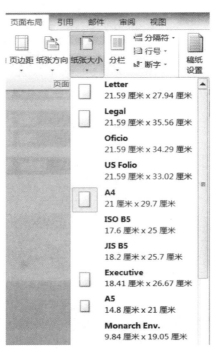

图4-17　"纸张"选项卡　　　　图4-18　"纸张大小"列表

4. 添加项目符号和编号 项目符号是用于没有层次结构的段落内容，编号也称为段落编号，与项目符号不同的是编号强调段落的先后顺序。

（1）创建项目符号和编号 如果在输入时自动创建项目符号或编号，当光标处于段首时，按下"开始"选项卡中的"段落"组上的 ⁞☰ ▾ 或 ⁞☰ ▾ 按钮右侧的下拉按钮，在下拉列表中选择一种符号或编号，则产生一个项目符号或编号。然后输入所需文字，当按下"Enter"键时，Word 会自动插入下一个项目符号或编号。要结束创建项目符号或编号时，按下"Back Space"键删除列表中的最后一个项目符号或编号即可。

（2）对已有段落添加项目符号或编号 在每个段落前面都添加一个项目符号或编号，最简单的方法是选定需添加项目符号或编号的段落，"段落"组上的 ⁞☰ ▾ 或 ⁞☰ ▾ 按钮右侧的下拉按钮，在下拉列表中选择合适的项目符号或编号。若列出的项目符号或编号不能满足需求，用户也可以单击"定义新符号项目"（或"定义新编号格式"）命令，在打开的对话框中选择或设置所需的项目符号或编号。要从项目符号或编号列表中删除条目，请选定该条目并按下"Delete"键。

5. 文本格式设置 使用浮动工具栏，当用户在 Word 2010 中用鼠标选择文本时，文本的右上角就会若隐若现地出现一个浮动工具栏,如果要设置字体的格式,则把鼠标指向该工具栏,此时,该工具栏由半透明变为不透明,否则,这个工具栏就会消失。通过浮动工具栏可以快速地完成文本和段落的格式设置,如图 4-19 所示。

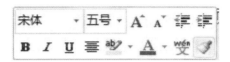

图 4-19　浮动工具栏

另外,可以使用"开始"选项卡的字体组完成文本的格式设置。

（1）设置文本的字体　①选择要改变字体的文本。②在"开始"选项卡的"字体"组中打开"字体"下拉列表,选择所需字体即可。

（2）设置文本的字号　①选择要改变字号的文本。②在"开始"选项卡的"字体"组中打开"字号"下拉列表,选择需要的字号即可。

如果"字体"下拉列表中没有想要的字体字号,可以在字号文本框中输入想要的字号的数字,按回车键即可。

（3）设置文本的颜色　在 Word 2010 文档中,用户可以根据实际需要为 Word 文档中的字符设置字体颜色,操作步骤如下。

1）打开 Word 2010 文档窗口,选中需要改变字体颜色的文本。

2）在"开始"功能区的"字体"分组中,单击"字体颜色"下拉三角按钮,如图 4-20 所示。

3）打开"字体颜色"面板,其中"自动"包括黑和白两种颜色,并有背景颜色决定使用哪一种;"主题颜色"为每一种常用颜色提供了多种渐变色;"标准色"包括 10 种标准颜色。用户可以单击颜色面板中的任意一种颜色来设置字体颜色。如果"字体颜色"面板中的颜色无法满足用户的需要,可以单击"其他颜色"按钮。

4）打开的"颜色"对话框中可以选择更加丰富的颜色,其中在"标准"选项卡中可以选择标准颜色,而在"自定义"选项卡中则可以使用 RGB 颜色标准精确定义某种颜色。完成选择单击"确定"按钮即可,如图 4-21 所示。

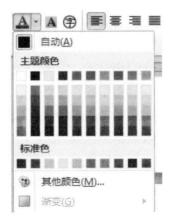

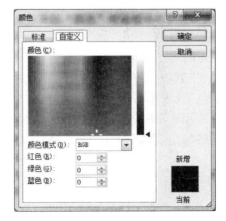

图 4-20　"字体颜色"面板　　　　图 4-21　"颜色"对话框

笔记栏

6. 添加边框和底纹 为了突出显示一个段落,可以给段落加上边框和底纹。

(1)添加边框 添加边框具体步骤如下:

1)选定要添加边框的内容,或把插入点定位到所在段落中的任意位置。

2)单击"开始"选项卡中"段落"组中的 按钮右侧的按钮,在下拉列表中选择"边框和底纹",打开如图4-22所示的"边框和底纹"对话框。

3)单击"边框"选项卡。

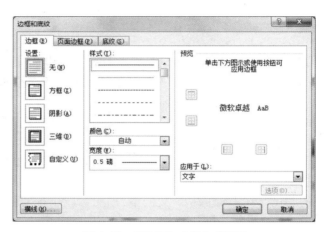

图4-22 "边框和底纹"对话框

● "设置"框:选择预设置的边框形式,要取消边框线选择"无"。

● "样式""颜色""宽度"列表框:设置框线的外观效果。

● "预览"框:显示设置后的效果,也可以单击某边框改变该边框线的设置。

4)在"应用于"下拉列表中选择"段落"。

5)单击"确定"按钮即可。

(2)添加底纹 添加底纹的目的是使内容更加醒目。添加底纹的步骤如下。

1)选定要添加底纹的段落,或把插入点定位到所在段落中的任意位置。

2)点击"开始"选项卡中"段落"组中的 按钮右侧的按钮,在下拉列表中选择"边框和底纹",打开如图所示的"边框和底纹"对话框。

3)单击"底纹"选项卡,如图4-23所示。

● "填充"框:选择底纹的颜色,即背景色。

● "样式"列表框:选择底纹的样式,即底纹的百分比和图案。

● "颜色"列表框:选择底纹内填充点的颜色,即前景色。

4)在"应用于"下拉列表中选择添加的对象。

5)单击"确定"按钮即可。

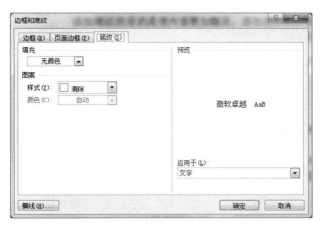

图 4-23 "底纹"选项卡

任务 4.2　制作降压药品宣传海报

任务描述

海报是一种信息传递艺术,是一种大众化的宣传工具。海报设计必须有相当的号召力与艺术感染力,要调动形象、色彩、构图、形式感等因素形成强烈的视觉效果;海报的画面应有较强的视觉中心,应力求新颖、单纯,还必须具有独特的艺术风格和设计特点。海报设计要有充分的视觉冲击力,可以通过图像和色彩来实现,海报表达的内容要精炼,内容不可过多,一般以图片为主,文案为辅,主题字体醒目。

任务要求

制作降压药品宣传海报,要求新建一个 Word 2010 空白文档,进行页面设置,并插入相关形状、艺术字、图片及文本框,分别对其进行相关的设置,最后保存文档,打印预览。效果如图 4-24 所示。

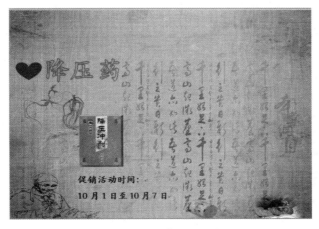

图 4-24　降压药品宣传海报

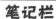

任务实施

如何设计和制作宣传海报,以简单的降压药品海报为例,下面就针对任务步骤进行——讲解。

1. 创建文件　启动 Word 2010,创建一个新文档。并将其以"宣传海报. docx"为文件名保存在磁盘上。

2. 设置页面　设置页面纸张大小为"A4";"上""下""左""右"页边距均为"0 cm";"方向"为"横向";其他为默认设置。如图 4-25 所示。

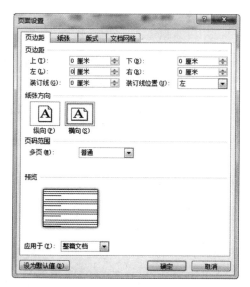

图 4-25　"页面设置"对话框

3. 插入形状　在"插入"选项卡的"插图"组中单击"形状"按钮,在打开的下拉列表中选择"基本形状"中的"心形"选项,如图 4-26 所示。在按住 Shift 键的同时,拖动鼠标,在文档中绘制一个正心形。选中这个心形,在"格式"选项卡中设置主题颜色为"红色""无轮廓",如图 4-27 所示。

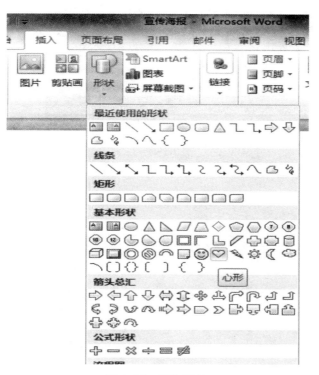

图 4-26　插入形状

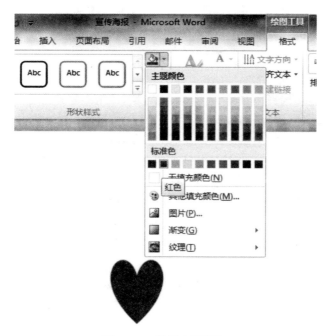

图 4-27　设置主题颜色

4.插入艺术字　将光标定位在插入艺术字的位置,选择"插入"选项卡,在"文本"组中单击"艺术字"下拉按钮,在打开的列表中选择"填充-无,轮廓-强调文字颜色2"样式,在"文本"文本框中输入"降压药",设置字体为华文楷体,字号为72号,如图4-28所示。

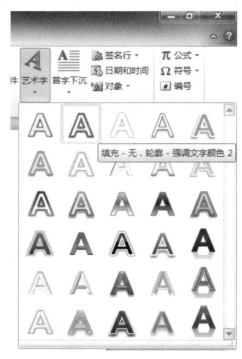

图4-28　艺术字样式

5.插入文本框　选择"插入"选项卡,在"文本"组中单击"文本框"下拉按钮,选择"绘制文本框"选项,鼠标指针即变成"十"字形状,拖动鼠标创建一个大小合适的文本框,如图4-29所示。移动鼠标到文本框的边框附近,鼠标会变成四箭头形状,按下鼠标左键拖动文本框可以移动文本框到所需的位置。设置文本框的样式为"无填充颜色",如图4-30所示,"无轮廓",如图4-31所示。在文本框中输入文本"促销活动时间:10月1日至10月7日",并设置字体为华文楷体,字号为26号,颜色为黑色并加粗。

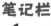

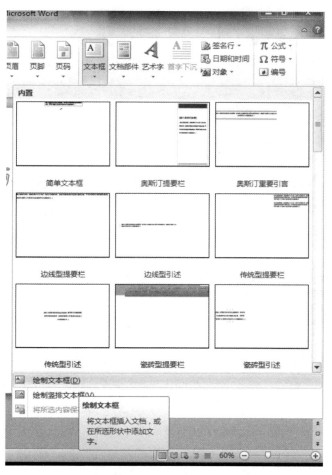

图 4-29　绘制文本框

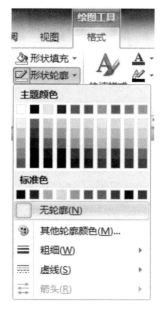

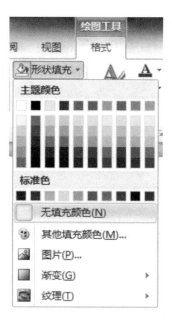

图 4-30　无填充颜色　　　　图 4-31　无轮廓

笔记栏

6. 插入图片　在"插入"选项卡的"插图"组中单击"图片"按钮,打开"插入图片"对话框,选择路径"素材/任务 4-2"文件夹,选中"降压药"图片,如图 4-32 所示。移动鼠标到图片的边缘附近,鼠标会变成四箭头形状,按下鼠标左键拖动图片可以移动图片到所需的位置。

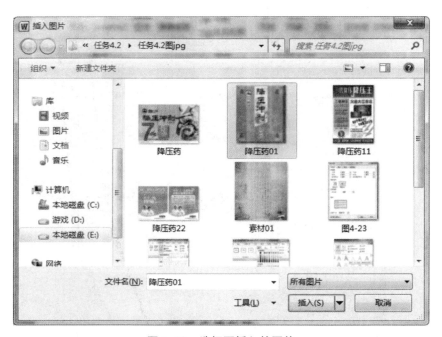

图 4-32　选择要插入的图片

同样的方法插入,路径"素材/任务 4-2"文件夹,选中"降压药背景"图片,鼠标拖动调整图片大小,使其填充整个页面。

7. 保存文档　对插入的形状、艺术字、图片、文本框等内容的位置进行调整,使其视觉效果最佳,然后保存文档。通过文件菜单下,鼠标单击"保存",保存文档。或者按快捷键 Ctrl+S 保存文档。最后打印预览,查看设计效果。

 相关知识与技能

通过本任务,大家初步掌握了插入相关形状、艺术字、图片及文本框的使用方法,下面针对相关知识点详细讲解。

1. 插入形状　插入形状的操作步骤如下:①将光标置于文档中要插入形状的位置。②单击"插入"选项卡,在"插图"组中单击"形状"按钮,弹出"形状"下拉列表,如图 4-33 所示。③在下拉列表中选择所需的形状,此时鼠标指针呈"十"字状,在需要插入形状的位置按住鼠标左键不放,然后拖动鼠标进行绘制,当绘制到合适的大小时释放鼠标左键即可。

单击"插图"组中的"形状"按钮,在弹出的下拉列表中用鼠标右键单击某个绘图形状,在弹出的快捷菜单中单击"锁定绘图模式"命令,可连续使用该绘图形状进行绘制,当需要退出绘图模式时,接下"Esc"键即可。

绘制圆形、矩形、长方体等图形时，按住"Shift"键进行绘制，可以绘制出圆形、正方形和正方体等标准形状。绘制好形状后，可以设置形状的边框颜色和填充色。

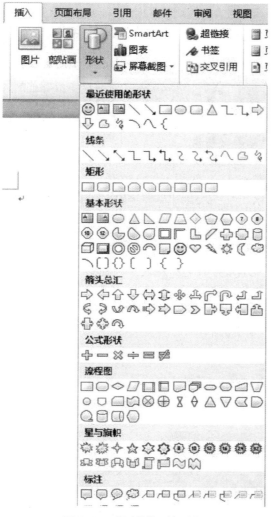

图 4-33 "形状"下拉列表

（1）填充颜色 选中需要设置格式的形状，单击"格式"选项卡，然后在"形状样式"组中单击"形状填充"按钮右侧的下拉按钮，在弹出的下拉列表中选择需要填充的颜色。如图 4-34 所示。

注意：在 Word 2010 中绘制的形状默认已设置了填充颜色，根据实际操作需要，用户可更改其填充颜色，或者通过单击"无填充颜色"选项清除填充颜色。

（2）编辑轮廓 选中保持状态的形状，单击"格式"选项卡，在"形状样式"组中单击"形状轮廓"按钮右侧的下拉按钮，在弹出的"形状轮廓"下拉列表中可以选择需要的轮廓颜色。如图 4-35 所示。

此外，通过功能区"绘图工具/格式"选项卡中的相关组，可对选中的自选图形设置形状、样式、排列、大小等格式。

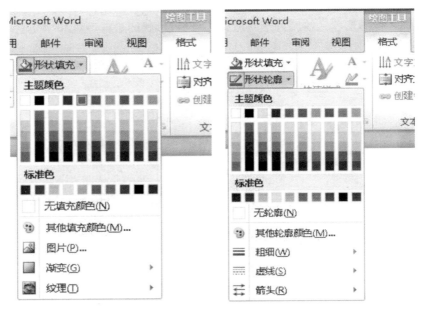

图 4-34 "形状填充"下拉列表 图 4-35 "形状轮廓"下拉列表

在"插入形状"组中,单击"编辑形状"按钮,可以将选中的自选图形更改为其他形状,或者对其编辑各个顶点。如图 4-36 所示。

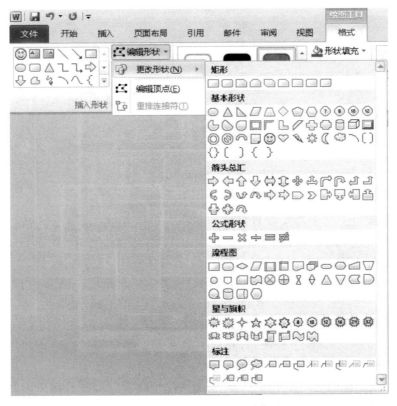

图 4-36 "编辑形状"级联菜单

（3）编辑效果　在"形状样式"组中，可以对自选图形应用内置样式，以及设置填充效果、轮廓样式及形状效果等。如图4-37所示。

另外，在"排列"组中，可对自选图形设置对齐方式、环绕方式、叠放次序及旋转方向等。如果选择多个图形，然后单击"组合"按钮可将它们组合为一个整体。如图4-38所示。

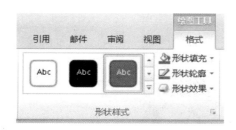

图4-37　"形状样式"组

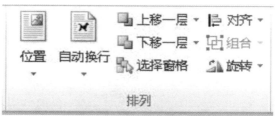

图4-38　"排列"组

在"大小"组中，可对自选图形调整高度和宽度。若单击右下角的功能扩展按钮，可在弹出的"布局"对话框中进行位置、文字环绕和大小的相关设置。如图4-39所示。

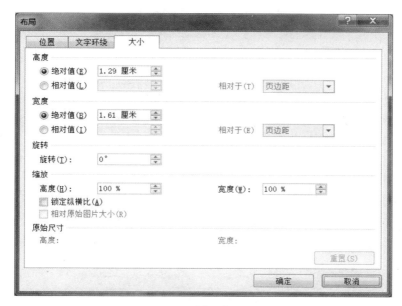

图4-39　"布局"对话框

2.插入艺术字　在Word 2010中，插入艺术字的具体操作步骤如下：

（1）将光标定位到需要插入艺术字的位置。

（2）单击"插入"选项卡，在"文本"组中单击"艺术字"按钮，弹出"艺术字"列表框，如图4-40所示。

（3）在弹出的"艺术字"列表框里选择艺术字的类型，弹出一个文本框。

（4）在弹出的文本框中输入艺术字内容即可。

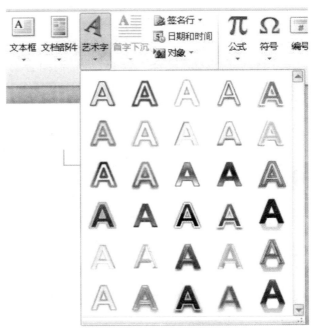

图 4-40　所示"艺术字"列表框

在文档中插入艺术字后,就可以对其进行各种编辑操作,如设置艺术字样式、阴影效果、三维效果及环绕方式等。具体操作方法如下:①选中需要更改形状的艺术字,显示隐藏的"绘图工具"选项卡单击"格式"选项卡,如图 4-41 所示。② 在"艺术字样式"组中,选择需要修改的形状样式即可。通过"绘图工具/格式"选项卡还可以对选中的艺术字设置阴影效果、三维效果及环绕方式等。

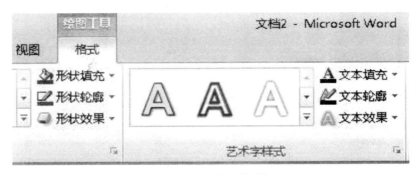

图 4-41　"艺术字样式"组

阴影效果:选中艺术字,单击"格式"选项卡,在"艺术字样式"组中单击"文本效果"按钮,在打开的下拉列表中选择"阴影"命令,然后在弹出的下拉列表框中选择一种阴影。如图 4-42 所示。

三维旋转效果:选中艺术字,单击"格式"选项卡,在"艺术字样式"组中单击"文本效果"按钮,在打开的下拉列表中选择"三维旋转"命令,然后在弹出的下拉列表框中选择一种三维效果。也可以通过单击"艺术字样式"组中的右下角启动按钮,在打开的"设置文本效果格式"对话框中设置三维旋转的相关参数。如图4-43所示。

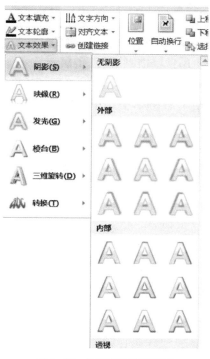

图 4-42 "阴影"下拉列表

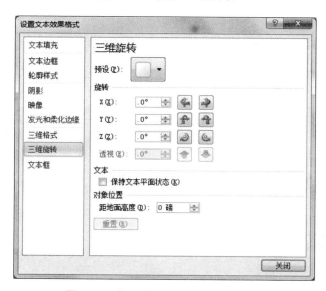

图 4-43 "设置文本效果格式"对话框

环绕方式效果:选中艺术字,单击"格式"选项卡,在"排列"组中单击"自动换行"按钮,在弹出的下拉列表框中选择一种文字对艺术字进行环绕方式设置。该环绕方式也同文字对图片的环绕方式。

3．插入图片　Word 2010 中文版插入图片的功能非常强大，它可以接受以多种格式保存的图形，还提供了图片进行处理的工具。Word 2010 中文版可以从剪辑库中插入剪贴画或图片，也可以从其他程序或位置插入图片，还可以直接插入来自扫描仪或数码相机的图片。

（1）插入剪贴画　Word 2010 中文版剪辑库中提供了大量的剪贴画图片，用户可以很方便地在文档中插入使用这些剪贴画，从剪辑库中插入剪贴画的操作步骤如下。①将光标置于要插入剪贴画的位置；②单击"插入"选项卡，在"插图"组中单击"剪贴画"按钮；③在打开的"剪贴画"任务窗格中单击"搜索"按钮，将显示搜索到的各种图片，如图4-44所示；④单击所需的剪贴画，该剪贴画会自动插入到光标位置处。

如果在"搜索文字："文本框中输入要搜索剪贴画的关键字，如输入"计算机"，将搜索到有关计算机类的剪贴画。在"结果类型"文本框的下拉列表中，给出了要进行搜索目标的类型，其中包括"插图""照片""视频""音频"选项，如果要全部选中，则在下拉列表的"所有媒体文件类型"列表名称左侧选中复选框即可。如果当前计算机处于互联网的连接状态，选中"包括 office.com 内容"复选框，就可到微软公司的 office.com 的剪贴画库中搜索，扩大剪贴画的选择范围。

（2）插入来自文件的图片　如果要在文档中插入保存在计算机磁盘中的，或者保存在网络其他节点中的图片，其操作步骤如下：①将光标定位于要插入图片的位置，在"插入"选项卡中单击"图片"按钮，打开"插入图片"对话框，如图4-45所示。②打开要选择图片文件所在的文件夹，选择要插入的图片。如果要一次性插入多个图片，则可以按住 Ctrl 键或 Shift 键选择多个图片文件。③单击"插入"按钮，即可将选定的图片文件插入到文档中。

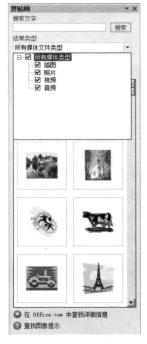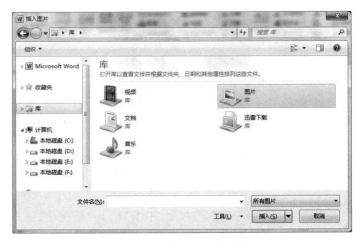

图4-44　"剪贴画"任务窗格　　图4-45　"插入图片"对话框

图片在插入到文档中后不一定符合要求,接下来的工作就是要编辑图片,如图片的调整、图片样式、排列、大小等。单击要编辑的图片,图片的四周会出现 8 个控制点,拖动 8 个控制点可以改变图片的大小。同时会显示隐藏的"图片工具/格式"选项卡,如图 4-46 所示。

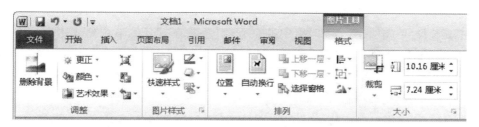

图 4-46 "图片工具/格式"选项卡

选中了插入剪贴画或图片之后,将显示"图片工具/格式"选项卡,单击"格式"选项卡,可以对选中的剪贴画或图片调整颜色、设置图片样式、设置艺术效果和环绕方式等进行设置。

●调整图片的大小和位置:①单击要调整大小的图片,在图片的四周会出现 8 个控制点;②将鼠标移到控制点上,使鼠标形状变为双向箭头;③拖动鼠标沿箭头方向移动,可以调整图片的大小。

如果要精确调整图片的大小,可在"绘图工具"选项卡中单击"格式"选项卡,在"大小"组中的"高度"和"宽度"数值框中可分别输入新的高度和宽度值,如图 4-47 所示。

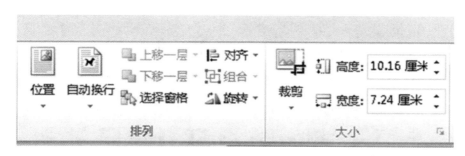

图 4-47 "大小"组选项

调整图片位置的步骤:①单击要调整位置的图片;②将鼠标移到图片上,使鼠标指针变为十字箭头形;③拖动鼠标到目的位置,释放鼠标左键,达到对图片的移动。

如果将图片固定在文档中的某个位置,如顶端居左、中间居中或底端居右的位置,可在"格式"选项卡中"排列"组里单击"位置"按钮。在打开的"文字环绕"列表里,选择图片要放置的位置按钮即可。Word 2010 提供了 9 个固定位置,选择图片存放的位置按钮,图片会自动移到所选的位置,同时文字也会围绕图片所在的位置自动环绕。

●裁剪图片:对插入到文档中的剪贴画或图片,除了可以调整大小以外,还可以裁剪图片中某一部分的内容。裁剪图片的步骤如下:①先选定需要裁剪的剪贴画或图片;②单击"格式"选项卡,在"大小"组中单击"裁剪"按钮,该图片四周出现裁剪框(8

个黑色线段);③将鼠标移到黑色线段上,向图片内侧拖动鼠标,裁剪去不需要的部分,如果在拖动鼠标的同时按住 Ctrl 键,可以对称裁剪图片。

●为图片添加美观效果:Word 2010 为用户提供了非常漂亮的图片样式,使用它们可以制作出美观漂亮耐看的图片,完全可以达到专业设计的效果,并且实用易用。

添加图片样式的步骤如下:①先选定需要使用样式的剪贴画或图片;②单击"格式"选项卡,再单击"图片样式"组中的▼下拉按钮,在打开的下拉列表中选择要使用的样式,如图 4-48 所示;③单击"图片边框"按钮,在打开的下拉列表中选择图片边框的颜色、粗细、线型;④单击"图片效果"按钮,在打开的下拉列表中选择为图片添加的视觉效果,如阴影、映像、发光、柔化边缘、棱台、三维旋转等。

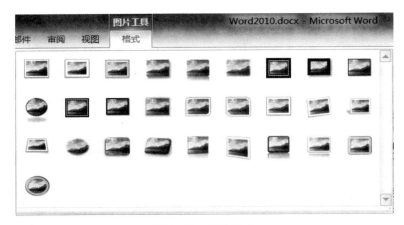

图 4-48　图片样式

另外,在"格式"选项卡的"调整"组中,可以删除剪贴画或图片的背景,以及对剪贴画或图片调整亮度、对比度、饱和度和色调等格式,甚至可以设置艺术效果。如图4-49 所示。

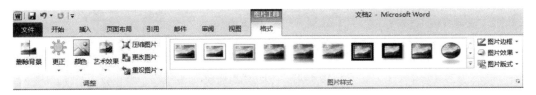

图 4-49　"调整"组和"图片样式"组

●文字环绕方式:当剪贴画、图片、图形、艺术字、文本框插入到文档后,文本内容会围绕图片进行环绕。Word 2010 提供了 8 种文字环绕方式,分别是:嵌入型、四周型环绕、紧密型环绕、穿越型环绕、上下型环绕、衬于文字下方、浮于文字上方和编辑环绕顶点。其默认的文字环绕方式为嵌入型,改变文字环绕方式的操作步骤如下:①选定文字环绕的对象,如图片、剪贴画、图形、艺术字等;②单击"格式"选项卡,再单击"排列"组中的"自动换行"按钮,打开环绕列表,如图 4-50 所示;③在"自动换行"列表里选择一种文字环绕方式。

如果选择"自动换行"列表里的"其他布局选项",弹出"布局"对话框,单击"文字

环绕"选项卡,选择环绕方式,单击"确定"按钮,完成环绕方式的选取,如图 4-51
所示。

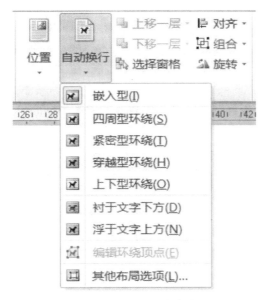

图 4-50 文字环绕方式

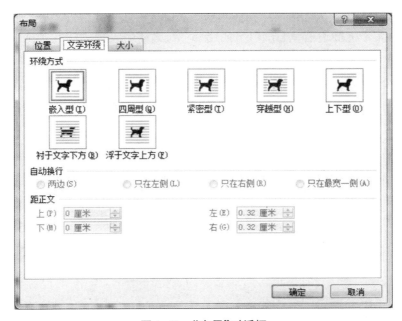

图 4-51 "布局"对话框

在 Word 2010 中,对剪贴画或图片设置大小、颜色和对比度等各种格式后,若要还
原为原来的状态,可在"调整"组中单击"重设图片"按钮右侧的下拉按钮,在弹出的下
拉列表中进行选择。若在下拉列表中单击"重设图片"选项,将保留设置的大小,清除
其余的全部格式;若单击"重设图片和大小"选项,将清除对图片设置的所有格式,即

还原为设置前的大小和状态。

4.插入文本框　在文档中插入的文本框,可以是横排文本框也可以是竖排文本框。在文档中插入文本框的操作方法如下。

(1)插入内置文本框　将光标置于文档中将要插入文本框的位置,在"插入"选项卡中单击"文本"组中的"文本框"按钮,打开文本框的下拉列表,在列表中选择一种内置的文本框,将在光标所在位置插入一个文本框,在文本框中输入文字或插入图片即可。

(2)绘制文本框　将光标置于文档中将要插入文本框的位置,在"插入"选项卡中单击"文本"组中的"文本框"按钮,在下拉列表中单击"绘制横排文本框"或"绘制竖排文本框"命令。当鼠标变成十字形状时,按住鼠标左键并拖动到适当的位置释放鼠标,将绘制一个横排或竖排的空白文本框,将光标置于文本框内,即可输入文本。

插入到文档中的文本框,可以在文档中任意移动,并且可以根据需要设置文本框的各种格式,如设置文本框的大小、版式、颜色与线条等。

(3)移动文本框　单击插入到文档中的文本框,使其处于编辑状态,同时边框上出现8个控制点。将鼠标放置在文本框边框上8个控制点之外的任意位置,当鼠标变为十字箭头形状时,按住鼠标左键并拖动即可移动文本框。图中虚线框的位置即为文本框的新位置。

(4)设置文本框格式　将鼠标置于文本框边框处进行双击,在功能区将显示"绘图工具/格式"选项卡,在该选项卡的相关组中进行格式设置,如图4-52所示。或在边框上单击鼠标右键,弹出的快捷菜单中单击"设置形状格式",在"设置形状格式"对话框中可对文本框的边框、填充颜色、阴影和三维效果等设置。

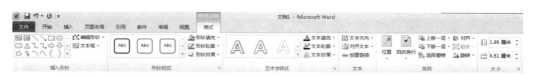

图4-52　"绘图工具/格式"选项卡

(5)删除文本框　如果要删除某个文本框,先选定文本框,然后按 Back Space 或 Delete 键即可删除。

任务4.3　制作预防肝炎知识讲座邀请函

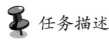 任务描述

邀请函在我们日常工作和生活会经常使用。邀请函主要是以个人或公司的名义,邀请相关人员参加个人、公司或企事业单位举办的一些活动。邀请函是比较正式的函件,在制作时应力求简洁大方,措辞得当。本任务利用 Word 2010 提供的邮件合并功能可以快速、高效地完成制作邀请函制作,减少了重复劳动,可有效提高办事效率。

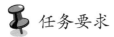

任务要求

在邀请函制作中,熟练运用 Word 2010 中的邮件合并功能,根据用户需要编辑和制作邀请函母版和数据源信息,做好页面设计、格式设置和背景图片选择工作,做到邀请函画面设计精美大方,符合用户开展本次知识讲座活动的需要。

任务实施

在制作邀请函之前,首先要求用户提供被邀请参会人员的通信信息等相关资料,然后建立一个数据源表和一个用于给每个参会人员发送的邀请函的主体内容文档母版,再利用邮件合并功能完成该项任务。

1. 制作邀请函母版

(1)新建文本文档,录入文本。

尊敬的:

为了维护您的身体健康,提高健康意识和健康知识水平,培养健康行为,促进养成文明健康的生活方式,社区工作站特举办"健康社区,拒绝'肝'扰"健康养生教育讲座。并现场发放精美礼品,欢迎踊跃参与。

社区卫生服务站
2017 年 8 月

(2)设置页面,纸张大小:大 32 开。纸张方向:横向。页边距:自定义,上下 1.27 cm,左右 2.5 cm。

(3)保存文档,单击保存按钮或者"Ctrl+S"组合键。文件命名为"邀请函母版"。

2. 设置邀请函文本格式

(1)设置称谓格式 ①选中"尊敬的:",设置字体"华文琥珀",字号"小二"。字形效果"加粗"。②段前 5.5 行。

(2)设置正文格式 ①选中正文段落。设置字体"微软雅黑",字号"小二"。字形效果"加粗"。②首行缩进 2 字符;段前 1 行;行距:固定值,50 磅。

(3)设置署名格式 ①选中署名和时间。设置字号"四号"。字形效果"加粗"。右对齐。②署名行设置段前 2 行。

3. 修饰美化邀请函

(1)设置页面背景 ①单击"页面布局"功能区"页面背景"组"页面颜色"按钮的下拉箭头,单击菜单底部的"填充效果"按钮,弹出"页面填充"对话框。②在对话框中选择"图片"选项卡,单击"选择图片"按钮,在弹出的"选择图片"对话框中,选择背景图片单击"插入"按钮。

(2)添加祥云图片并修饰 ①单击"插入"功能区"插图"组"图片"按钮。选择素材中的"祥云"图片。②选中插入的图片,单击出现的"图片工具"选项卡,在功能区"排列"组中单击"自动换行"按钮下拉箭头,在弹出的列表中选择"衬于文字下方"。如果衬于文字底层的图片不能选中,点击"开始"功能区"编辑"组"选择"下拉列表中"选择对象"命令,再点击图片就可以很容易的选中了。③单击"调整"组"颜色"下拉列表,单击"设置透明色"命令,单击不需要显示的颜色区域。④在"大小"组中在"宽度"中输入"10 cm"。调整位置。⑤选中图片,按住 Ctrl 键拖动复制出另一朵祥云。调整位置。

（3）添加灯笼图片并修饰 ①单击"插入"功能区"插图"组"图片"按钮。选择素材中的"灯笼"图片。②选中插入的图片,单击出现的"图片工具"选项卡,在功能区"排列"组中单击"自动换行"按钮下拉箭头,在弹出的列表中选择"衬于文字下方"。③单击"调整"组"颜色"下拉列表,单击"设置透明色"命令,单击不需要显示的颜色区域。格式是 png 的图片一般背景会自动不显示。④在"大小"组中在"宽度"中输入"10 cm"。调整位置。

（4）添加艺术字

1）单击"插入"功能区"文本"组中"艺术字"按钮,在下拉列表中选择"渐变填充-红色,轮廓-白色,外部阴影"。在文本框中输入"邀"。文本填充设置"主题颜色:黑色,文字 1"。设置字体"方正舒体",字号"80",加粗。

2）点击艺术字的边框,按住 Ctrl 键拖动复制出另一个艺术字,改动文本为"请"。选中"请"字,单击"审阅"功能区中"中文简繁转换"组"简转繁"命令。将其转换为繁体显示。

3）单击"插入"功能区"文本"组中"艺术字"按钮,在下拉列表中选择"填充-红色,强调文字颜色 2,暖色粗糙棱台"。在文本框中输入"函"。设置字体"微软雅黑",字号"小初",加粗。文本填充设置"标准色:红色",文本轮廓设置"标准色:红色"。文本效果设置"橙色,8pt 发光,强调文字颜色 6"。点击"排列"组中的下移一层或上移一层来调整艺术字之间的位置关系。

（5）继续修饰母版

1）单击"插入"功能区"插图"组"图片"按钮。选择素材中的"牡丹"图片。

2）选中插入的图片,单击出现的"图片工具"选项卡,在功能区"排列"组中单击"自动换行"按钮下拉箭头,在弹出的列表中选择"衬于文字下方"。

3）单击"格式"功能区"大小"组"裁剪"按钮,拖动图片边缘的控点将不需要的边栏部分裁掉。或者使用删除背景命令只保留牡丹花部分。

4）单击"调整"组"颜色"下拉列表,单击"重新着色"中"红色,强调文字颜色 2,深色",再点击"设置透明色"命令,单击不需要显示的颜色区域。设置大小宽度 9 cm。

5）复制艺术字"邀",单击"艺术字样式"中"填充-白色,投影",设置字号:180 磅,单击"文本效果""发光""发光选项"命令,预设中单击"橙色,18pt 发光,强调文字颜色 6",透明度 90。设置"衬于文字下方"。调整位置在牡丹花中间。

6）制"祥云"。设置大小宽度 2.5 cm。单击"排列"组"旋转"下拉列表,点击"水平翻转"命令,单击"调整"组"颜色"下拉列表,单击"重新着色"中"橙色;强调文字颜色 6,深色"命令"饱和度:400%"。调整至合适位置和层次。如图 4-53 所示。

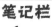

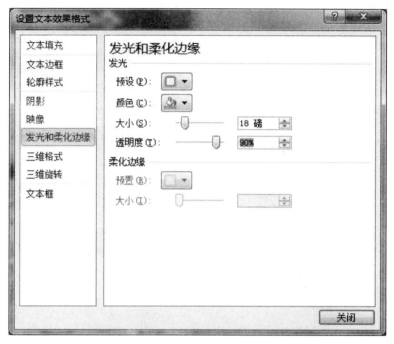

图 4-53   设置文本效果格式

4. 进行邮件合并   通过邮件合并可以批量制作邀请函。

（1）打开母版文件。点击"邮件"功能区"开始邮件合并"组"选择收件人"下拉箭头，点击"使用现有列表"命令，在"选取数据源"对话框中选择联系人名单所在的文件。如图 4-54 所示。

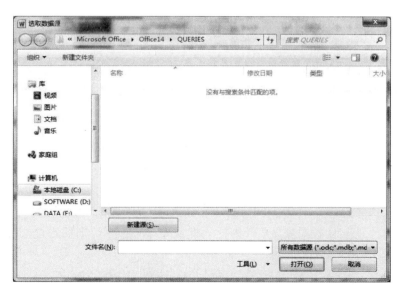

图 4-54   "选取数据源"对话框

（2）在弹出的"选择表格"对话框中选取数据所在工作表。如图4-55所示。这时，"邮件"功能区中的大多数按钮由灰色变成黑色。

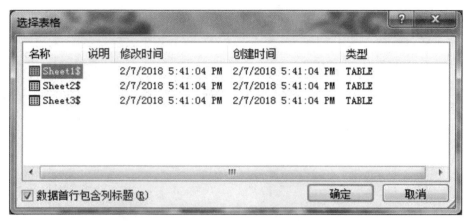

图4-55　选择数据源表

（3）将插入点定位在名字填写处，点击"编写和插入域"中"插入合并域"命令，在弹出的"插入合并域"对话框中选择"姓名"域，点击"插入"按钮。如图4-56所示。选中"姓名"域，设置字体为"方正舒体"，字号"小二"。

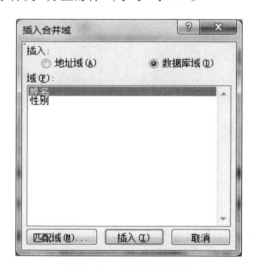

图4-56　插入"姓名"域

（4）插入点定位在姓名后，点击"编写和插入域"中"规则"按钮，在弹出的对话框中设置域名"性别"，比较对象"男"，则插入此文字"先生"，否则插入此文字"女士"。设置字体"华文姚体"，字号"小二"。如图4-57所示。

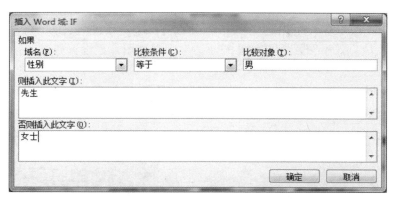

图4-57 插入"规则"及文本

(5)点击预览结果按钮,可以看到人名和称谓已经显示出来。通过"预览结果"组中记录查看按钮,可以按照表中数据顺序查看不同人员的邀请函。

(6)点击"完成"组"完成并合并"按钮下拉箭头,选择"编辑单个文档"命令,可以在"合并到新文档"对话框中设置文档中邀请函的人员范围。如图4-58所示。

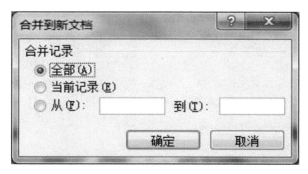

图4-58 设置合并到打印对话框

选择"打印文档"命令,在弹出的"合并到打印机"对话框中可以设置直接打印的邀请函人员范围。如图4-59所示。

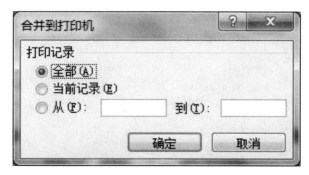

图4-59 选择"全部"单选按钮

这里使用"编辑单个文档"命令,"全部"合并,会生成一个名称为"信函1"的文档。如图4-60所示。页面背景效果看不到的话,再重新通过"页面布局""页面背景""页面颜色""填充效果"设置,在打开的对话框中看到图片是设置好的,只需要确认一下就可以显示了。

(7)这个时候,通过调整显示比例,就可以看到所有人员的邀请函全部生成好了。可以保存成一个新的文档,也可以通过打印命令,设置好打印机效果再打印出来。

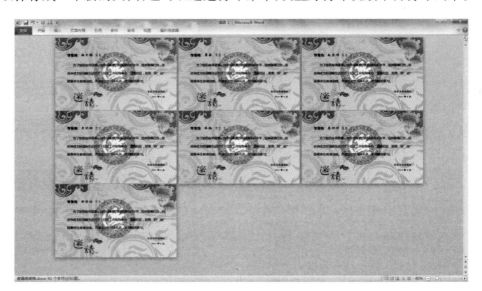

图4-60 生成的全部文档效果图

相关知识与技能

通过本任务,大家初步掌握了邮件合并功能成批生成奖励证书的使用方法,下面针对邮件合并的相关知识点再做个小结。

1. 基本概念和功能 邮件合并这个名称最初是在批量处理邮件文档时提出的。具体地说,就是在邮件文档(主文档)的固定内容中,合并与发送信息相关的一组通信资料(数据源:如Excel表、Access数据表等),从而批量生成需要的邮件文档,大大提高工作的效率。

邮件合并功能除了可以批量处理信函、信封等与邮件相关的文档外,还可以轻松地批量制作工资条、个人简历、信件、请柬、学生成绩单、个人报表、信封等。

(1)批量打印工资条:从电子表格调用数据。

(2)批量打印个人简历:从电子表格中调用不同字段数据,每人一页,对应不同信息。

(3)批量打印信件:主要是从电子表格中调用收件人,换一下称呼,信件内容基本固定不变。

(4)批量打印请柬:从电子表格中调用收件人,换一下称呼,内容基本固定不变。

(5)批量打印学生成绩单:从电子表格成绩中取出个人信息,并设置评语字段,编写不同评语。

(6)批量打印准考证、明信片等个人报表。

(7)批量打印信封:按统一的格式,将电子表格中的邮编、收件人地址和收件人打印出来。

2.适用范围   邮件合并功能用于那些需要制作的数量比较大且文档内容可分为固定不变的部分和变化的部分(比如打印信封,寄信人信息是固定不变的,而收信人信息是变化的部分)的文档,变化的内容来自数据表中含有标题行的数据记录表。

3.基本的合并过程   邮件合并的基本过程包括 3 个步骤,只要理解了这些过程,就可以得心应手地利用邮件合并来完成批量作业。

(1)建立主文档   主文档是指邮件合并内容的固定不变的部分,如信函中的通用部分、信封上的落款等。建立主文档的过程就和平时新建一个 Word 文档一模一样,在进行邮件合并之前它只是一个普通的文档。唯一不同的是,如果您正在为邮件合并创建一个主文档,您可能需要花点心思考虑一下,这份文档要如何写才能与数据源更完美地结合,满足您的要求(最基本的一点,就是在合适的位置留下数据填充的空间);另一方面,写主文档的时候也可以反过来提醒您,是否需要对数据源的信息进行必要的修改,以符合书信写作的习惯。

(2)准备数据源   数据源是一个文件,该文件包含在合并文档各个副本中不相同的数据,例如,"Microsoft Outlook 联系人列表"也可以说是数据记录表,其中包含着相关的字段和记录内容。一般情况下,我们考虑使用邮件合并来提高效率正是因为我们手上已经有了相关的数据源,如 Excel 表格、Outlook 联系人、Access 数据库,还可以是 Word 表格。如果没有现成的,我们也可以重新建立一个数据源。

需要特别提醒的是,在实际工作中,我们可能会在 Excel 表格中加一行标题。如果要用作数据源,应该先将其删除,得到以标题行(字段名)开始的一张 Excel 表格,因为我们将使用这些字段名来引用数据表中的记录。数据源的准备具体来说分下面几个步骤。

1)数据源如何在邮件合并中工作   可以将数据源看作表格。数据源中的每一列对应于一类信息或数据字段,例如名字、姓氏、街道地址和邮政编码。

每个数据字段的名称列在第一行的单元格中,这一行称为标题记录。每一后续的行包含一条数据记录,该记录是相关信息的完整集合,例如单独收件人的姓名和地址。完成合并后,单独收件人的信息被映射到主文档中包含的字段。

2)连接至数据源   在默认情况下,在"选取数据源"对话框中连接至数据源。如果已有可使用的数据源(例如 Microsoft Outlook 联系人列表或 Microsoft Access 数据库),则可以直接从"邮件合并"任务窗格连接至数据源。

如果没有现有数据源,也可以直接从任务窗格创建数据源,仅需要简单的地址列表,"邮件合并"任务窗格将指导您完成创建 Microsoft Office 地址列表的过程。您也可以从"选取数据源"对话框中创建更复杂的数据源。

3)从数据源中选择特定的收件人   连接至数据源后,收件人信息出现在"邮件合并收件人"对话框中,可在该对话框中选择在合并中包含的收件人。

例如,如果需要查找在特定邮政编码区域中的客户,可以仅选择这些客户,也可以使用该对话框进行更高级的筛选和排序操作。

4)将数据源合并到主文档中　利用邮件合并工具,我们可以将数据源合并到主文档中,得到我们的目标文档。合并完成的文档的份数取决于数据表中记录的条数。

(3)完成合并　最后可以通过两种方法完成合并,方法一,选择"合并到新文档"(适用于只有几十上百条记录)来把这些信息输出到一个 Doc 文档里面,保存以后打印这个文档。方法二,选择"合并到打印机"(适用于成百上千条记录),此时并不生成Word 文档,而是直接打印出来。

总之,只要建立了主文档,准备了数据源(电子表格、数据库)等,或是一个标准的二维数表,就可以很方便的按一个记录一页的方式从 Word 中运用邮件合并功能进行一步步的设置,从而完成合并,再打印出来。

任务4.4　药品说明书编辑与排版

 任务描述

在实际的工作和学习中,编排书籍、杂志、论文、报告等长篇文档时,通常要列出文章的目录,并且要在每页的页眉和页脚的位置上用简洁的文字标出文章的题目、页码、日期或图案等,同时还需要对陌生的词、文字、缩略语及文档的来源等加以注解,比如关于作者的简单介绍等。我们可以使用 Word 2010 的插入目录、页、页号、注解等功能,可以自动将目录收集起来,并可插入页眉、页号和注解。本任务需要利用 Word 2010 的长文档编辑功能完成药品说明书的编辑与排版。

 任务要求

本任务要求熟练运用 Word 2010 中提供的样式、分隔符、页眉与页脚、脚注与尾注的设置及自动生成目录和更新目录/页码功能,完成药品说明书文档的编辑、浏览和打印工作。让读者掌握在工作和学习中经常遇到的长篇文档编辑和生成目录信息处理能力,更好更快地完成电子文档编辑工作。

 任务实施

在编辑长文档之前,首先要求用户提供药品说明书文字信息等相关资料,然后根据用户的需要进行内容文档母版,再利用邮件合并功能完成该项任务。

1.页面设置　使用默认设置即可。

2.格式编辑

(1)录入论文文本　可以输入论文内容,或者将事先写好的论文文字稿复制过来。

(2)设置字符格式　使用默认的宋体、五号。

(3)设置段落格式　按"Ctrl+A"组合键全选论文。将鼠标指向选择区域并右击,在弹出的快捷菜单中选择"段落"命令,弹出"段落"对话框,将鼠标指向选择区域并右击,在弹出的快捷菜单中选择"段落"命令,弹出"段落"对话框。设置"特殊格式"为

"首行缩进","磅值"自动选择"2 字符",单击"确定"按钮。

（4）设置样式　长文档中涉及的文本格式很多，如不同级别的标题，以及正文字符、段落、表格、图片等，操作起来非常烦琐。快捷有效的方法就是使用样式。样式就是文本格式的集合。Word 系统提供了内置样式，如果提供的样式不能满足需要，可以对需要的样式略加修改，或者新建设置好样式的文档，将其保存成一个模板文件，以备以后使用。

设置一级标题样式：选择标题行文本"中成药"，选择"开始"选项卡，在"样式"组中单击"标题 1"样式。对文档中"西药"进行相同样式的设置，表示是同级标题。

设置二级标题样式：选择不同的药名称来设置"标题 2"样式，表示是二级标题。不要遗漏，要细心依次选取。选取的时候可以用 Ctrl 键配合加快设置速度。

（5）修改样式

1）单击"样式"组的对话框启动器，打开"样式"窗格，如图 4-61 所示。

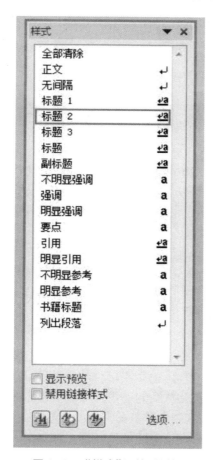

图 4-61　"样式"组的对话框

2）单击样式列表中某样式右侧的下拉箭头，在下拉列表中选择"修改"选项，打开"修改样式"对话框，如图 4-62 所示。

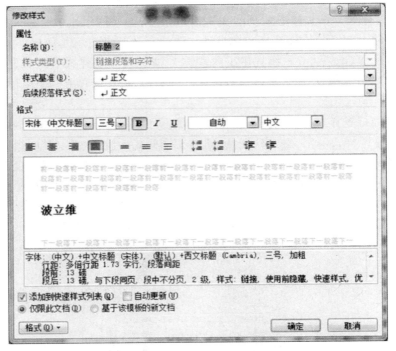

图 4-62 "修改样式"对话框

3）在该对话框中单击"居中对齐"按钮,在"格式"选项组中设置文本格式为二号、黑体(或喜欢的字体也可以),并选中"自动更新"复选框。再单击左下角的"格式"按钮,在打开的下拉列表中选择"段落"选项,在"段落"对话框中可以设置段落格式。这里使用默认设置。完成对"标题1"样式的修改。

4）用同样的方法设置"标题2"格式。字体宋体,字号小二。通过单击"开始"/"编辑"/"查找"按钮。在窗口左侧会出现"导航"窗格,如图4-63所示。单击第一个"浏览您的文档中的标题"选项卡,可以看到做好的标题样式。

3. 制作封面

(1)对文档分节　定位到文档最开始标题文字前,选择"页面布局"选项卡,单击"页面设置"组中的"分隔符"命令,在打开的下拉列表中选择"分节符"类型中的"下一页"。就会在当前光标位置插入一个不可见的分节符,这个分节符不仅将光标位置后面的内容分为新的一节,还会从新的一页开始,实现既分节又分页的功能。很多人习惯用加入多个空行的方法使新的部分另起一页,这是一种错误的做法,会导致修改时的重复排版,降低工作效率。正确的做法是插入分节符,将不同的部分分成不同的节,可以分别对不同的节进行设置。如果要取消分节,只需在"草稿"视图中删除分节符即可,分节符是不可打印字符,默认情况下在文中不显示。

(2)插入封面　定位到文档最前面,选择"插入"选项卡,在"页"组中单击"封面"按钮,在打开的下拉列表中选择"细条纹"选项。

在标题栏中输入"药品说明书",设置字符格式,微软雅黑、72磅、加粗。把其他的内容选中,删除掉。也可以"插入"空白页,自己设计封面效果。

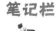

笔记栏
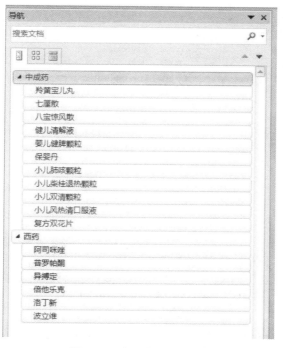

图 4-63　打开"导航"窗格

4. 自动生成目录

（1）在封面和正文之间加入目录页　定位到正文文档"中成药"最开始文字前，选择"页面布局"选项卡，单击"页面设置"组中的"分隔符"命令，在打开的下拉列表中选择"分节符"类型中的"下一页"。生成一个新页面。节的作用我们前文中讲过，使用插入空白页的方法也可以生成页面，但是后面页眉、页脚设置的格式就不能编辑了。

（2）生成目录

1）输入"目录"，简单设置一下其格式。然后将光标定位到封面页后面的第 2 页"目录"文字的后面，按 Enter 键产生一个新行。

2）选择"引用"选项卡，在"目录"组中单击"目录"按钮，可以使用列表中的样式；也可以在打开的下拉列表中选"插入目录"命令，弹出"目录"对话框，如图 4-64 所示。这里我们使用第 2 种方法。

3）定目录显示的标题级别。单击"目录"对话框右下角的"选项"按钮，如图 4-65 所示。

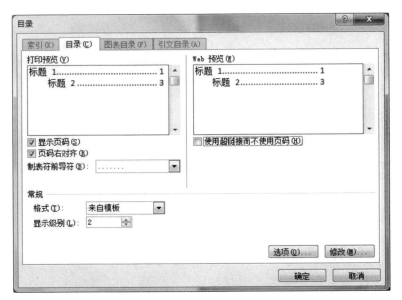

图4-64 创建"目录"对话框

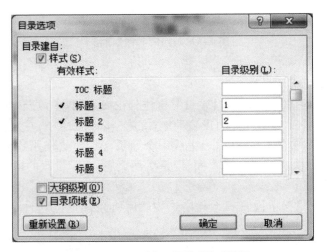

图4-65 更改"目录选项"对话框

在对话框中设置标题样式对应的级别分别为"1"和"2",因为没有使用别的样式,将其删除。勾中"目录项域",去掉"大纲级别",一定要勾掉"使用超链接而不使用页码",否则后期编辑时的页码会显示错误。单击两次"确定"按钮,自动生成目录。如图4-66所示。

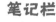

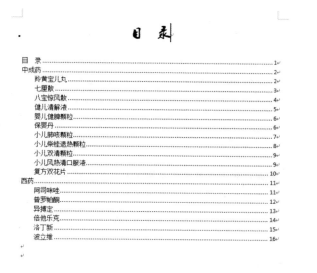

图 4-66　生成目录效果

　　因为目录是以"域"的方式插入到文档中的,目录内容和文档中相应内容之间存在超链接,单击目录区域会显示灰色底纹就可以看出来。这个时候,将最上面的目录"标题1"样式修改为"正文",重新设置其字符格式为华文姚体、二号、居中、深蓝色。

　　4)更新目录。插入目录后,对文档再次进行修改,内容发生变化,目录页码不会自己更新,需要手动完成更新。右击目录区域,使用"更新域"命令,选择"更新整个目录"命令。看到效果就可以了。如果只是页码发生改变,可选择"只更新页码"单选按钮。如有标题内容的修改或增减,可选择"更新整个目录"单选按钮,单击"确定"按钮完成。如图 4-67 所示。

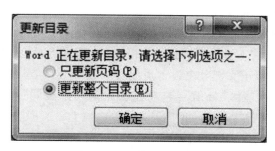

图 4-67　更新目录对话框

　　5)更改目录格式。选中目录中的"中成药"和"西药",使用"标题1"样式,双击选中页码部分,删除,包括前面的空格,只保留文字部分。减小字号至四号,使版面均匀。如图 4-68 所示。

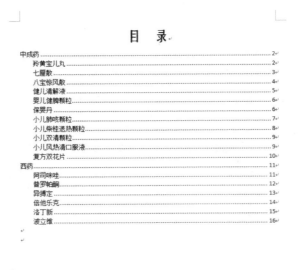

图 4-68　更改目录格式

5. **制作页眉页脚**　利用页眉和页脚功能为文章添加页眉。通常文章的封面和目录不需要添加页眉,只有正文开始时才需要添加页眉,因为前面已经对文章进行分节,所以很容易实现这个功能:设置页眉和页脚时,最好从文章最前面开始,这样不容易混乱。

(1)按快捷键 Ctrl+Home 快速定位插入点到文档开始处。

(2)选择"插入"功能区"页眉和页脚"组"页眉"按钮,选择"编辑页眉"选项进入"页眉页脚"编辑状态。

(3)切换页眉编辑区:在"页眉"左边显示有"首页页眉-第 1 节一"的提示文字,表明当前是对第 1 节设置页眉。由于第 1 节是封面,不需要设置页眉,因此可单击"页眉和页脚工具—设计"功能区中的"下一节"按钮,显示并设置下一节即第 2 节的页眉。注意,页眉的右上角显示有"与上一节相同"提示,表示第 2 节的页眉与第 1 节一样。我们定位到第 3 节正文部分来设置页眉。

(4)选择"设计"功能区"导航"组中"链接到前一条页眉"按钮,取消按钮的选中状态(默认情况下为选中状态),这时页眉右侧的"与上一节相同"提示消失,表明当前节的页眉与前一节不同,此时可在页眉中输入文字,如用文档标题"药品说明书"作为页眉,后面的其他节则无须再设置页眉,因为后面节的页眉默认与第 2 节相同。可以直接输入"药品说明书"在页眉编辑区。或者单击"页眉和页脚工具—设计"功能区"插入"组"文档部件"下拉箭头,在下拉列表中单击"文档属性""标题"命令。

这里我们做的复杂点,让中成药部分显示"中成药"为页眉内容,而西药部分显示"西药"为页眉内容。如果要用节标题"中成药"作为页眉。就要单击"页眉和页脚工具—设计"功能区"插入"组"文档部件"下拉箭头,在下拉列表中单击"域"命令。在弹出的"域"设置对话框中,选择"StyleRef"域,在"域属性"中选择"标题1",单击"确定",就会在每一个节标题的涵盖部分自动引用该标题。而不需要分多次对多节进行独立设置,实现简洁方便的设置页眉,特别是后期编辑的时候也非常方便。

注意,这一步先不要去做。先完成步骤(5)。

(5)设置奇偶页不同的页眉效果。如果在页眉区域直接输入文本或者设置域,该内容将会出现在所有节的页眉中,若要设置的页眉奇偶页不同,则不要急于编辑。要先单击"页眉和页脚工具一设计"功能区"选项"组"奇偶页不同"前的选择框。如图4-69。

注意:要再次单击"设计"功能区"导航"组中"链接到前一条页眉"按钮,取消按钮的选中状态(默认情况下为选中状态),这时页眉右侧的"与上一节相同"提示消失。

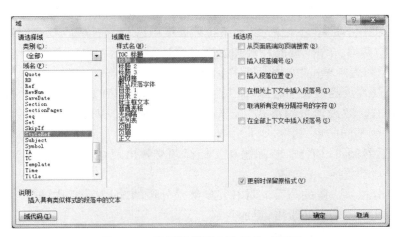

图4-69　设置"域"类别和属性对话框

进行步骤(4)操作来添加不同的页眉。

根据一般习惯,正文的第1页的页眉内容在右上角出现,内容设置为节标题和页码。第2页的页眉内容在左上角出现,内容设置为文档名称和页码。

双击第一页页眉,然后单击"页眉和页脚工具一设计"功能区"页眉和页脚"组"页码"下拉箭头,在下拉列表中单击"当前位置"/"马赛克"样式。这个时候就出现了页码,但是显示的是"2",双击选中数字2,右键菜单中单击"设置页码格式"命令,出现的"页码格式"对话框中,设置页码编号为"起始页码",调整为"1",如图4-70所示。这时的奇偶页就互换了位置。

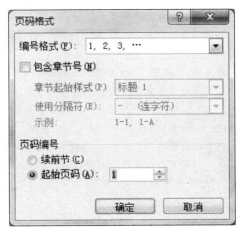

图4-70　设置"页码格式"对话框

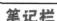

直接进入页眉编辑状态,再双击页眉区域右侧进行定位,单击"页眉和页脚工具一设计"功能区"插入"组"文档部件"下拉箭头,在下拉列表中单击"文档属性""域"命令。在弹出的"域"设置对话框中,选择"StyleRef"域,在"域属性"中选择"标题1",单击确定。空两格,单击"页眉和页脚工具一设计"功能区"页眉和页脚"组"页码"下拉箭头,在下拉列表中单击"当前位置"/"马赛克"样式。这个时候就出现了页码,显示为"1"。

再双击偶数页页眉区域左侧进行定位,先单击"页眉和页脚工具一设计"功能区"页眉和页脚"组"页码"下拉箭头,在下拉列表中单击"当前位置"/"马赛克"样式,出现页码2。空两格,单击"页眉和页脚工具一设计"功能区"插入"组"文档部件"下拉箭头,在下拉列表中单击"文档属性""标题"命令。

如果要设置页码格式。选择"插入"选项卡,在"页眉和页脚"组中单击"页码"按钮,拉列表中选择"设置页码格式"选项,弹出"页码格式"对话框。在对话框中设置"编号格式"为不同的形式。

(6)向后翻阅可以看到,节标题和文档标题交替出现在不同页面。至西药部分,页眉内容会自动更换。

6.文章分栏　一般的药品说明书大多都是分栏的,因为药学中的分述项目多,分栏之后每行文本占用空间紧凑,更加美观。

(1)选择要分栏的文本,插入点定位到正文开始,选至文档结束。如果需要段落结束的时候分栏是整齐的状态,那么就不要选中最后一个段落标记。如果需要分栏结束时是左右参差的状态,就选中最后的段落标记。

(2)单击"页面布局"功能区"分栏"按钮后的箭头,选择"两栏"样式。去掉多余的段落标记。页数就减少,而且文章显得更加紧凑。

7.更新目录　最后使用前面介绍的方法更新一下目录,只需要更新页码就可以保存或打印了。

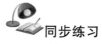
同步练习

一、填空题

1.启动 Word 2010 之后,空白文档的默认文件名是_____。Word 2010 文档的扩展名是_____。

2.编辑 Word 2010 文档时,定位插入点后,按下"Back Space"键(即退格键),则删除_____,按下"Delete"(或"Del")键,则删除_____。

3.利用"查找"与"替换"的方法,可以将 Word 文档中找到的字符串用新字符串_____。

4.在 Word 2010 中,_____视图的显示效果与打印预览的基本相同。

5.在 Word 2010 中,按下_____键可以使光标一次性跳至文档尾部。

6.在 Word 2010 的编辑状态下,设置"项目符号和编号"时,使用_____选项卡中的命令。

7.在 Word 2010 中,在文档打印设置的"打印页码"中输入"1,5,9-12",则_____。

8.在 Word 2010 中,按下_____键可以快速最小化功能区。

9.为了确保 Word 2010 文档中段落格式的一致性,可以使用_____。

10.快速打开"Word 选项"对话框的操作方法是_____。

二、选择题

1.对 Word 文档某部分内容进行编辑的正确操作是(　　)。

A. 先选中,后操作　　　　　　　　　　　　B. 先移动,后操作

    C. 先插入,后操作　　　　　　　　　　　　D. 先删除,后操作

2. 用鼠标选定一个段落文本,正确的操作是(　　　)。

    A. 单击该段左侧文本选择区　　　　　　　B. 双击该段左侧文本选择区

    C. 三击该段左侧文本选择区　　　　　　　D. 以上均不对

3. 选定文本后,使用"剪切"或"粘贴"功能,如下操作正确的是(　　　)。

    A. 选择"开始"选项卡,单击"剪切"按钮或"粘贴"按钮

    B. 选择"插入"选项卡,单击"剪切"按钮或"粘贴"按钮

    C. 选择"视图"选项卡,单击"剪切"按钮或"粘贴"按钮

    D. 选择"页面布局"选项卡,单击"剪切"按钮或"粘贴"按钮

4. 设置字符大小时,下列字号哪个表示的字符最大(　　　)。

    A. 五号　　　　　　　　　　　　　　　　B. 二号

    C. 六号　　　　　　　　　　　　　　　　D. 一号

5. 页面设置包括(　　　)。

    A. 页边距、纸型、纸张来源、版式　　　　B. 页边距、纸张来源、版式、页号

    C. 页边距、页号、文档网格　　　　　　　D. 页边距、版式、页号、页眉与页脚

6. 设置页眉和页脚时,下列操作正确的是(　　　)。

    A. 选择"开始"选项卡,单击"页眉和页脚"组中的相应按钮

    B. 选择"插入"选项卡,单击"页眉和页脚"组中的相应按钮

    C. 选择"视图"选项卡,单击"页眉和页脚"组中的相应按钮

    D. 选择"页面布局"选项卡,单击"页眉和页脚"组中的相应按钮

7. 插入表格时,可以(　　　),选择"表格"组,再选择"插入表格"项。

    A. 选择"开始"选项卡　　　　　　　　　B. 选择"插入"选项卡

    C. 选择"视图"选项卡　　　　　　　　　D. 选择"页面布局"选项卡

8. 用鼠标选定一列单元格时,可以将鼠标指针移到该列顶端边界处,指针变成向下箭头时(　　　)。

    A. 单击　　　　　　　　　　　　　　　　B. 双击

    C. 三击　　　　　　　　　　　　　　　　D. 以上均不对

9. 在表格中插入一列时,可以(　　　),选择"插入"命令,再选择"列"命令。

    A. 选择"开始"选项卡　　　　　　　　　B. 选择"插入"选项卡

    C. 打开右键快捷菜单　　　　　　　　　　D. 选择"视图"选项卡

10. 要插入一个文本框,可以(　　　),单击"文本框"按钮。

    A. 选择"开始"选项卡　　　　　　　　　B. 选择"插入"选项卡

    C. 选择"视图"选项卡　　　　　　　　　D. 选择"页面布局"选项卡

11. Word 2010 的文档以文件形式存放于磁盘中,其文件的默认扩展名为(　　　)。

    A. . txt　　　　　　　　　　　　　　　　B. . exe

    C. . docx　　　　　　　　　　　　　　　D. . sys

12. 在 Word 2010 中,如果要在文档中插入一幅图片,可单击(　　　)选项卡-"插图"功能区中的"图片"按钮。

    A. 编辑　　　　　　　　　　　　　　　　B. 视图

    C. 插入　　　　　　　　　　　　　　　　D. 工具

13. 在 Word 2010 中,如果要在文档中插入符号,可单击"插入"选项卡(　　　)功能区中的符号按钮。

    A. 表格　　　　　　　　　　　　　　　　B. 插图

C. 页眉和页脚   D. 符号

14. 用 Word 2010 进行编辑时,要将选定区域的内容放到剪贴板上,可单击"开始"选项卡中的( )按钮。

    A. 剪切或替换   B. 剪切或清除

    C. 剪切或复制   D. 剪切或粘贴

15. 如果用户想保存一个正在编辑的文档,但希望以不同文件名存储,可用( )命令。

    A. 保存   B. 另存为

    C. 比较   D. 限制编辑

16. 下面有关 Word 2010 表格功能的说法不正确的是( )。

    A. 可以通过表格工具将表格转换成文本   B. 表格的单元格中可以插入表格

    C. 表格中可以插入图片   D. 不能设置表格的边框线

17. 在 Word 2010 中,可以通过( )功能区中的"翻译"将文档内容翻译成其他语言。

    A. 开始   B. 页面布局

    C. 引用   D. 审阅

18. 给每位家长发送一份《期末成绩通知单》,用( )命令最简便。

    A. 复制   B. 信封

    C. 标签   D. 邮件合并

19. 在 Word 2010 中,可以通过( )功能区对所选内容添加批注。

    A. 插入   B. 页面布局

    C. 引用   D. 审阅

20. Word 2010 处理的文档内容输出时与页面显示模式显示的( )。

    A. 完全不同   B. 完全相同

    C. 一部分相同   D. 大部分相同

三、判断题

1. 要关闭 Word 2010 窗口,可以选择"文件"选项卡,选择"关闭"命令。 ( )

2. 在 Word 2010 文档内容的输入和编辑过程中,系统永远处于插入状态。 ( )

3. 在 Word 2010 文档中允许使用非数字形式的页码。 ( )

4. Word 不具有绘图功能。 ( )

5. Word 把艺术字作为图形来处理。 ( )

四、问答题

1. Word 2010 中格式刷的作用是什么?怎么使用?

2. 在 Word 2010 文档中,插入图片、形状、艺术字或文本框后如何设置它们的文字环绕方式?

3. 简述 Word 2010 的新功能有哪些。

4. 在 Word 2010 中文本的对齐方式有哪几种?

5. 简述利用 Word 2010 批量生成需要的邮件文档的方法。

(河南医学高等专科学校　王　雷

南阳医学高等专科学校　王　博)

项目 5
Ecxel 2010 电子表格处理软件应用

📌 项目概述

在医学研究和实践中,需要进行大量而烦琐的数据处理。Excel 具有强大的数据处理与统计功能,随着计算机技术的发展,以及医学专业人员信息素养能力的提高,很多医学信息的处理都能通过计算机来实现。Excel 2010 是美国微软公司发布的 Office 2010 办公软件中的核心组件之一,它具有强大的自由制表、数据分析和图表制作等多种功能。通过学习本项目可以帮助读者使用 Excel 2010 解决一些实际问题,轻松完成自己的工作。

Ecxel 2010 电子
表格处理软件
应用

📌 学习目标

1. 了解和熟悉 Excel 的基本功能,掌握工作簿和工作表的基本操作。
2. 学习掌握工作表中数据的输入、编辑、修改操作方法和对工作表的美化。
3. 学习掌握单元格格式化操作、数据格式设置、单元格的引用及公式和函数的使用。
4. 熟练掌握工作表中数据的排序、筛选、分类汇总及数据透视表的使用。
5. 熟练掌握 Excel 2010 文档中图表的创建、编辑与修饰。

📌 软件简介

Excel 2010 是微软公司推出的办公软件 Office 中的一个重要组成成员,也是目前最流行的关于电子表格处理的软件之一。它具有强大的计算、分析和图表等功能,是目前最常用的办公数据表格软件。

点击打开 Excel 2010 后,我们即可看到软件的主界面,它主要由"文件"选项卡、快速访问工具栏、标题栏、功能区、工作表编辑区及状态栏等部分组成。与以往的 Excel 版本相比较,Excel 2010 上的功能菜单分别为开始、插入、页面布局、公式、数据、审阅、视图、加载项等,点击相关的功能按钮后,中间黑色框线区域内便是该菜单项所对应的功能区,功能区内提供了各种命令按钮,如图 5-1 所示。

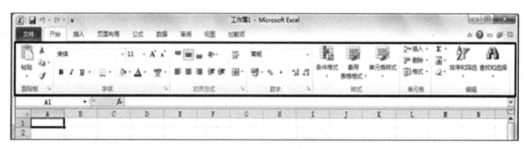

图 5-1　Excel 2010 窗口及功能区

任务 5.1　制作心脏外科职工通讯录

任务描述

刘宇到医院实习,分到了心脏外科,到科室的第一天科主任让他制作一份新的职工通讯录,完成后的职工通讯录如图 5-2 所示。

	A	B	C
1	心脏外科职工通信录		
2	序号	姓名	联系方式
3	1	周红	15187694563
4	2	李宇	15276548769
5	3	王丽	15643571278
6	4	赵芳	15734528769
7	5	李云	15876925389
8	6	张强	15243569862
9	7	李钢	15479534677
10	8	王峰	15865436895
11	9	刘雨	15987324573
12	10	陈晓	13542674595

图 5-2　心脏外科职工通讯录

任务要求

1. 新建空白工作簿,最后将文件保存名称为"心脏外科职工通讯录.xlsx",并设置文件自动保存的时间间隔为 10 min。

2. 将工作表标题"心脏外科职工通讯录"跨列合并后居中,文本型数据的输入,录入各列的标题分别为:"序号""姓名""联系方式",其中"序号"列以"1、2…10"的方式向下填充该列到最后一个数据行,"联系方式"列中的电话号码单元格格式设置为"文本"类型。

3. 为工作表的数据区域增加边框线。

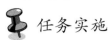

4.将工作表"Sheet 1"的工作表重命名为"心脏外科职工通讯录"。

任务实施

1. 新建一个空白工作簿　单击"开始"按钮,选择"所有程序"→"Microsoft Office 2010"命令,如图 5-3 所示。

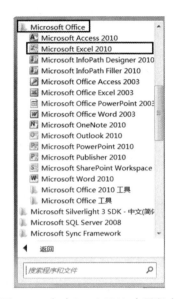

图 5-3　启动 Excel 2010 应用程序

启动 Excel 2010 后,系统打开一个新建的工作簿文件,文件的默认名称为"工作簿 1"。或者通过单击"文件"选项卡,选择其中的新建命令,在"可用模板"中选择"空白工作簿",然后单击右侧的"创建"按钮,如图 5-4 所示。

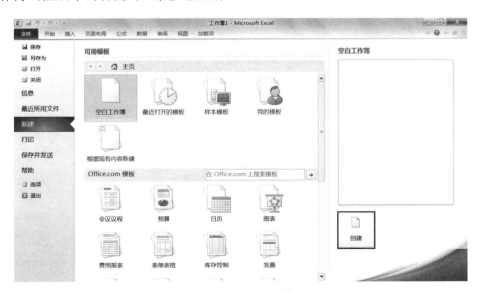

图 5-4　新建工作簿

2. 输入数据并设置格式

（1）选中 A1∶C1 单元格区域，在"开始"选项卡中选择"对齐方式"组的"合并后居中"按钮，如图5-5所示。将选中的多个单元格合并成一个较大的单元格，合并后新单元格的名称为原来最左侧单元格的名称 A1，在合并后的 A1 单元格输入"心脏外科职工通讯录"，按"Enter"键确认。

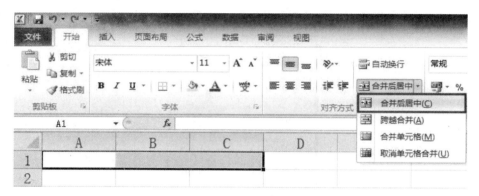

图5-5 "合并后居中"按钮

操作提示

向单元格中输入数据主要有以下3种方式。

●选中需要输入数据的单元格，输入数据后按"Enter"键，活动单元格会自动切换到下方的单元格，使用方向键或者另外单击编辑栏中的符号也可以结束当前单元格的输入。

●双击需要输入数据的单元格，在单元格内会出现闪烁的光标，可进行编辑。

●选中需要输入数据的单元格，在编辑栏中可进行输入。

（2）在 A2 到 C2 单元格中依次输入"序号""姓名""联系方式"分别作为各列数据的标题，如图5-6所示。

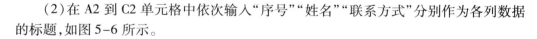
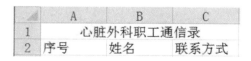

图5-6 输入各列数据的标题

（3）在 A3 单元格中输入"1"，在 A4 单元格输入"2"，然后选中 A3 单元格按住鼠标左键拖动到 A4 单元格，选中 A3∶A4 单元格区域后松开鼠标左键，此时被选中区域会出现黑色边框，如图5-7所示。

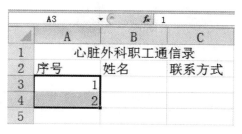

图 5-7　选中单元格

其中除了最左上角的单元格,其他单元格用浅蓝色背景色显示,表示该单元格区域处于被选中的状态。将鼠标移动到填充柄上(填充柄即为选中区域黑色边框右下角的小黑方块),鼠标会由粗的空心十字形状变为细的实心十字形状,按住鼠标左键不松,拖拽右下角的填充柄至 A12 单元格,Excel 会根据选中的前两个单元格的差,按照等差数列自动填充序列。填充操作完成后,再未进行其他单元格的操作前,填充区域的右下方会出现一个"自动填充选项"的智能标记,单击该标记右侧的下拉按钮,在打开的列表中可选择不同的填充方式,如图 5-8 所示,在这里我们选择"填充序列"的方式,职工的姓名信息是字符型数据,因此输入姓名后单元格默认的对齐方式为右对齐。

(4)在 B3:B12 单元格区域依次输入心脏外科职工姓名,职工的姓名信息是字符型数据,因此输入姓名后单元格默认的对齐方式为右对齐,如图 5-9 所示。

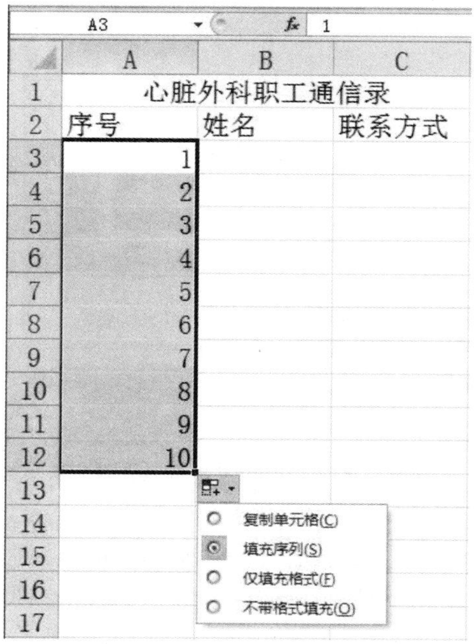

图 5-8　"自动填充选项"智能标记 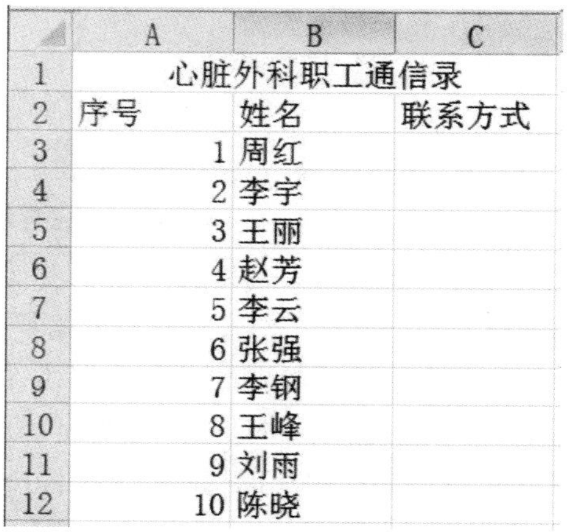　　　图 5-9　默认的对齐方式

(5)为了避免联系方式在输入的时候单元格将电话号码显示为科学计数法的形式,我们需要将联系方式所在的单元格提前设置为"文本"类型,在文本单元格格式

中,数字作为文本处理,单元格显示的内容与输入的内容完全一致。选中 C3:C12 单元格区域。选择"开始"选项卡,单击"数字"组右下角的对话框启动器,如图 5-10 所示,在弹出的"设置单元格格式"对话框中,选择"数字"选项卡,在分类中选择数据类型为"文本",单击"确定"按钮,如图 5-11 所示。

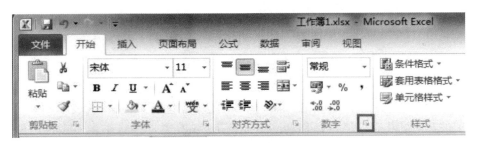

图 5-10 "数字"组右下角的对话框启动器

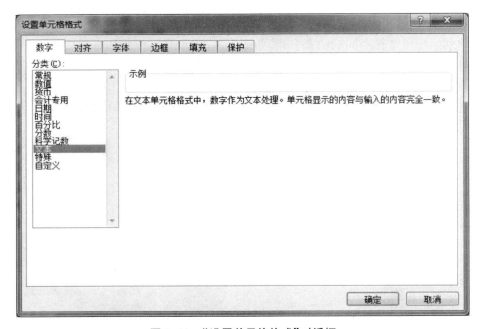

图 5-11 "设置单元格格式"对话框

在将 C3:C12 单元格区域的单元格格式设置为"文本"类型后,在 C3:C12 单元格区域依次输入心脏外科职工的联系电话,由于电话号码字符长度较长超过了单元格的宽度,因此需要对单元格的宽度进行自动调整,选中 A2:C12 单元格区域,单击"开始"选项卡的"单元格"组中的"格式"按钮,在弹出的下拉列表框中选择"自动调整列宽"选项,如图 5-12 所示。

笔记栏

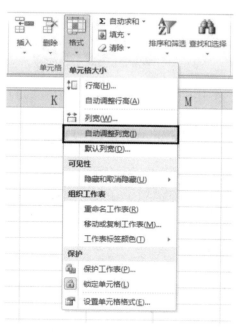

图 5-12 "自动调整列宽"选项

（6）选中 A2：C12 单元格区域，单击"开始"选项卡的"对齐方式"组中的"水平居中"按钮和"垂直居中"按钮，分别使选中单元格中的文本在单元格中水平居中和垂直居中，如图 5-13 所示。

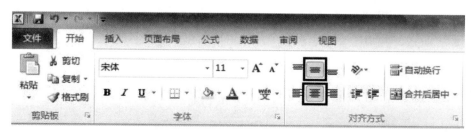

图 5-13 "水平居中"按钮和"垂直居中"按钮

3.设置边框 选中 A2：C12 单元格区域，在"开始"选项卡中选择"字体"组的"边框"右侧的下拉按钮，在下拉列表中选择"所有框线"选项，如图 5-14 所示，为选中的多个单元格加边框。

笔记栏

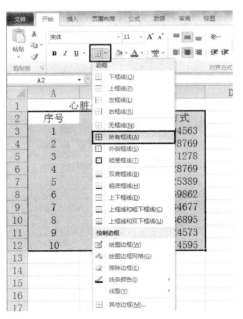

图 5-14　设置"所有框线"选项

4.修改工作表标签　每个工作簿包含多个工作表,默认状态工作簿包含 3 张工作表,分别为 Sheet 1、Sheet 2 和 Sheet 3。工作表的名称显示在工作簿底部的工作表标签上,其中标签以白底高亮度显示的是当前编辑中的工作表。右键单击工作表标签,在弹出的快捷菜单中,选择"重命名"选项,如图 5-15 所示,或者双击工作表 Sheet 1 的工作表标签,当工作表标签变为黑底白字显示的状态时,输入"心脏外科职工通讯录",按"Enter"键完成工作表名称的修改,如图 5-16 所示。

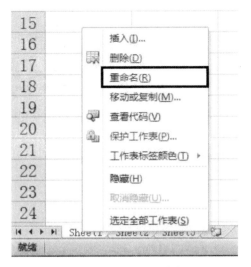

图 5-15　重命名工作表标签

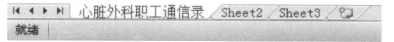

图 5-16　工作表标签

5. 保存文件

（1）选择"文件选项卡"中的"保存"命令，如图 5-17 所示，或者单击快速访问工具栏中的"保存"按钮 ，会弹出"另存为"对话框。

（2）在"另存为"对话框中选择文件要保存的位置，在这里我们把文件保存在"我的文档"文件夹中，在"文件名"文本框中输入"心脏外科职工通讯录"，单击"保存类型"右侧的下拉按钮，选择"Excel 工作簿（＊.xlsx）"选项，如图 5-18 所示，单击"确定"按钮，完成保存操作。

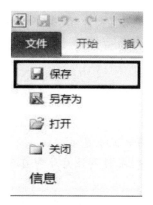

图 5-17　"文件选项卡"中的"保存"命令

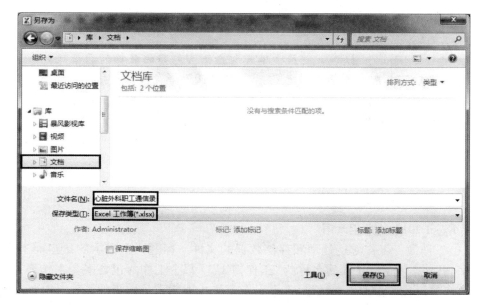

图 5-18　设置保存类型

（3）设置文件自动保存功能,选择"文件选项卡"中的"选项"命令,在弹出的"Excel 选项"对话框中选择"保存"选项,选中"保存自动恢复信息时间间隔"复选框,在其右侧的数值框中设置文件自动保存的时间间隔,如图 5-19 所示。

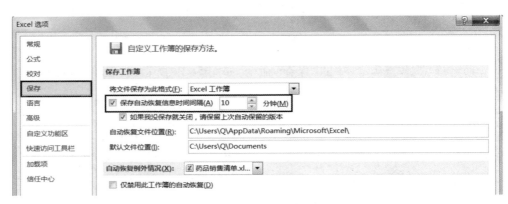

图 5-19　设置文件自动保存的时间间隔

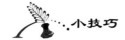

数据输入的时候使用数据填充可以提高输入的效率,以下是两种快速填充的小技巧,大家在使用时要注意体会在不同的情况下使用不同的技巧。

（1）快速重复填充(适用于要填充的数据与其上方或者右侧的数据相同):按"Ctrl+D"组合键可将活动单元格上方的数据填充进来或者拖动填充柄向下或者向右进行自动填充,填充操作完成后,单击"自动填充选项"标记右侧的下拉按钮,在打开的列表中可选择"数据单元格"的方式。

（2）双击序列填充(适用于填充列左侧有完整的数据列的情况)可在填充列中输入前两个单元格后选中这两个单元格,双击填充柄,则 Excel 会自动向下填充,直到左侧数据列的空白单元格所在行为止(不包括空白单元格所在行)。

 相关知识与技能

1. Excel 2010 的常用术语

（1）工作簿　工作簿是处理和存储数据的文件。标题栏上显示的是当前工作簿的名字。Excel 默认的工作簿名称为"工作簿 1"。每个工作簿包含多个工作表,默认状态工作簿包含 3 张工作表,但是 3 张工作表往往不能满足用户的需要,所以一个工作簿中可能包含多张工作表。

笔记栏

（2）工作表　工作表是显示在工作簿窗口中的表格,在 Excel 中用于存储和处理数据的主要文档,也称为电子表格。工作表由排列成行或列的单元格组成。工作表总是存储在工作簿中。

（3）单元格　Excel 中的每一张工作表都是由多个长方形的"存储单元"组成,这些长方形的"存储单元"即是单元格。这是 Excel 最小的单位。输入的数据就保存在这些单元格中,这些数据可是字符串、数学、公式等不同类型的内容。

2. Excel 2010 的窗口界面　启动 Excel 2010 后,首先显示的是软件的启动画面,接下来打开的窗口便是 Excel 的工作界面。Excel 的工作界面主要由标题栏、功能区、行号、列标、名称框、工作表标签和状态栏等部分组成,如图 5-20 所示。

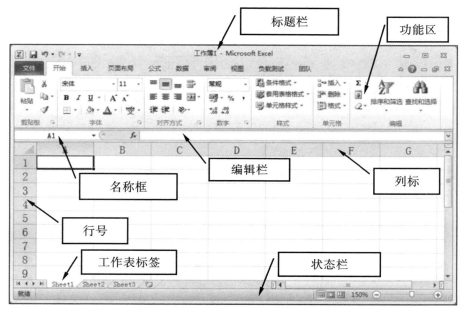

图 5-20　Excel 的窗口界面

（1）标题栏　标题栏位于 Excel 2010 主窗口的最上方,从左到右依次为控制菜单图标 ![图标],快速访问工具栏 ![工具栏],当前工作簿的名称、程序的名称及窗口控制按钮 ![按钮]。

（2）功能区　自 2007 版开始,微软公司在 Office 软件中使用了全新的 Ribbon 功能区,分"选项卡""组""命令"3 个层次,完全不同于 2003 版的工具栏、菜单栏模式。在 2010 版中,微软公司开放了有限制的自定义功能,用户可以在功能区中加入一些自己常用的命令按钮,进而提高工作效率。

（3）行号　Excel 中使用数字标识行,这些字母称为行号,行号的数字范围是 1 ~ 1 048 576,每个数字对应工作表的一行,如图 5-21 所示。

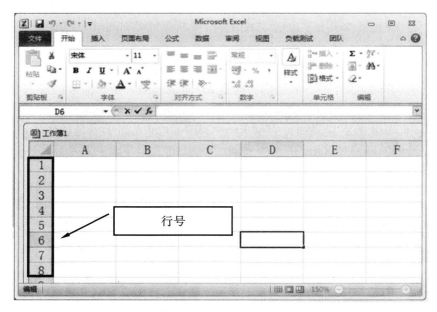

图 5-21　Excel 的行号

（4）列标　Excel 中使用字母标识列，这些字母称为列标，列标的字母范围是 A ~ XFD，分别对应工作表的 1 ~ 16 384 列，如图 5-22 所示。

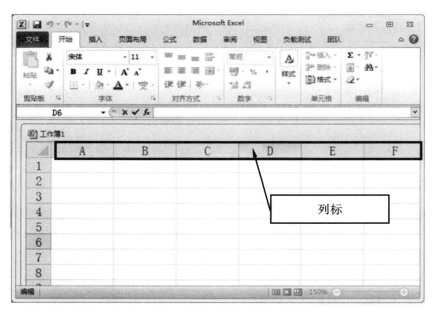

图 5-22　Excel 的列标

（5）名称框　名称框用来对 Excel 电子表格中的单元格进行命名和名称的显示。利用名称框，用户可以快速定位到相应的名称区域。每个单元格通过"列标+行号"来表示单元格的位置。如：D6，就表示第 D 列第 6 行的单元格。如图 5-23 所示。

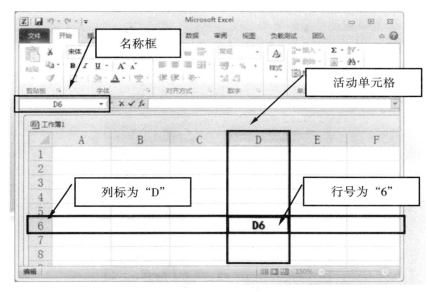

图 5-23　Excel 的名称框

（6）工作表标签　每个工作表有一个名字，工作表名显示在工作表标签上。工作表标签显示了系统默认的前 3 个工作表名：Sheet 1、Sheet 2、Sheet 3。其中白色的工作表标签表示活动工作表。单击某个工作表标签，可以选择该工作表为活动工作表。在工作表标签上右击，可打开相关的快捷菜单，如图 5-24 所示。

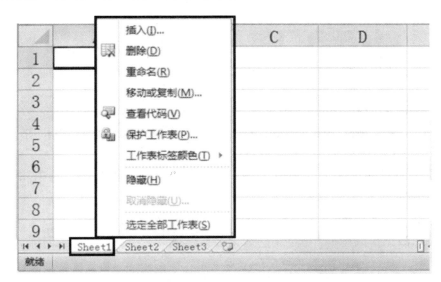

图 5-24　Excel 的工作表标签

（7）状态栏　状态栏位于 Excel 应用程序窗口的底部，用于显示当前程序的工作状态信息。用于显示多个数字的单元格的平均值、计数、求和等运算结果。状态栏右侧是视图切换按钮　和显示比例调节按钮　。

3. Excel 2010 的基本操作

（1）Excel 2010 应用程序的启动

方法一：单击左面左下角的"开始"按钮，在弹出的菜单中依次选择"所有程序"→"Microsoft Office"→"Microsoft Excel 2010"命令，即可启动 Excel 2010 程序，如图5-25 所示。

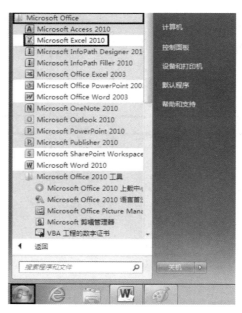

图 5-25　启动 Excel 2010

方法二：双击桌面上的 Excel 2010 图标，即可启动 Excel 2010 程序。

方法三：打开已经创建的、保存在磁盘上的 Excel 文档，可以启动 Excel 2010 程序。

（2）Excel 2010 应用程序的退出

方法一：单击 Excel 2010 主窗口右上角的"关闭"按钮，即可退出 Excel 2010 程序。

方法二：在 Excel 窗口中，切换到"文件"选项卡，然后单击"退出"选项，即可退出 Excel 2010 程序。

方法三：双击左上角的 Excel 图标，即可退出 Excel 2010 程序。

4. 输入数据　在 Excel 中常用的数据类型包括文本类型、数值型、时间、日期、货币等。

（1）文本类型数据的输入　在 Excel 中，文本类型数据包括英文字母、汉字、编号、空格和其他字符，文本类型数据默认的对齐方式为左对齐。值得注意的是，当单元格中的字符数超过了单元格的列宽时，如果其右侧的单元格为空，则 Excel 会将该单元格中的内容全部显示出来，如果其右侧的单元格不为空，该单元格中超出列宽的内容不能显示出来，此时，我们可以在编辑栏中查看该单位格的全部内容。

在实际应用中，我们经常会遇到将数字作为文本输入的情况，比如在输入病人的身份证号信息时,我们需要将 18 位身份证号从数值类型转换为文本类型,以避免出现身份证号输入时可能出现的错误。将数字作为文本输入的方法有两种:①在输入数字时,在数字的前面加上一个英文输入状态下的单引号" ' "。在单元格显示时,只显示数字,而不显示单引号,单引号仅出现于编辑栏中。②在输入数字前,选中需要转换为文本类型的单元格区域,在开始选项卡中,单击"数字"组中右下角的对话框启动器,在弹出的"设置单元格格式"对话框中选择"数字"选项卡,在"数字"选项卡的"分类"列表框中选择"文本"选项,单击"确定"按钮,完成设置。

(2)数值类型数据的输入　在 Excel 中,数值类型数据包括整数、小数、分数等,数值类型数默认的对齐方式是右对齐。

1)在 Excel 中如果单元格中输入的数字超过列宽,列宽会自动增加;超过一定位数,Excel 会自动采用科学计数法表示该数值。

2)数字正常显示的,如果手工调窄列宽,数字优先转为科学计数法并根据需要进行四舍五入,若科学记数法仍不够显示,则该单元格会出现"####"符号,表示此列宽不够显示此数字。

3)若单元格中输入的数字为正数,则不需在数字前加"+"号,即使加了在单元格中也不会显示,而如果数字为负数,则可以用多种方式来表示,比如在数字前加"-"号,用( )括起来。

4)分数的输入方式为先输入"0"和空格,再输入分数,如若要在单元格中显示分数"1/2",则应输入"0 1/2"。

(3)日期、时间和货币类型数据的输入　日期、时间和货币类型是一种特殊的数值类型数据,其默认的对齐方式都是右对齐。在输入日期和时间时,如果使用的是系统可识别的日期和时间格式,Excel 会自动将其转换为相应的时间和日期格式。

1)日期的年月日之间用"/"符号或者"-"符号分隔,如 2017-12-10、21-Oct-17、17/6/9 等格式都是正确的日期格式,用组合键"Ctrl+;"可输入当前日期。

设置日期格式的方式:选中单元格区域,在开始选项卡中,单击"数字"组中右下角的对话框启动器,在弹出的"设置单元格格式"对话框中选择"数字"选项卡,在"数字"选项卡的"分类"列表框中选择"日期"选项,右侧的"类型"列表框中选择特定的日期格式,然后单击"确定"按钮完成设置,如图 5-26 所示。

2)用组合键"Ctrl+Shift+;"可输入当前时间,系统默认的是 24 h 制的表示方式,如果想表示上午或下午,则在输入完时间后加空格输入"AM"或者"PM"。

设置时间格式的方式:选中单元格区域,在开始选项卡中,单击"数字"组中右下角的对话框启动器,在弹出的"设置单元格格式"对话框中选择"数字"选项卡,在"数字"选项卡的"分类"列表框中选择"时间"选项,右侧的"类型"列表框中选择特定的时间格式,然后单击"确定"按钮完成设置,如图 5-27 所示。

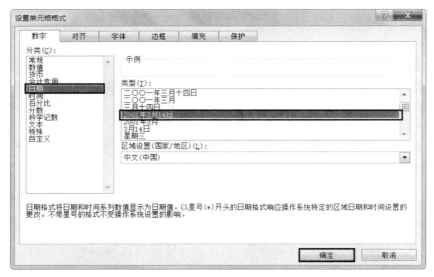

图 5-26　设置日期格式

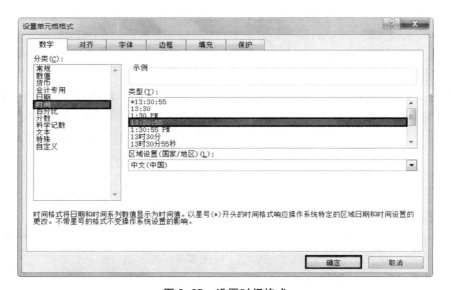

图 5-27　设置时间格式

3）设置货币格式的方式如下：选中单元格区域，在开始选项卡中，单击"数字"组中右下角的对话框启动器，在弹出的"设置单元格格式"对话框中选择"数字"选项卡，在"数字"选项卡的"分类"列表框中选择"货币"选项，在选项卡右侧设置小数位数，然后单击"确定"按钮完成设置，如图 5-28 所示。

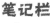
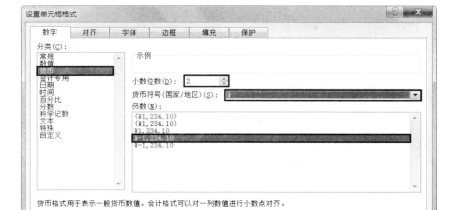

图 5-28　设置货币格式

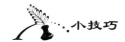小技巧

（1）选中单个单元格：鼠标单击。

（2）选中单个区域：选择需要选择的单元格区域左上角的单元格，按着鼠标左键不松，拖动鼠标到单元格区域右下角的单元格，两个单元格之间的矩形区域就被选中；或者鼠标单击选择需要选择的单元格区域左上角的单元格，按着"Shift"键的同时用鼠标单击选中需要选择的单元格区域右下角的单元格。

（3）选中多个不连续的区域：按住"Ctrl"键的同时，依次用鼠标单击需要选择的单元格。

（4）选中单行（单列）：单击需要选择的行（列）的行号（列标）。

（5）选中多行、多列：首先，单击需要选择的第 1 行（列）的行号（列标），然后，对于连续选择行（列）时，按住鼠标左键拖动到最后需要选择的行（列）；对于不连续行（列）时，按住 Ctrl 键的同时，再单击需要选择的行（列）。

（6）选中整个工作表：使用"Ctrl + A"组合快捷键选中全部单元格；或者单击列标和行号交叉处的"全选"按钮 ████ 。

 训练项目

按照以下要求建立学生成绩表：

1. 新建空白工作簿,最后将文件保存名称为"学生成绩表. xlsx",并设置文件自动保存的时间间隔为 5 min。

2. 将工作表标题"学生成绩表"跨列合并后居中,文本型数据的输入,录入各列的标题分别为:"学号""姓名""语文""数学""英语",其中"学号"列以"20171101、20171102、…20171116"的方式向下填充该列到最后一个数据行,"学号"列的单元格格式设置为"文本"类型。

3. 设置数值区域所有文本在单元格中水平居中和垂直居中,并设置"自动调整列宽",为工作表的数据区域增加边框线。

4. 将工作表"Sheet 1"的工作表重命名为"学生成绩表"。

任务 5.2　制作医院放射科职工工资表

任务描述

刘宇在医院人事科实习,主任让他制作医院放射科职工工资表,完成后的工资表如图 5-29 所示。

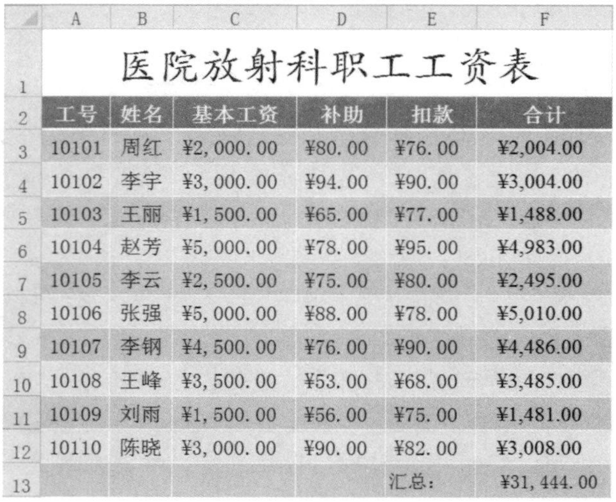

	A	B	C	D	E	F
1	医院放射科职工工资表					
2	工号	姓名	基本工资	补助	扣款	合计
3	10101	周红	¥2,000.00	¥80.00	¥76.00	¥2,004.00
4	10102	李宇	¥3,000.00	¥94.00	¥90.00	¥3,004.00
5	10103	王丽	¥1,500.00	¥65.00	¥77.00	¥1,488.00
6	10104	赵芳	¥5,000.00	¥78.00	¥95.00	¥4,983.00
7	10105	李云	¥2,500.00	¥75.00	¥80.00	¥2,495.00
8	10106	张强	¥5,000.00	¥88.00	¥78.00	¥5,010.00
9	10107	李钢	¥4,500.00	¥76.00	¥90.00	¥4,486.00
10	10108	王峰	¥3,500.00	¥53.00	¥68.00	¥3,485.00
11	10109	刘雨	¥1,500.00	¥56.00	¥75.00	¥1,481.00
12	10110	陈晓	¥3,000.00	¥90.00	¥82.00	¥3,008.00
13					汇总:	¥31,444.00

图 5-29　医院放射科职工工资表

任务要求

1. 新建空白工作簿,最后将文件保存名称为"医院放射科职工工资表. xlsx"。

2. 将工作表标题"医院放射科职工工资表"跨列合并后居中,录入各列的标题分别为:"工号""姓名""基本工资""补助""扣款""合计",在 A3:E12 单元格区域依次输入各项数据,其中单元格区域 C3:F12 的单元格格式设置为"货币"类型,小数位数为 0。

3. 运用公式计算工作表中 F 列的工资合计数值,具体的公式为:合计金额＝基本工资+补助-扣款。

4. 在工作表的 F13 单元格利用 SUM 函数计算出放射科职工工资总额。

5. 更改工作表的标题及数值区域的字体和字号,调整数据表行高和列宽。

6. 使用 Excel 2010 自带的套用表格格式和单元格样式功能,美化表格。

任务实施

1. 输入数据并进行公式计算

(1)选中 A1:F1 单元格区域,在"开始"选项卡中选择"对齐方式"组的"合并后居中"按钮,在合并后的 A1 单元格输入"医院放射科职工工资表",按"Enter"键确认。

(2)在 A2 到 F2 单元格中依次输入"工号""姓名""基本工资""补助""扣款""合计"分别作为各列数据的标题,在 A3:E12 单元格区域依次输入各项数据,如图 5-30 所示。

	A	B	C	D	E	F
1			医院放射科职工工资表			
2	工号	姓名	基本工资	补助	扣款	合计
3	10101	周红	2000	80	76	
4	10102	李宇	3000	94	90	
5	10103	王丽	1500	65	77	
6	10104	赵芳	5000	78	95	
7	10105	李云	2500	75	80	
8	10106	张强	5000	88	78	
9	10107	李钢	4500	76	90	
10	10108	王峰	3500	53	68	
11	10109	刘雨	1500	56	75	
12	10110	陈晓	3000	90	82	

图 5-30 录入数据

(3)第 F 列的值表示的是工资的合计金额,该列的数据需要通过计算得到,公式为:合计金额＝基本工资+补助-扣款。以 F3 单元格为例,F3 的值表示的是周红的工资金额,它的值的计算方法为基本工资(C3 单元格的值)加上补助(D3 单元格的值)减去扣款(E3 单元格的值),即 F3＝C3+D3-E3。选中单元格区域 C3:F12,单击鼠标右键,在弹出的快捷菜单中选择"设置单元格格式"选项,如图 5-31 所示,在弹出的"设置单元格格式"对话框中,选择"货币"选项卡,在分类中选择数据类型为"货币",设置小数位数为"0",单击"确定"按钮,如图 5-32 所示。

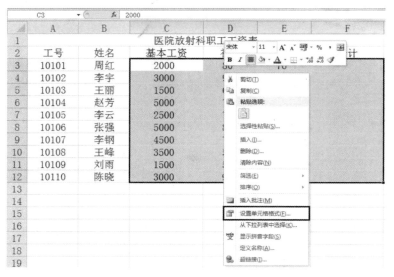

图 5-31　"设置单元格格式"选项

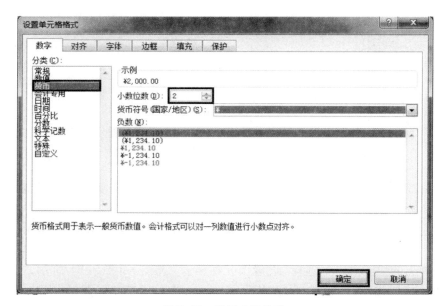

图 5-32　设置小数位数

（4）选中 F3 单元格，输入公式" = C3+D3-E3"，按"Enter"键可以得到周红的工资金额，如图 5-33 所示。这里需要注意的是单元格值的显示方式，在单元格中显示的是公式的计算结果，而对应的编辑框中显示的是公式，如图 5-34 所示。

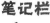
COUNTIF		✕ ✓ fx	=C3+D3-E3		
	A	B	C	D	E	F

	A	B	C	D	E	F
1	医院放射科职工工资表					
2	工号	姓名	基本工资	补助	扣款	合计
3	10101	周红	¥2,000.00	¥80.00	¥76.00	=C3+D3-E3

图 5-33　输入公式

F3		fx	=C3+D3-E3		

	A	B	C	D	E	F
1	医院放射科职工工资表					
2	工号	姓名	基本工资	补助	扣款	合计
3	10101	周红	¥2,000.00	¥80.00	¥76.00	¥2,004.00

图 5-34　编辑栏显示公式

（5）选中 F3 单元格，拖动其填充柄至 G42 单元格，使用公式填充的功能将 F3 单元格中的公式复制到其他单元格中，如图 5-35 所示，因为没有加绝对引用符号"＄"，这里用的单元格的引用为相对引用，例如，F4 单元格的公式为"＝C4+D4-E4"，以此类推，F12 单元格的公式为"＝C12+D12-E12"。

F3		fx	=C3+D3-E3		

	A	B	C	D	E	F
1	医院放射科职工工资表					
2	工号	姓名	基本工资	补助	扣款	合计
3	10101	周红	¥2,000.00	¥80.00	¥76.00	¥2,004.00
4	10102	李宇	¥3,000.00	¥94.00	¥90.00	¥3,004.00
5	10103	王丽	¥1,500.00	¥65.00	¥77.00	¥1,488.00
6	10104	赵芳	¥5,000.00	¥78.00	¥95.00	¥4,983.00
7	10105	李云	¥2,500.00	¥75.00	¥80.00	¥2,495.00
8	10106	张强	¥5,000.00	¥88.00	¥78.00	¥5,010.00
9	10107	李钢	¥4,500.00	¥76.00	¥90.00	¥4,486.00
10	10108	王峰	¥3,500.00	¥53.00	¥68.00	¥3,485.00
11	10109	刘雨	¥1,500.00	¥56.00	¥75.00	¥1,481.00
12	10110	陈晓	¥3,000.00	¥90.00	¥82.00	¥3,008.00
13						

图 5-35　复制公式

2. 使用函数计算　选中"F12"单元格，输入"汇总："，然后我们在 F13 单元格利用函数计算出该清单中的销售总额。选中"F13"单元格，在"开始"选项卡中，单击"编辑"命令组中的"自动求和"按钮旁边的下拉按钮，在下拉列表中选择"求和"选项，如图 5-36 所示。系统会自动对该行有数值的单元格进行计算，并显示出公式，如图 5-37 所示，所选单元格区域"F3：F12"正好是要计算总成绩的区域，不需要进行改动，按"Enter"键或者单击编辑栏左侧的 ✓ 按钮结束当前单元格的输入。注意这里不要用鼠标单击其他单元格的方式结束当前单元格的输入，否则会改变函数的值，从而使计算结果错误。

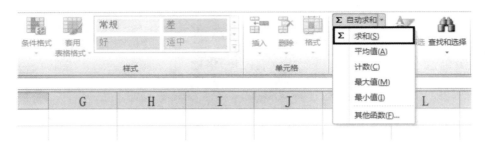

图 5-36　使用自动求和按钮

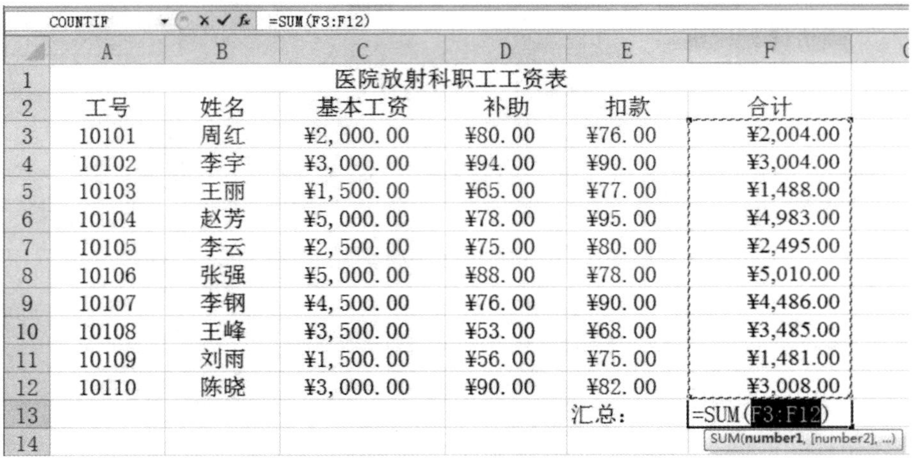

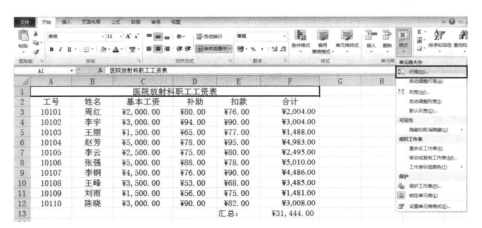

图 5-37　显示求和公式

3. 行列调整

（1）选中单元格 A1，单击"开始"选项卡中选择"单元格"组中的"格式"按钮右侧的下拉按钮，在下拉列表中选择"行高"选项，如图 5-38 所示，可弹出"行高"对话框，设置其值为 40，如图 5-39 所示。

图 5-38　"格式"按钮的"行高"选项

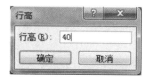

图 5-39 设置行高

（2）选中 A2 到 F13 单元格区域，单击"开始"选项卡中选择"单元格"组中的"格式"按钮右侧的下拉按钮，在下拉列表中选择"自动调整列宽"选项，如图 5-40 所示，使单元格中的内容全部显示出来，然后，设置该区域的"行高"的值为 20。

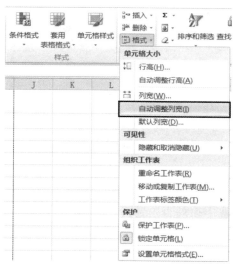

图 5-40 "自动调整列宽"选项

4. 美化表格

（1）选中单元格 A1，在"开始"选项卡中的"字体"命令组中设置"字体"为华文楷体，"字号"为 24，如图 5-41 所示。

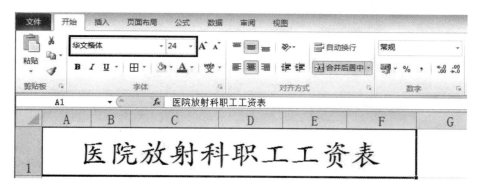

图 5-41 设置字体

（2）选中 A2 到 F13 单元格区域，设置"字体"为宋体，"字号"为 12，在"开始"选项卡的"对齐方式"命令组中设置其对齐方式为"垂直居中"和"水平居中"。

（3）为了使工作表美观，我们可以使用 Excel 2010 自带的套用表格格式功能，直接调用内置的表格格式，提高效率。选中单元格 A1，在"开始"选项卡中，单击"样式"命令组中"单元格样式"的下拉按钮，在下拉列表中选择"标题"样式，如图 5-42 所示。

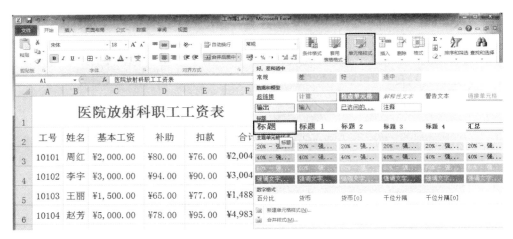

图 5-42　设置单元格样式

（4）选中 A2 到 F13 单元格区域，在"开始"选项卡中，单击"样式"命令组中"套用表格格式"的下拉按钮，在下拉列表中选择"表样式中等深浅 16"，如图 5-43 所示，会弹出一个"套用表格格式"对话框，如图 5-44 所示，单击"确定"按钮。

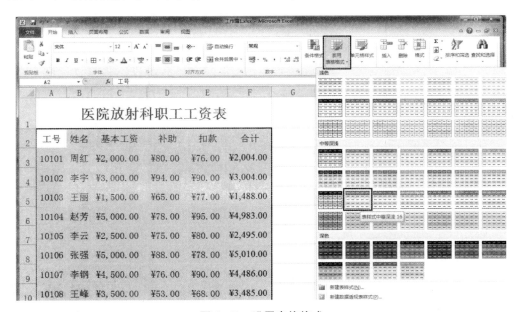

图 5-43　设置表格格式

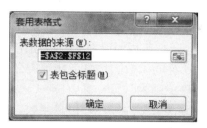

图 5-44　"套用表格式"对话框

（5）选中 A2 到 F13 单元格区域，单击"表格工具"的"设计"选项卡的"工具"组的"转换为区域"按钮，如图 5-45 所示会弹出对话框，单击"是"按钮，如图 5-46 所示。

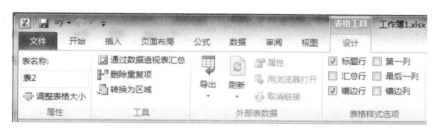

图 5-45　"转换为区域"按钮

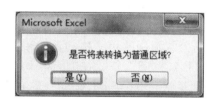

图 5-46　转换为普通区域

相关知识与技能

1. Excel 公式　Excel 公式是 Excel 工作表中进行数值计算的等式。公式输入是以"="开始的。简单的公式有加、减、乘、除等计算。运算符的作用是对公式中的各元素进行运算操作。

（1）运算符分类　运算符分为算术运算符、比较运算符、文本运算符及引用运算符。

1）算术运算符　算术运算符用来完成基本的数学运算，如加法、减法和乘法。算术运算符有+（加）、-（减）、*（乘）、/（除）、%（百分比）、^（乘方）。

2）比较运算符　比较运算符用来对两个数值进行比较，产生的结果为逻辑值 True（真）或 False（假）。比较运算符有 =（等于）、>（大于）、>=（大于等于）、<=（小于等于）、<>（不等于）。

3）文本运算符　文本运算符"&"用来将一个或多个文本连接成为一个组合文本。例如"Micro"&"soft"的结果为"Microsoft"。

4）引用运算符　引用运算符用来将单元格区域合并运算。引用运算符为:【:】

（冒号），表示对两个引用之间，包括两个引用在内的所有区域的单元格进行引用，例如，SUM（A1:C6）；【,】（逗号），表示将多个引用合并为一个引用，例如，SUM（B5，B15，D5，D15）；【 】（空格），表示产生同时隶属于两个引用的单元格区域的引用。

2.Excel 函数　Excel 中所提的函数其实是一些预定义的公式，它们使用一些称为参数的特定数值按特定的顺序或结构进行计算。Excel 函数一共有 11 类，分别是数据库函数、日期与时间函数、工程函数、财务函数、信息函数、逻辑函数、查询和引用函数、数学和三角函数、统计函数、文本函数及用户自定义函数。

在 Excel 中，一个完整的函数式主要由标识符、函数名称和参数组成。格式为：= 函数名（参数 1，参数 2……）

（1）标识符　在函数输入时，必须先输入" = "号，这个" = "号通常称为函数式的标识符，如果不在最前侧输入等号，Excel 会将公式当作文本处理。

（2）函数名称　紧跟在函数标识符后面的一个英文单词就是函数名称，用来表明函数要执行的运算，如求和函数 SUM。

（3）参数　在函数名称的后面，紧跟着一对英文输入状态下的圆括号，被括起来的内容就是函数的参数。参数之间用逗号隔开。参数可以是数字、文本、形如 TRUE 或 FALSE 的逻辑值、数组、形如 #N/A 的错误值或单元格引用。给定的参数必须能产生有效的值。参数也可以是常量、公式或其他函数、数组、单元格引用等。

3.单元格引用　单元格引用用于标识工作表上的单元格或单元格区域，并指明公式中所使用的数据的位置，Excel 中单元格引用分为相对引用、绝对引用和混合引用。

（1）相对引用　引用格式形如"A1"。这种对单元格的引用是完全相对的，当引用单元格的公式被复制时，新公式引用的单元格的位置将会发生改变。例如：我们在单元格 A1～A5 中输入数值"1,2,3…5"，然后在单元格 B1 中输入公式" = A1 * 2"，最后把 B1 单元格中的公式分别复制到 B2 至 B5，则会发现 B2 至 B5 单元格中的结果均等于对左侧单元格的数值乘以 2。

（2）绝对引用　引用格式形如" $ A $ 1"。这种对单元格引用的方式是完全绝对的，即一旦成为绝对引用，无论公式如何被复制，对采用绝对引用的单元格的引用位置是不会改变的。例如：我们在单元格 A1～A5 中输入数值"1,2,3…5"，然后在单元格 B1 中输入公式" = $ A $ 1 * 2"，最后把 B1 单元格中的公式分别复制到 B2 至 B5 处，则会发现 B2 至 B5 单元格中的结果均等于 A1 单元格的数值乘以 2。

（3）混合引用　具有绝对列和相对行，或是绝对行和相对列。绝对引用列采用如 $ A1 形式。绝对引用行采用如 A $ 1 形式。如果公式所在单元格的位置改变，则相对引用改变，而绝对引用不变。如果多行或多列地复制公式，相对引用自动调整，而绝对引用不做调整。

 训练项目

按照以下要求建立学生成绩表统计：

1.新建空白工作簿，最后将文件保存名称为"学生成绩表统计. xlsx"。

2.将工作表标题"学生成绩表统计"跨列合并后居中，录入各列的标题分别为："学号""姓名""期末成绩""平时成绩""总评成绩"，其中单元格区域 E3：E18 的单元格格式设置为"数值"类型，小数位数为 1。

3. 运用公式计算工作表中单元格区域 A2:E18 的总评成绩数值,具体的公式为:总评成绩=期末成绩*0.8+平时成绩*0.2。

4. 在工作表的 E19 单元格利用 AVERAGE 函数计算出所有学生总评成绩的平均分。

5. 设置单元格 A1 的"行高"为 40,"字体"为华文楷体,"字号"为 24。设置单元格区域 E3:E18 的"行高"值为 20,并将列宽设置为"自动调整列宽"选项,设置"字体"为宋体,"字号"为 12,对齐方式为"垂直居中"和"水平居中"。

6. 选中单元格 A1,设置为"标题 1"样式,选中 A2 到 E18 单元格区域,在"开始"选项卡中,单击"样式"命令组中"套用表格格式"的下拉按钮,在下拉列表中选择"表样式中等深浅 9"。

任务 5.3 分析康健公司药品销售表

任务描述

刘宇是康健公司的销售员,需要通过分析公司的药品销售情况,更有效地进行药品销售。

任务要求

1. 对工作表按照"配送企业"升序进行排序,企业按照"金额"的降序排列。
2. 使用筛选功能对不同配送企业的药品销售数据进行筛选。
3. 通过分类汇总计算出每个配送企业的采购总金额。
4. 根据工作表"康健公司药品销售表"中的销售数据创建一个数据透视表,要求针对各个配送企业比较每个季度的销售额。其中:"配送企业"为报表筛选字段,"药品名称"为列标签,"季度"为行标签,将"金额"作为求和项。

任务实施

1. 数据排序　我们对康健公司药品销售表中的数据进行处理,首先进行数据排序。选中数据区域中的任意一个单元格,在"数据"选项卡中,单击"排序和筛选"组中的"排序"按钮,如图 5-47 所示。弹出"排序"对话框,如图 5-48 所示。

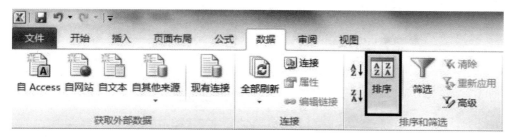

图 5-47　"排序"按钮

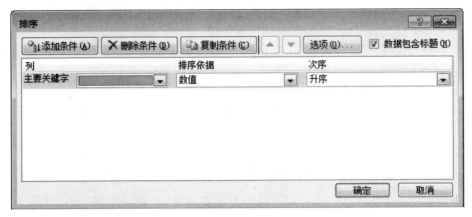

图 5-48 "排序"对话框

在"排序"对话框中,将"主要关键词"设为"配送企业",将"排序依据"设为"数值","次序"设为"升序"。单击"添加条件"按钮,添加"次要关键词",将"次要关键词"设为"金额",将"排序依据"设为"数值","次序"设为"降序",如图 5-49 所示,排序后的结果如图 5-50 所示。

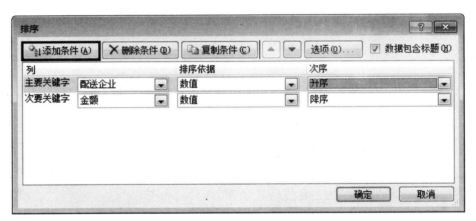

图 5-49 添加"次要关键字"

序号	药品名称	季度	配送企业	采购价	采购量	金额
8	三九胃泰颗粒	第二季度	安徽天禾药业有限责任公司	¥13.00	300	¥3,900.00
40	三九胃泰颗粒	第二季度	安徽天禾药业有限责任公司	¥13.00	200	¥2,600.00
10	三九胃泰颗粒	第三季度	安徽天禾药业有限责任公司	¥13.00	150	¥1,950.00
20	三九胃泰颗粒	第四季度	安徽天禾药业有限责任公司	¥13.00	100	¥1,300.00
9	感冒灵颗粒	第一季度	安庆市中西药品有限责任公司	¥3.00	23	¥69.00
22	克拉霉素分散片	第四季度	安庆市中西药品有限责任公司	¥8.90	350	¥3,115.00
5	阿莫西林分散片	第一季度	安庆市中西药品有限责任公司	¥4.20	300	¥1,260.00
24	三七伤药片(糖衣)	第四季度	安庆市中西药品有限责任公司	¥4.18	200	¥836.00
7	三七伤药片(糖衣)	第二季度	安庆市中西药品有限责任公司	¥4.18	150	¥627.00
18	阿莫西林分散片	第四季度	安庆市中西药品有限责任公司	¥4.20	100	¥420.00
27	三七伤药片(糖衣)	第一季度	安庆市中西药品有限责任公司	¥4.18	100	¥418.00
6	卡托普利片	第三季度	安庆市中西药品有限责任公司	¥1.73	200	¥346.00
21	注射用青霉素钠	第四季度	安庆市中西药品有限责任公司	¥0.28	1000	¥280.00
25	克拉霉素分散片	第一季度	安庆市中西药品有限责任公司	¥8.90	30	¥267.00
15	感冒灵颗粒	第二季度	安庆市中西药品有限责任公司	¥3.00	50	¥150.00
16	感冒灵颗粒	第一季度	安庆市中西药品有限责任公司	¥3.00	50	¥150.00
30	感冒灵颗粒	第二季度	安庆市中西药品有限责任公司	¥3.00	50	¥150.00

药品销售清单

图 5-50 排序结果

2. 数据筛选

（1）选中数据区域中的任意一个单元格，在"数据"选项卡中，单击"排序和筛选"组中的"筛选"按钮，在表头的各字段名称右侧将出现一个下拉按钮，如图 5-51 所示。

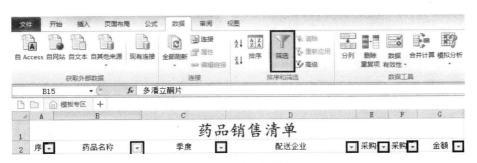

图 5-51 "筛选"按钮

（2）单击"配送企业"字段右侧的下拉按钮，在打开的下拉列表中选"安微天禾药业有限责任公司"，按"确定"按钮，如图 5-52，则把配送单位为"安微天禾药业有限责任公司"的药品销售数据筛选出来，如图 5-53 所示。如果想让被筛选隐藏起来的数据再显示出来，则单击"筛选"按钮。

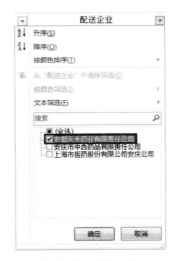

图 5-52 筛选内容

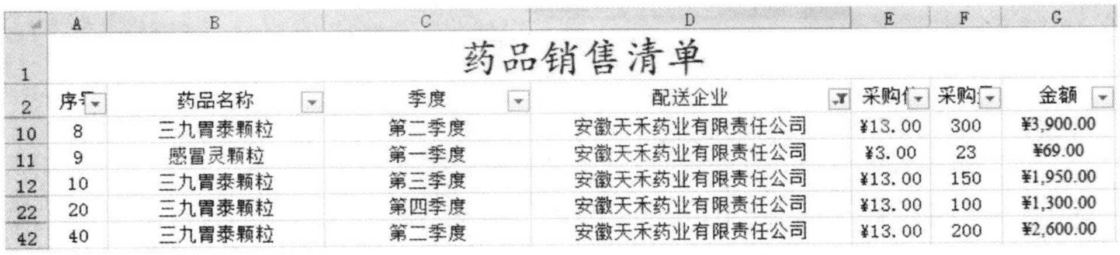

	序	药品名称	季度	配送企业	采购价	采购	金额
				药品销售清单			
10	8	三九胃泰颗粒	第二季度	安徽天禾药业有限责任公司	¥13.00	300	¥3,900.00
11	9	感冒灵颗粒	第一季度	安徽天禾药业有限责任公司	¥3.00	23	¥69.00
12	10	三九胃泰颗粒	第三季度	安徽天禾药业有限责任公司	¥13.00	150	¥1,950.00
22	20	三九胃泰颗粒	第四季度	安徽天禾药业有限责任公司	¥13.00	100	¥1,300.00
42	40	三九胃泰颗粒	第二季度	安徽天禾药业有限责任公司	¥13.00	200	¥2,600.00

图 5-53 筛选结果

3. **数据分类汇总** 我们通过分类汇总计算出每个配送企业的采购总金额。

（1）在进行分类汇总排序之前，首先要对分类字段进行排序。对数据区域按照"配送企业"列进行排序。选中"配送企业"列中的任意单元格，在"数据"选项卡中，单击"排序和筛选"命令组中的"升序"按钮，如图5-54所示，对"配送企业"字段按升序排序。

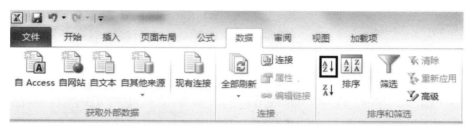

图5-54 "升序"按钮

（2）选中数据区域的任意一个单元格，单击"数据"选项卡"分级显示"命令组中的"分类汇总"按钮，如图5-55所示。打开"分类汇总"对话框，在"分类字段"下拉列表中选择"配送企业"，在"汇总方式"下拉列表中选择"求和"，钩选"选定汇总项"列表中的"金额"项，单击"确定"按钮完成设置，如图5-56所示，分类汇总的结果如图5-57所示。

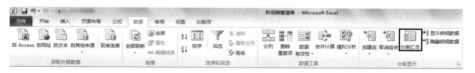

图5-55 "分类汇总"按钮

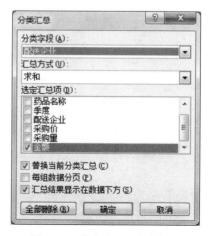

图5-56 "分类汇总"对话框

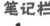

1 2 3		A	B	C	D	E	F	G
	1			药品销售清单				
	2	序号	药品名称	季度	配送企业	采购价	采购量	金额
	3	1	卡托普利片	第一季度	上海市医药股份有限公司安庆公司	¥1.73	100	¥173.00
	4	2	多潘立酮片	第一季度	上海市医药股份有限公司安庆公司	¥1.88	60	¥112.80
	5	3	头孢氨苄胶囊	第二季度	上海市医药股份有限公司安庆公司	¥3.18	300	¥954.00
	6	11	盐酸氟桂利嗪胶囊	第二季度	上海市医药股份有限公司安庆公司	¥1.40	20	¥28.00
	7	12	复方甘草片	第三季度	上海市医药股份有限公司安庆公司	¥3.99	100	¥399.00
	8	26	维生素C片	第三季度	上海市医药股份有限公司安庆公司	¥0.87	20	¥17.40
	9	35	三七伤药片(糖衣)	第一季度	上海市医药股份有限公司安庆公司	¥4.18	100	¥418.00
	10	36	克拉霉素分散片	第二季度	上海市医药股份有限公司安庆公司	¥8.90	50	¥445.00
	11	37	盐酸氟桂利嗪胶囊	第三季度	上海市医药股份有限公司安庆公司	¥1.40	50	¥70.00
	12	38	阿莫西林分散片	第一季度	上海市医药股份有限公司安庆公司	¥4.20	100	¥420.00
	13	39	头孢氨苄胶囊	第一季度	上海市医药股份有限公司安庆公司	¥3.18	100	¥318.00
	14				上海市医药股份有限公司安庆公司 汇总			¥3,355.20

图 5-57　分类汇总结果

（3）为了方便查看数据分类汇总的结果，在对数据进行分类汇总后，在工作表的左侧有 3 个显示不同级别分类汇总的按钮 1 2 3，单击它们可显示分类汇总和总计的汇总，图 5-57 分类汇总结果中所示的是默认的单击分级显示符号"3"的结果，单击分级显示符号"1"的结果如图 5-58 所示，单击分级显示符号"2"的结果如图 5-59 所示。单击各级分类汇总按钮下的 ➕ 和 ➖ 按钮或者单击"数据"选项卡"分级显示"组中的 ➕显示明细数据 和 ➖隐藏明细数据 按钮，可以显示或者隐藏单个分类汇总的所有行。

1 2 3		A	B	C	D	E	F	G
	1			药品销售清单				
	2	序号	药品名称	季度	配送企业	采购价	采购量	金额
➕	46				总计			¥22,073.65

图 5-58　单击分级显示符号"1"的分类汇总结果

1 2 3		A	B	C	D	E	F	G
	1			药品销售清单				
	2	序号	药品名称	季度	配送企业	采购价	采购量	金额
➕	14				上海市医药股份有限公司安庆公司 汇总			¥3,355.20
➕	39				安庆市中西药品有限责任公司 汇总			¥8,899.45
➕	45				安徽天禾药业有限责任公司 汇总			¥9,819.00
	46				总计			¥22,073.65

图 5-59　单击分级显示符号"2"的分类汇总结果

4.创建数据透视表　数据透视表示一种能够将筛选、排序和分类汇总等操作依次完成，并生成表格的一种数据处理方法。我们在对数据进行复杂比较时，通常需要使用数据透视表。

（1）创建数据透视表。选中数据区域的任意单元格，单击"数据"选项卡"表格"命令组中的"数据透视表"按钮，如图 5-60 所示。打开"创建数据透视表"对话框，在"请选择要分析的数据选项组中选择"选择一个表或区域"选项单选按钮，选择需要分析的数据区域，在"选择放置数据透视表的位置"选项组中选择"新工作表"单选按钮，如图 5-61 所示。单击"确定"按钮，即可进入数据透视表的编辑状态，如图 5-62 所示。

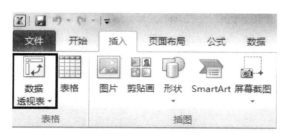

图 5-60　"数据透视表"命令按钮

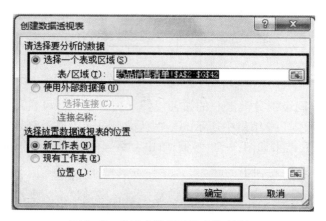

图 5-61　"创建数据透视表"对话框

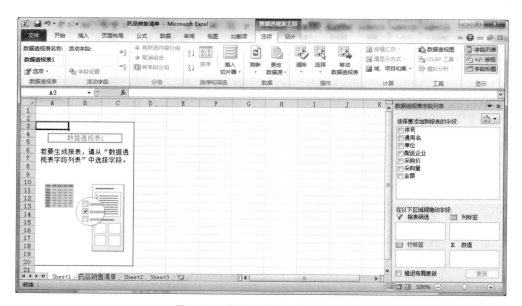

图 5-62　数据透视表的编辑窗口

（2）数据透视表的编辑窗口。将窗口右上角的"数据透视表字段列表"中的"选择要添加到报表的字段"中的字段拖拽到窗口右下角"在以下区域间拖动字段"的对应的标签框区域中。在这里我们要分析的是不同季度的药品销售情况。因此将"配送

笔记栏

企业"拖到"报表筛选"区域中,将"季度"拖到"列标签"区域中,将"药品名称"放到"行标签"区域中,将"金额"作为求和项放在"数值"区域中,如图 5-63 所示。

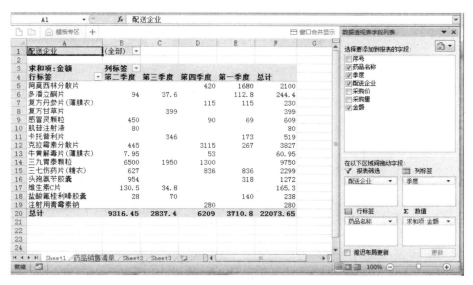

图 5-63　数据透视表

（3）筛选数据。单击"行标签"或者"列标签",即可筛选我们所需的数据。例如,我们在行标签的下拉列表中选择"第一季度",单击确定按钮,如图 5-64 所示。则表示的是所有"第一季度"采购药品的金额,数据透视表筛选数据的结果如图 5-65 所示。

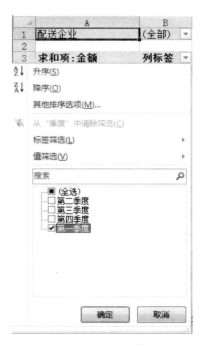

图 5-64　数据透视表筛选数据

	A	B	C
1	配送企业	(全部) ▼	
2			
3	求和项:金额	列标签 ▼	
4	行标签 ▼	第一季度	总计
5	阿莫西林分散片	1680	1680
6	多潘立酮片	112.8	112.8
7	复方丹参片(薄膜衣)	115	115
8	感冒灵颗粒	69	69
9	卡托普利片	173	173
10	克拉霉素分散片	267	267
11	三七伤药片(糖衣)	836	836
12	头孢氨苄胶囊	318	318
13	盐酸氟桂利嗪胶囊	140	140
14	总计	3710.8	3710.8

图5-65 数据透视表筛选数据的结果

 训练项目

按照以下要求建立学生成绩表分析:

1. 对工作表按照"成绩"降序进行排序,成绩相同时按照"学号"的升序排序。

2. 使用筛选功能对不同班级的学生成绩数据进行筛选。

3. 通过分类汇总计算出每个班级各科成绩的平均分。

任务5.4 分析医院行政科室职工学历表

 任务描述

Excel的数据处理功能不仅体现在公式、函数计算、排序、筛选和数据透视表等方面,还可以将数据以图表的形式进行表示,通过制作各种类型的图表,使表格中的数据的表现形式更为直观,从而更便于获取有用信息,提高效率。刘宇在医院人事科工作,科主任让他分析医院行政科室的职工学历,并通过图表的形式打印出来。

 任务要求

1. 创建图表。

2. 认识图表的类型。

3. 编辑图表。

4. 打印图表。

 任务实施

1. 制作图表 要在Excel中创建图表,首先要确定输入图表的数值数据,为了对各行政部门的职工学历情况进行比较,选用的数据区域为"A2:D5"。考虑到轴标签过长且显示的金额数值是持续型,因此考虑使用柱形图。

制作图表的具体步骤如下:选择"A2:D5"单元格区域,在"插入"选项卡中,单击图表"命令组中的"条形图"按钮,在打开的下拉列表中选择"簇状条形图"选项,如图 5-66 所示,选择式样后即可根据选择的数据表生成对应的图表,为了使图表数据显示得清晰美观,可使用拖拽的方式适当调整图表的位置与大小,调整后的图表如图 5-67 所示。

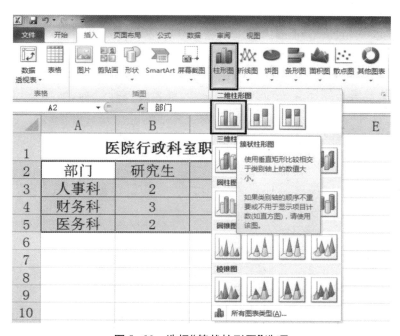

图 5-66   选择"簇状柱形图"选项

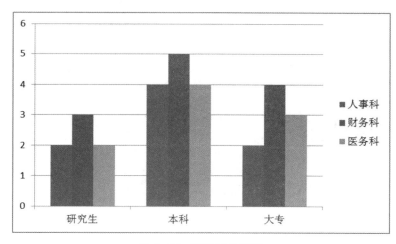

图 5-67   调整后的图表

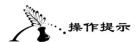 操作提示

选择包含要用于图表的数据的单元格:如果只选择一个单元格,则 Excel 自动将紧邻该单元格且包含数据的所有单元格绘制到图表中。如果要绘制到图表中的单元格不在连续的区域中,只要选择的区域为矩

形,便可以选择不相邻的单元格或区域。还可以隐藏不想绘制到图表中的行或列。

2.编辑图表　单击图表的任意位置将其激活,此时将显示"图表工具"选项卡,其下面增加了"设计""布局"和"格式"3个选项卡,可以对图表进行各种编辑操作。

(1)设置坐标轴格式　在图表的横坐标轴区域右击,在弹出的快捷菜单中选择"设置坐标轴格式",如图5-68所示,可弹出"设置坐标轴格式"对话框,选择左侧的"坐标轴选项"选项卡,设置"主要刻度单位"为"固定",在右侧的文本框中输入主要刻度单位的具体数值"2",图5-69所示,单击"关闭"按钮。

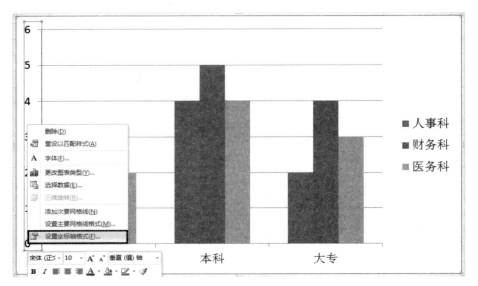

图5-68　选择"设置坐标轴格式"选项

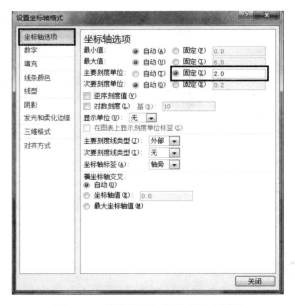

图5-69　"设置坐标轴格式"对话框

（2）编辑图表标题　单击图表中的任意位置将其激活，切换到"图表工具"下的"设计"选项卡，单击"图表布局"命令组右下角的"其他"下拉按钮，如图 5-70 所示，在打开的下拉列表中选择"布局 1"样式，如图 5-71 所示。将光标定位于编辑框中，输入需要修改的图表标题，如图 5-72 所示。

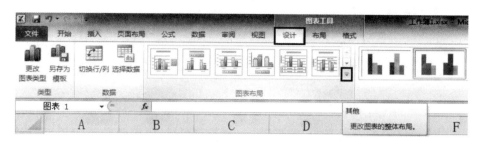

图 5-70　选择图表布局

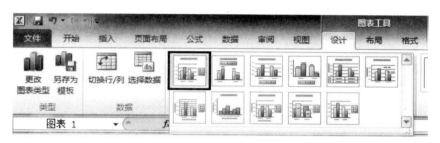

图 5-71　选择图表布局

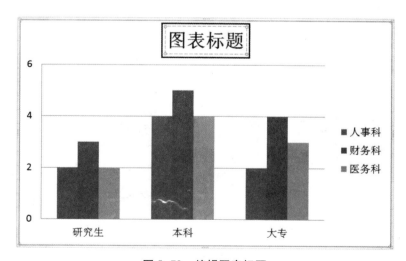

图 5-72　编辑图表标题

（3）添加数据标签　单击图表中的任意位置将其激活，切换到"图表工具"下的"布局"选项卡，单击"标签"命令组中的"数据标签"下拉按钮，在打开的下拉列表中选择"数据标签内"选项，如图 5-73 所示。则可在数据区域内显示数据的值，如图

5-74 所示。

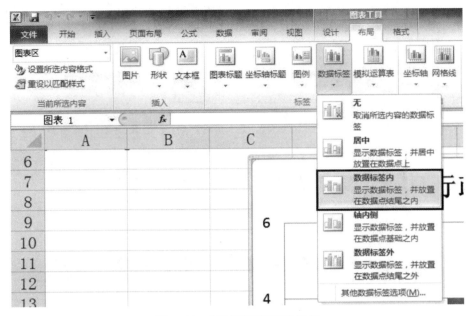

图 5-73 "数据标签"下拉按钮

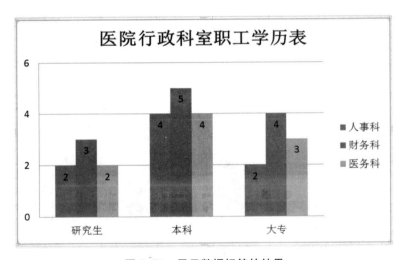

图 5-74 显示数据标签的结果

(4)更改图表类型 单击图表中的任意位置将其激活,切换到"图表工具"下的"设计"选项卡,单击"类型"命令组中的"更改图表类型"按钮,如图 5-75 所示。在打开的"更改图表类型对话框"中选择"条形图"选项卡中的"堆积条形图",然后单击"确定"按钮,如图 5-76 所示。此时图表更改为堆积条形图,显示的是各学历职工的科室分布情况,如图 5-77 所示。

笔记栏

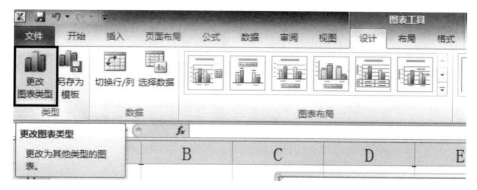

图 5-75　"更改图表类型"按钮

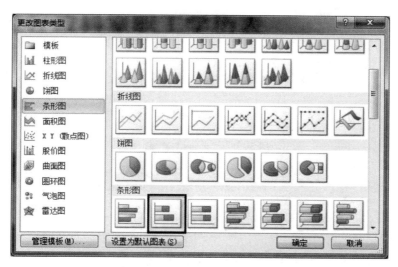

图 5-76　"更改图表类型"对话框

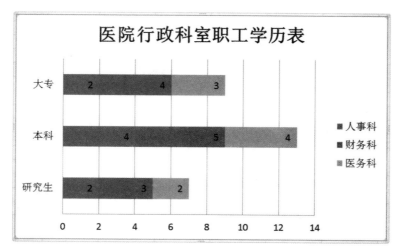

图 5-77　更改为堆积条形图

（5）切换行和列　如果想要显示各科室职工的学历分布情况，则需要将数据源的行和列切换，单击图表中的任意位置右击鼠标，在弹出的快捷菜单中选择"选择数据"选项，如图5-78所示，在弹出的"选择数据源"对话框中，单击"切换行/列"按钮，如图5-79所示。最后得出各科室职工的学历分布情况（图5-80）。

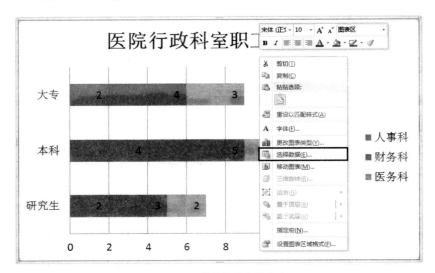

图5-78　"选择数据"命令

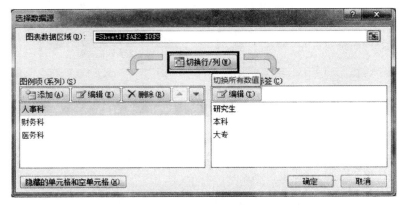

图5-79　"切换行/列"按钮

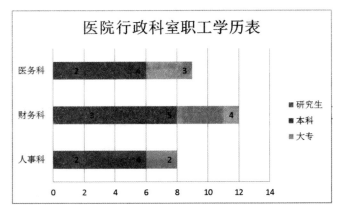

图5-80　显示各科室职工的学历分布情况

笔记栏

3.打印　Excel 2010 中没有打印预览的选项,想要预览文件的打印效果,可点击 "文件"选项卡,在弹出的 Backstage 视图中选择"打印"选项,在打开的"打印"视图窗口的最右侧可以预览文档的打印效果。若打印预览没有问题,在"打印"视图窗口中设置打印份数、打印机、打印范围、纵向还是横向打印、纸张大小、边距、缩放等内容后,单击"打印"按钮,如图 5-81 所示。

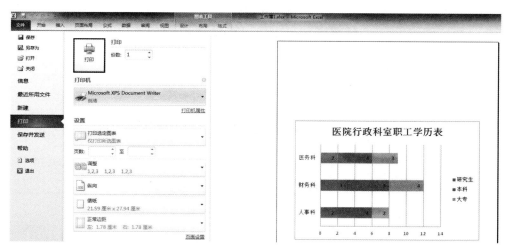

图 5-81　"打印"按钮

相关知识与技能

图表用于以图形形式显示数值数据系列,用于表示大量数据及不同数据系列之间的关系。图表的类型主要包括柱形图、折线图、饼图、条形图、面积图、XY 散点图等。

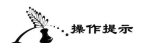

操作提示

将鼠标指针停留在任何图表类型或图表子类型上时,屏幕提示都将显示相应图表类型的名称。

1.柱形图　柱形图用于显示一段时间内的数据变化或说明各项之间的比较情况。在柱形图中,通常沿横坐标轴组织类别,沿纵坐标轴组织值。柱形图的图表子类型如图 5-82 所示。

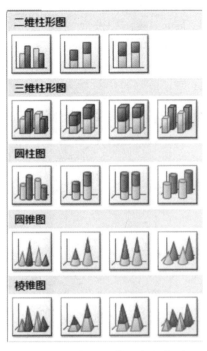

图5-82　柱形图的图表子类型

2. 折线图　排列在工作表的列或行中的数据可以绘制到折线图中。折线图可以显示随时间而变化的连续数据(根据常用比例设置),因此非常适用于显示在相等时间间隔下数据的趋势。在折线图中,类别数据沿水平轴均匀分布,所有的值数据沿垂直轴均匀分布。折线图的图表子类型如图5-83所示。

3. 饼图　仅排列在工作表的一列或一行中的数据可以绘制到饼图中。饼图显示一个数据系列中各项的大小,与各项总和成比例。饼图中的数据点显示为整个饼图的百分比。饼图的图表子类型如图5-84所示。

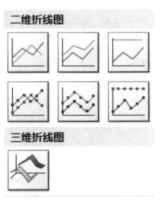

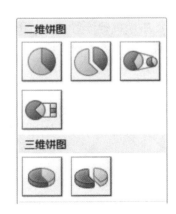

图5-83　折线图的图表子类型　　　**图5-84　饼图的图表子类型**

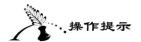

操作提示

使用饼图的情况：

- 仅有一个要绘制的数据系列。
- 要绘制的数值没有负值。
- 要绘制的数值几乎没有零值。
- 不超过 7 个类别。
- 各类别分别代表整个饼图的一部分。

4.条形图　条形图显示各项之间的比较情况。条形图的图表子类型如图 5-85 所示。

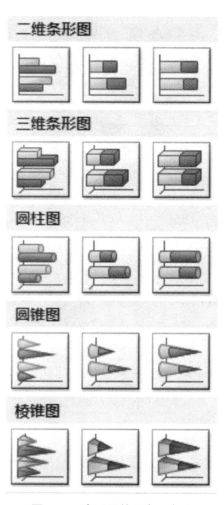

图 5-85　条形图的图表子类型

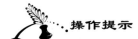

使用条形图的情况：
- 轴标签过长。
- 显示的数值是持续型的。

5. 面积图　面积图强调数量随时间而变化的程度,也可用于引起人们对总值趋势的注意。例如,表示随时间而变化的利润的数据可以绘制成面积图以强调总利润。通过显示所绘制的值的总和,面积图还可以显示部分与整体的关系。面积图的图表子类型如图 5-86 所示。

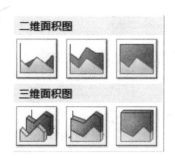

图 5-86　面积图的图表子类型

6. XY 散点图　XY 散点图显示若干数据系列中各数值之间的关系,或者将两组数字绘制为 XY 坐标的一个系列。XY 散点图有两个数值轴,沿横坐标轴(X 轴)方向显示一组数值数据,沿纵坐标轴(Y 轴)方向显示另一组数值数据。XY 散点图将这些数值合并到单一数据点并按不均匀的间隔或簇来显示它们。XY 散点图通常用于显示和比较数值,例如科学数据、统计数据和工程数据。XY 散点图的图表子类型如图 5-87 所示。

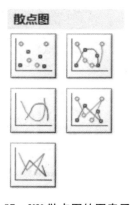

图 5-87　XY 散点图的图表子类型

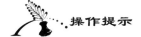操作提示

使用散点图的情况：

● 要更改水平轴的刻度。

● 要将轴的刻度转换为对数刻度。

● 水平轴的数值不是均匀分布的。

● 水平轴上有许多数据点。

● 要有效地显示包含成对或成组数值集的工作表数据,并调整散点图的独立刻度以显示关于成组数值的详细信息。

● 要显示大型数据集之间的相似性而非数据点之间的区别。

● 您要在不考虑时间的情况下比较大量数据点,在散点图中包含的数据越多,所进行的比较的效果就越好。

若要在工作表上排列使用散点图的数据,应将 X 值放在一行或一列,然后在相邻的行或列中输入对应的 Y 值。

训练项目

按照以下要求建立学生就业分析表：

1. 选择"A2:F5"单元格区域,在"插入"选项卡中,单击"图表"命令组中的"条形图"按钮,在打开的下拉列表中选择"簇状条形图"选项。

2. 在图表的横坐标轴区域右击,在弹出的快捷菜单中选择"设置坐标轴格式",在弹出"设置坐标轴格式"对话框中选择左侧的"坐标轴选项"选项卡,设置"主要刻度单位"为"固定",在右侧的文本框中输入主要刻度单位的具体数值"2"。

3. 单击图表中的任意位置将其激活,切换到"图表工具"下的"设计"选项卡,单击"图表布局"命令组右下角的"其他"下拉按钮,在打开的下拉列表中选择"布局 1"样式,将光标定位于编辑框中,输入需要修改的图表标题"学生就业分析"。

4. 单击图表中的任意位置以将其激活,切换到"图表工具"下的"布局"选项卡,单击"标签"命令组中的"数据标签"下拉按钮,在打开的下拉列表中选择"数据标签内"选项,在数据区域内显示数据的值。

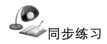同步练习

一、填空题

1. 在 Excel 2010 中一张工作表的单元格总数是(行数乘列数)_____。

2. 在 Excel 2010 中,重命名工作表的最简单方法是用鼠标_____要重命名的工作表标签,再输入新的工作表名称后按"Enter"键。

3. 在 Excel 2010 中,要进行单元格的合并,应先选定要合并的单元格区域,再执行_____的命令。

4. 在 Excel 2010 中可进行非当前工作表单元格的引用,如要引用 Sheet 4 工作表中的 B6、B7、B8 3 个单元格,则应在当前工作表选定的单元格中输入_____。

5. 假设 A2 单元格内容为文字"300",A3 单元格内容为数字"5",则 COUNT(A2:A3)的值为_____。

6. 在 Excel 2010 单元格中输入"2^3",则该单元格将显示____,要在 A5 单元格输入分式"4/5",正确输入方法为_____。

7. 通常单元格引用有_____、_____和____3 种方式。

8. 默认情况下,文本数据的对齐方式为_____,数值数据为_____。

9. 如果在工作表中输入当前日期按_____组合键,输入当前时间按_____组合键。

10. 隐藏工作表的操作命令在_____选项卡上的_____组里的_____按钮中。

二、选择题

1. Excel 2010 电子表格存储数据的基本单位是(   )。
   A. 工作簿   B. 工作表
   C. 单元格   D. 工作区域

2. 工作簿中工作表的数量默认是(   )。
   A. 1 个   B. 3 个
   C. 1 ~ 255 个   D. 无限个

3. 在工作表中按照默认的规定,单元格的数值类型数据在显示时(   )。
   A. 靠右对齐   B. 靠左对齐
   C. 居中   D. 不定

4. 在 Excel 2010 工作表中,不正确的单元格地址是(   )。
   A. C $ 66   B. $ C66
   C. C6 $ 6   D. $ C $ 66

5. 在 Excel 2010 中,一个工作表最多可以有(   )行。
   A. 255   B. 256
   C. 65 535   D. 1 048 576

6. 在 Excel 2010 工作表中可以进行智能填充时,鼠标的形状为(   )。
   A. 空心粗十字   B. 向左上方箭头
   C. 实心细十字   D. 向右上方箭头

7. 在 Excel 2010 工作簿中,有关移动和复制工作表的说法正确的是(   )。
   A. 工作表只能在所在工作簿内移动,不能复制
   B. 工作表只能在所在工作簿内复制,不能移动
   C. 工作表可以移动到其他工作簿内,不能复制到其他工作簿内
   D. 工作表可以移动到其他工作簿内,也可复制到其他工作簿内

8. 在 Excel 2010 中,对于工作表的删除,以下说法正确的是(   )。
   A. 只能先选定一张工作表,在"开始"选项卡中,单击"单元格"组中的"删除"按钮,选择"删除工作表"选项
   B. 可以选定一张或多张连续的工作表,在"开始"选项卡中,单击"单元格"组中的"删除"按钮,选择"删除工作表"选项
   C. 可以选定若干张不连续的工作表,在"开始"选项卡中,单击"单元格"组中的"删除"按钮,选择"删除工作表"选项

D. 可以选定一张或多张连续的或不连续的工作表,在"开始"选项卡中,单击"单元格"组中的"删除"按钮,选择"删除工作表"选项

9. 在 Excel 2010 工作表的单元格中出现一连串的"######"符号,则表示(　　)。

    A. 需重新输入数据　　　　　　　　　　B. 需调整单元格的宽度

    C. 需删去该单元格　　　　　　　　　　D. 需删去这些符号

10. 在 Excel 2010 中,在工作表的单元格里输入日期,下列(　　)形式不符合日期格式。

    A. 1-14-13　　　　　　　　　　　　　B. 2013/10/14

    C. 10/14/13　　　　　　　　　　　　　D. 01-OCT-13

11. 在 Excel 2010 中,可对一组数据进行大小排序的函数是(　　)。

    A. AVERAGE　　　　　　　　　　　　B. RAND

    C. RANK　　　　　　　　　　　　　　D. COUNT

12. 在 Excel 2010 中,"Sheet 2 1C2"中的 Sheet 2 表示(　　)。

    A. 公式名　　　　　　　　　　　　　　B. 工作簿名

    C. 工作表名　　　　　　　　　　　　　D. 单元格名

13. 在 Excel 中,下列(　　)不能结束一个单元格中数据的输入。

    A. "编辑栏"中的"✓"按钮　　　　　　B. 按"Enter"键

    C. 按空格键　　　　　　　　　　　　　D. 按"Tab"键

14. 在 Excel 2010 工作表的某个单元格中输入 6-20,Excel 认为这是一个(　　)。

    A. 数值　　　　　　　　　　　　　　　B. 字符串

    C. 时间　　　　　　　　　　　　　　　D. 日期

15. 要在单元格中输入多行数据,在换行处按下(　　)快捷键,可以实现换行。

    A. Alt+Ctrl　　　　　　　　　　　　　B. Alt+Shift

    C. Shift+Ctrl　　　　　　　　　　　　D. Alt+Enter

16. Excel 2010 中向单元格中输入公式时,首先应键入(　　)。

    A. 等号　　　　　　　　　　　　　　　B. 分号

    C. 冒号　　　　　　　　　　　　　　　D. 感叹号

17. Excel 2010 中,单元格中输入数值时,当输入的长度超过单元格宽度时自动转换成(　　)方法表示。

    A. 四舍五入　　　　　　　　　　　　　B. 科学记数

    C. 自动舍去　　　　　　　　　　　　　D. 以上都对

18. 在 Excel 2010 中,清除单元格是指清除单元格中的(　　)。

    A. 内容　　　　　　　　　　　　　　　B. 格式

    C. 批注　　　　　　　　　　　　　　　D. 以上全是

三、判断题

1. 按住"Ctrl"键的同时,将要复制的工作表标签拖动到新的位置,即可快速实现工作表的复制。

                                                      (　　)

2. 在 Excel 2010 中选定单元格后按"Delete"键可同时删除单元格内容和格式。　　　　　(　　)

3. 当 Excel 2010 中的图表对应数据表中的数据改变时,图表将同时发生改变。　　　　(　　)

4. 要求按 A ~ Z 的顺序进行排序,则使用的排序方式为降序。　　　　　　　　　　(　　)

5. 使用"格式刷"工具将格式应用于多个不同的区域,应先单击该工具按钮。　　　　(　　)

四、问答题

1. 如何拆分与冻结工作表窗口,两者之间有什么区别?

2. 如何自定义填充序列?

3. 什么是相对引用和绝对引用?

4. 如何建立数据透视表?

5. 要添加一个数据系列到已有的图表中,如何操作?

（南阳医学高等专科学校　王秋红　王一帆）

项目6
PowerPoint 2010 演示文稿制作软件应用

项目概述

PowerPoint 简称 PPT,是微软公司出品的 office 软件组件之一,是用于制作演示文稿最常用的办公软件。PowerPoint 的优越性在于能够将枯燥乏味的抽象文字、数字等转化成集文字、图形、图像、声音及视频剪辑等多媒体元素于一体的演示文稿,把自己所要表达的信息组织在一组图文并茂的幻灯片中,通过计算机屏幕或投影仪来播放。因此,被广泛运用于设计制作、专家报告、教师授课、学生答辩、产品演示、企业工作总结、广告宣传等。同时用户可以利用 PowerPoint 在互联网上召开面对面会议,远程会议或在互联网上分享展示演示文稿。

PowerPoint2010
演示文稿制作
软件应用

PowerPoint 2010 新功能包括多窗口编辑、更多幻灯片切换特效和 SmartArt 图形、删除图片背景、视频编辑和嵌入功能、Animation Painter(动画刷)、幻灯片 3D 转换效果及在线幻灯片播放功能等。

学习目标

1. 了解和掌握 PowerPoint 2010 界面组成、功能及幻灯片制作基本操作。
2. 学会对幻灯片中的文本、图片、艺术字、表格、动画等对象进行编辑。
3. 掌握演示文稿中幻灯片间切换、动画设计、母版应用、放映方式设置等操作。
4. 学习掌握 PowerPoint 2010 演示文稿的打包、打印、发布和创建视频。

软件简介

PowerPoint 2010 是微软公司推出的办公软件 Office 中的一个重要组成成员,也是目前最流行的演示文稿制作软件之一。打开幻灯片 PowerPoint 2010 应用程序后,我们即可看到该软件的主界面,与以往的版本相比较,PowerPoint 2010 上的功能菜单分别为开始、插入、设计、切换、动画、幻灯片放映、审阅、视图和加载项等,点击相关的功能选项卡后,中间黑色框线区域内便是该菜单项所对应的功能区,功能区内提供了各种命令按钮,如图 6-1 所示。

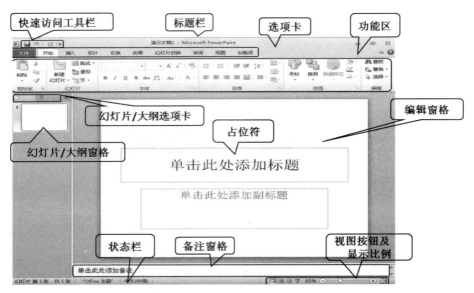

图 6-1　PowerPonint 2010 上的功能菜单

任务 6.1　制作药品销售公司简介

任务描述

吴明在药品销售公司工作,公司为了拓展市场,需要到学校招聘一批毕业生。为了更好地展示公司形象,吸引更多的优秀人才,需要制作一个关于公司简介的演示文稿。要求图文并茂,全面地展示公司的形象,因此本项任务就来完成药品销售公司简介演示文稿的制作。

任务要求

要制作一个药品销售公司简介演示文稿,在整体上要使每张幻灯片具有统一的风格。本任务要求创建 5 张幻灯片,分别为"标题""公司概况""企业文化""产品展示""谢谢"。要求主标题文字字体为"黑体"、字号为"72"、字形为"加粗"、对齐方式为"居中";副标题文字字体为"宋体"、字号为"32"、字形为"加粗"、对齐方式"右对齐";正文标题文字字体为"黑体"、字号为"32"、字形为"加粗",对齐方式为"居中";正文文字字体为"黑体"、字号为"24"、字形为"加粗"。

演示文稿的制作流程可大致分为准备阶段、基本制作阶段、修饰完善阶段和放映设置阶段等步骤。

1.准备阶段　确定演示文稿的类型,创建文稿的主题风格,其次收集演示文稿的素材和内容,如幻灯片内容的文本素材、制作幻灯片的图片素材。

2.基本制作阶段　对幻灯片及其内容进行基本操作,如对幻灯片的编辑、对文本的编辑和格式化等。

3. 修饰完善阶段　对已经基本成型的演示文稿进行进一步的美化和修饰,如设计外观格式等。这些操作可以使文稿在放映时更加具有美感并且具有吸引力。

4. 放映设置阶段　对制作好的演示文稿进行放映预览,并可以设置在放映过程中的控制选项,如设置放映方式、设置排练计时、录制旁白等。此外,根据需要,还可以设置文稿的交互式放映和自定义放映。

至此,一个完整的演示文稿创建完成。需要注意的是,制作演示文稿的每一个步骤并不是孤立存在而是紧密联系、相互依存的,在制作文稿的过程中,根据用户自身需要的不断变化,文稿的制作流程也会不断重复,直到制作出内容生动、外观精美、交互性强的文稿为止。

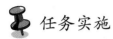 任务实施

如何制作药品销售公司简介,首先要熟悉 PowerPoint 2010 的基本操作,然后还需要对准备的图片和文字进行图文混排,下面就针对任务步骤进行一一讲解。

1. 文稿的新建与保存

(1)创建空白演示文稿　启动 PowerPoint 2010 后,选择"文件"选项卡中的"新建"命令,在"可用的模板和主题"栏中单击"空白演示文稿"图标,再单击"创建"按钮,即可建立一个空白演示文稿,如图 6-2 所示。

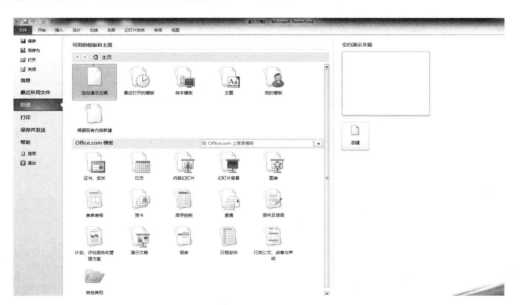

图 6-2　创建演示文稿

(2)保存演示文稿　为了防止遗失或误操作,制作好的演示文稿要及时保存到计算机中。

保存:选择"文件"选项卡中的"保存"命令或单击快速访问工具栏中的"保存"按钮,若是第一次保存,则会弹出"另存为"对话框,用户需要选择保存位置并输入文件名为"药品销售公司简介.pptx",单击"保存"按钮,如图 6-3 所示。若不是第一次保

存,系统会自动保存,不会弹出对话框。

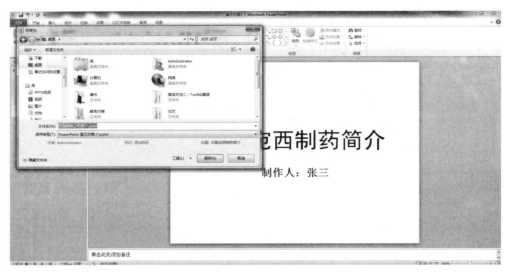

图6-3　保存演示文稿

另存为:对于已经保存过的演示文稿,若不想改变原有演示文稿中的内容,可通过"另存为"命令保存为其他副本形式。选择"文件"选项卡中的"另存为"命令,打开"另存为"对话框,选择保存的位置并输入文件名为"药品销售公司简介.pptx",单击"保存"按钮,如图6-4所示。

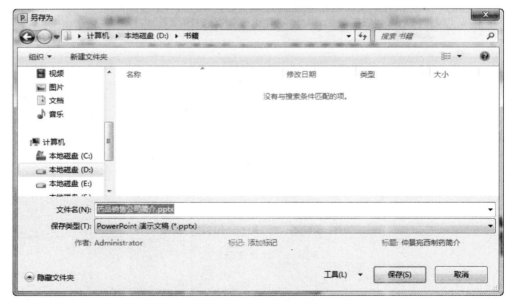

图6-4　另存为演示文稿

2. 幻灯片的编辑

（1）打开刚才保存的"药品销售公司简介. pptx"，系统会自动生成一张空白的幻灯片，根据提示添加标题"药品销售公司简介"和副标题"制作人：张三"，如图 6-5 所示。

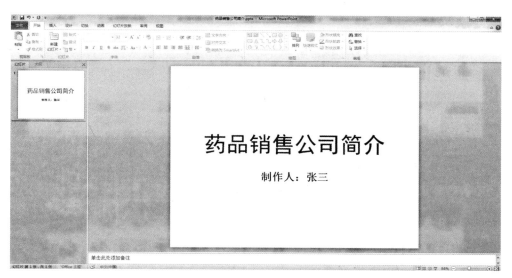

图 6-5　药品销售公司简介

（2）修饰第一张幻灯片中的标题文字，选中要修饰的文字"药品销售公司简介"，设置字体为"黑体"、字号为"66"、字形为"加粗"等效果，如图 6-6 所示。设置文字对齐方式为"居中"，如图 6-7 所示。副标题文字"制作人：张三"的文字修饰过程与主标题相同。

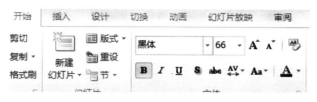

图 6-6　设置主标题文字

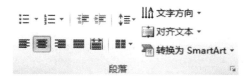

图 6-7　设置主标题文字对齐方式

（3）插入新幻灯片，制作公司概况。选择"开始"选项卡"幻灯片"组，单击"新建幻灯片"按钮右下部的黑色三角按钮，在弹出的下拉列表中选择新建幻灯片的版式，这里选择"空白"版式,如图6-8所示。

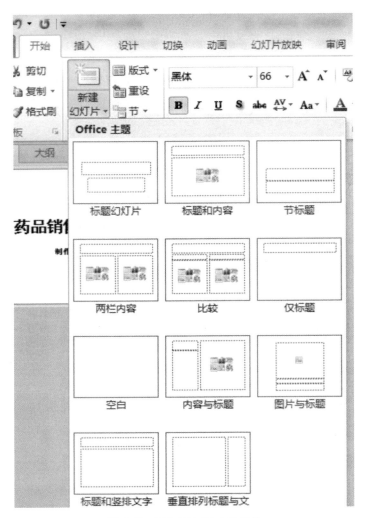

图6-8 插入空白版式幻灯片

　　选择"插入"选项卡,单击"文本"组中的"文本框"按钮,在弹出的下拉列表中选择"横排文本框"选项,如图6-9所示。创建一个横排文本框,并输入文字"公司概况"。

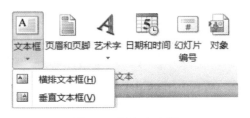

图6-9 插入文本框

　　同样的方法创建一个横排文本框,并输入以下文字:以"药材好,药才好"称著业界的仲景宛西制药股份有限公司,主要生产以"仲景"牌六味地黄丸、逍遥丸、天智颗粒、太子金颗粒及"月月舒"牌痛经宝颗粒为代表的中成药产品,涵盖男科、妇科、儿科及老年人用药。其中"仲景"牌六味地黄丸占据整个六味地黄丸约 1/3 的市场份额;"月月舒"牌痛经宝颗粒是治疗女性痛经的知名产品,太子金颗粒被评为儿科用药的新锐品牌。

　　分别按照以下要求设置文字:正文标题文字字体为"黑体"、字号为"32"、字形为"加粗",对齐方式为"居中";正文文字字体为"黑体"、字号为"24"、字形为"加粗"。首行缩进 2 字符。如图 6-10 所示。

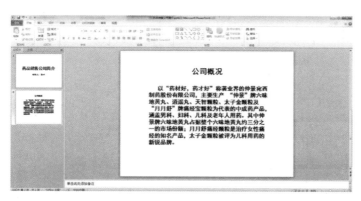

图 6-10　第一张幻灯片内容

　　(4)插入"标题和内容版式"的新幻灯片,制作公司概况。选择"开始"选项卡"幻灯片"组,单击"新建幻灯片"按钮右下部的黑色三角按钮,在弹出的下拉列表中选择新建幻灯片的版式,这里选择"标题和内容"版式,如图 6-11 所示。

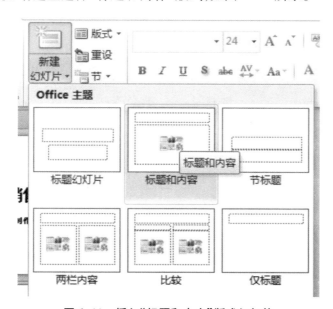

图 6-11　插入"标题和内容"版式幻灯片

在新插入的幻灯片"单击此处添加标题"处输入标题"公司文化"。设置字体为"黑体"、字号为"32"、字形为"加粗",对齐方式为"居中"。如图 6-12 所示。

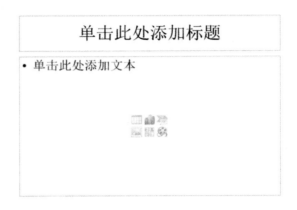

图 6-12　"标题和内容"版式幻灯片

在单击此处添加文本处插入企业文化图片。点击"插入"标签,选择"图片"。如图 6-13 所示。

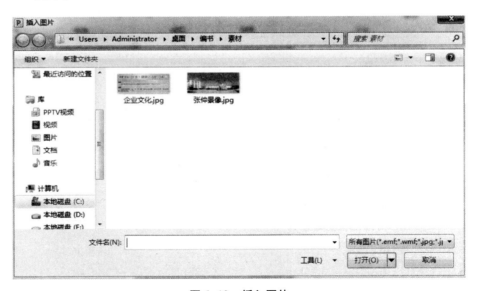

图 6-13　插入图片

调整标题和图片位置,如图 6-14 所示。

笔记栏

企业文化

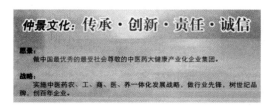

图 6-14　企业文化

（5）插入"标题和内容版式"的新幻灯片，制作产品介绍。按照同样方法插入"标题和内容版式"的新幻灯片，输入标题"产品介绍"，按照要求调整字体。在下面输入文字区域输入如下文字。

【成分】：石膏、知母、金银花、连翘、黄芩、栀子、龙胆、板蓝根、甜地丁、玄参、地黄、麦冬。

【性状】：本品为棕红色的液体；味甜、微苦。

【功能主治】：清热解毒。用于热毒壅盛所致发热面赤，烦躁口渴，咽喉肿痛等症；流感、上呼吸道感染见上述证候者。

然后按照同样方法插入素材中的产品展示图片。点击文字区域，当文本框出现控点时，如图 6-15 所示，可点击出现的控点进行拖动，缩放文本框。调整图片和文字的位置效果如图 6-16 所示。

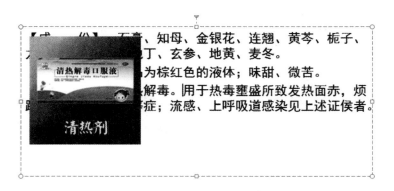

图 6-15　调整图片和文字的位置

产品展示

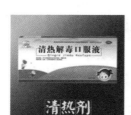

【成　　分】：石膏、知母、金银花、连翘、黄芩、栀子、龙胆、板蓝根、甜地丁、玄参、地黄、麦冬。

【性　　状】：本品为棕红色的液体；味甜、微苦。

【功能主治】：清热解毒。用于热毒壅盛所致发热面赤，烦躁口渴，咽喉肿痛等症；流感、上呼吸道感染见上述证候者。

图 6-16　效果图

（6）按照同样方法插入空白版式的新幻灯片,输入文字"谢谢观看"。

3. 应用主题　PowerPoint 2010 设置了 44 种内置主题,主题是一组统一的设计元素,使用颜色、字体和图形设置演示文稿的外观。应用主题会对演示文稿的背景、字体、颜色、版式、形状效果等诸多方面产生影响。变换不同的主题可以使幻灯片的版式和背景发生显著变化,具体的主题使用方法如下：

（1）设置幻灯片主题为"聚合"。选择"设计"选项卡,在"主题"组中单击"所有主题",在下拉列表中单击"聚合",整个演示文稿"个人介绍"就具备了相同的设计风格,如图 6-17 所示。

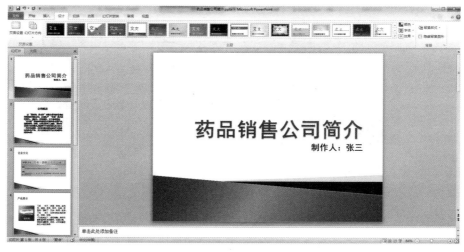

图 6-17　设置幻灯片主题"聚合"

（2）设置幻灯片背景为"样式 5"。选择"设计"选项卡,在"背景"组中单击"背景样式"按钮,在下拉列表中单击"样式 5",即可完成设置背景操作,如图 6-18 所示。

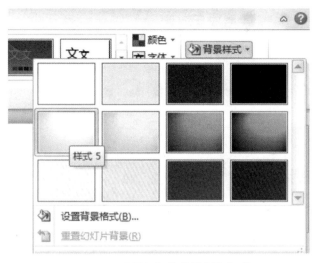

图 6-18　设置幻灯片背景"样式 5"

4.设置超链接

（1）在第 1 张幻灯片之后插入 1 张幻灯片，点击"开始"标签，单击"版式"，选择"两栏内容"，输入标题"目录"，在左侧栏输入"公司概况""企业文化""产品展示"，右边插入"剪贴画"。如图 6-19 所示。

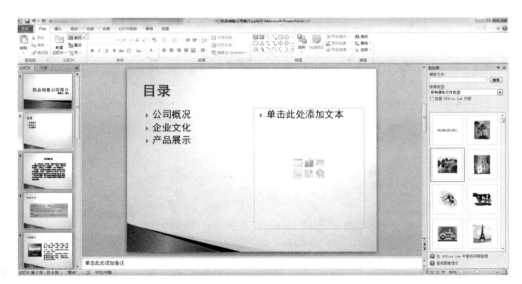

图 6-19　设置版式、插入剪贴画

（2）选中"公司概况"点击右键，点击出现的"超链接"，如图 6-20 所示，在超链接选项中选择"本文档中的位置""幻灯片 3"，然后点击"确定"，即为"公司概况"加上了超链接。如图 6-21 所示。

用同样的方法为"企业文化"和"产品展示"添加超链接。

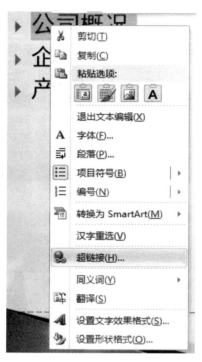

图6-20 插入超链接

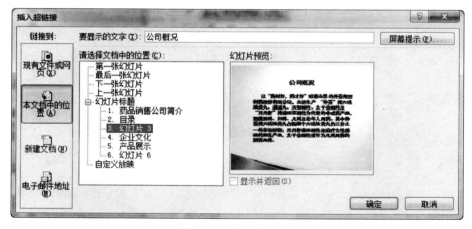

图6-21 插入超链接

（3）为页面添加返回按钮。为使单击超链接之后能够返回目录页面,需要为页面添加返回按钮。点击"插入""形状",选择左下角的按钮,如图6-22所示。然后在"公司概况"页面右下方拖动画出一个按钮,在出现的动作设置选项,选择"幻灯片",在超链接到幻灯片选项选择"目录"。如图6-23所示。

用同样的方法为"企业文化"和"产品展示"页面添加动作按钮。

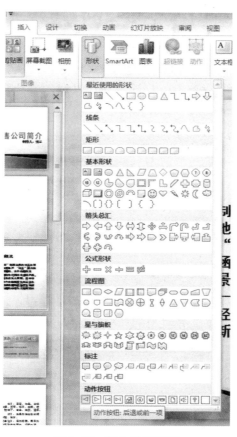

图 6-22　插入动作按钮

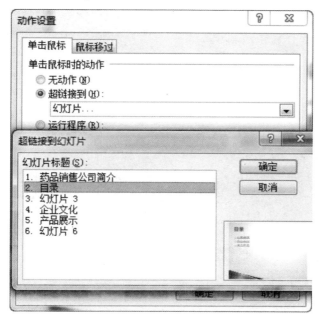

图 6-23　幻灯片动作设置

5. 录制旁白和设置幻灯片放映

（1）录制旁白　在录制之前请确保电脑已经连上了话筒，可以进行声音录制。在工具栏上找到"幻灯片放映"，在"幻灯片放映"的组别里找到"录制幻灯片演示"，如图 6-24 所示。打开"录制幻灯片演示"之后就会看到从"头开始录制"和从"当前页开始录制"。根据需要进行选择，在出现的画面中对"幻灯片和动画计时"及"旁白和激光笔"前打上对钩。如图 6-25 所示。

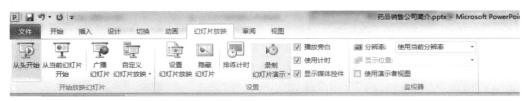

图 6-24　录制幻灯片演示

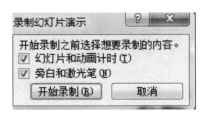

图 6-25　"录制幻灯片演示"设置

录制成功后会自动转换为浏览模式，可以看到每页下方有录制的时间和喇叭后证明录制成功。如图 6-26 所示。

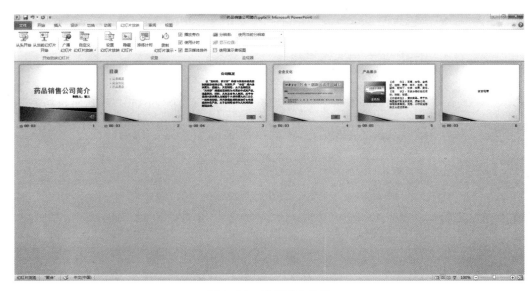

图 6-26　录制旁白效果

（2）设置幻灯片放映　幻灯片放映是把幻灯片以全屏的方式进行播放，用户添加的切换、动画及声音效果均会播放出来。点击"幻灯片放映"→"设置幻灯片放映",可以对幻灯片放映的属性进行设置。如图 6-27 所示。

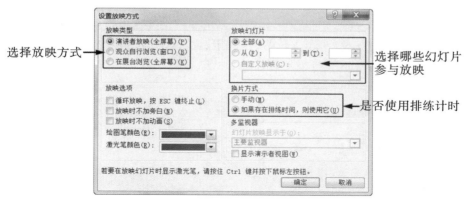

图 6-27　设置放映方式

单击"幻灯片放映"选项卡"开始放映幻灯片"组中的"从头开始"按钮可以从第 1 张幻灯片开始播放或者按快捷键 F5。开始放映后,鼠标单击对幻灯片向下翻页或使用鼠标滚轴向上或向下翻页。

相关知识与技能

通过本任务,大家初步掌握了幻灯片的编辑、应用版式和主题、设置幻灯片放映,下面针对相关知识点再做个小结。

1. 幻灯片版式　幻灯片版式是 PowerPoint 2010 软件中的一种常规排版的格式,通过幻灯片版式的应用可以对文本框、图片等对象更加合理、简洁、快速地完成布局。幻灯片版式包含要在幻灯片上显示的全部内容的格式设置、位置和占位符。占位符是版式中的容器,可容纳如文本(包括正文文本、项目符号列表和标题)、表格、图表、SmartArt 图形、影片、声音、图片及剪贴画等内容。而版式也包含幻灯片的主题(颜色、字体、效果和背景)。如图 6-28 所示,此图显示了 PowerPoint 2010 幻灯片中可以包含的所有版式元素。

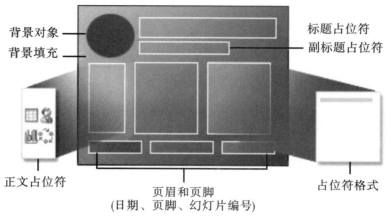

图 6-28　版式中的各种占位符

PowerPoint 2010 提供了 11 个版式类型供用户选择,如图 6-29 所示,利用这些版式可以轻松完成幻灯片制作,幻灯片版式使用方法如下。

　　(1)直接使用幻灯片版式。在新建幻灯片时,单击"开始"选项卡的"幻灯片"组中的"新建幻灯片"按钮的下半部分,用户可以选择使用哪种版式。

　　(2)更改幻灯片版式。单击"开始"选项卡的"幻灯片"组中的"版式"按钮,用户可以随时在编辑过程中改变当前幻灯片的版式。或使用鼠标右键单击幻灯片的空白区域来改变当前幻灯片的版式。

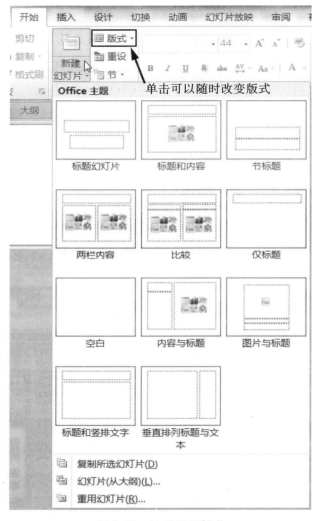

图 6-29　11 种预设版式

　　2.幻灯片主题　PowerPoint 2010 设置了 44 种内置主题,主题是一组统一的设计元素,使用颜色、字体和图形设置演示文稿的外观。应用主题会对演示文稿的背景、字体、颜色、版式、形状效果等诸多方面产生影响。艺术字效果将应用于 PowerPoint 2010 的标题中。表格、图表、SmartArt 图形、形状和其他对象将进行更新以相互补充。变换不同的主题可以使幻灯片的版式和背景发生显著变化,具体的主题使用方法如下。

笔记栏

（1）直接使用幻灯片主题。使用主题可以对整个演示文稿进行全方位的美化。选择"设计"选项卡，在"主题"组中单击"所有主题"，在下拉列表中选择合适的主题即可，如图 6-30 所示，用户还可以右键单击某一主题，查看此种主题的其他应用方式。

（2）修饰使用幻灯片主题。用户对主题的某些方面的修饰并不满意，可以通过"设计"选项卡，"主题"组中的"颜色"按钮更改主题中的各种颜色搭配，"字体"按钮更改主题中文字的字体，"效果"按钮更改主题各种形状的显示效果，"背景"组中的"背景样式"按钮选择不同的背景。

（3）删除幻灯片主题。在各种主题中，名为"Office 主题"的是不包含任何修饰的空白主题，可以用来删除演示文稿中已经存在的主题。

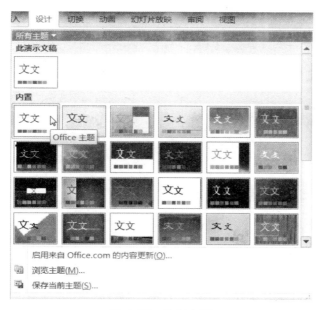

图 6-30   选择主题

3. 幻灯片放映   幻灯片放映是把幻灯片以全屏的方式进行播放，用户添加的切换、动画及声音效果均会播放出来。

（1）设置放映方式   放映类型：在 PowerPoint 2010 中用户可以根据需要，使用 3 种不同的方式进行幻灯片的放映，即演讲者放映方式、观众自行浏览方式及在展台浏览放映方式。

一是演讲者放映方式（全屏幕）。这是常规的放映方式，通常是在一台计算机中，或者在一台投影仪上放映。在放映过程中，可以使用人工控制幻灯片的放映进度和动画出现的效果。

二是观众自行浏览方式（窗口）。如果演示文稿在小范围放映，同时又允许观众动手操作，可以选择"观众自行浏览（窗口）"方式。这种放映通常是在小型局域网内进行的。在这种方式下演示文稿出现在小窗口内，并提供命令在放映时移动、编辑、复制和打印幻灯片，移动滚动条从一张幻灯片移到另一张幻灯片。有一个明显的特征是,在"观众自行浏览"方式中,演讲者可以看到演示文稿下方的备注信息,而观众是看不到这些信息的。

三是在展台浏览放映方式(全屏幕)。如果演示文稿在展台、摊位等无人看管的地方放映,可以选择"在展台浏览(全屏幕)"方式,将演示文稿设置为在放映时不能使用大多数菜单和命令,并且在每次放映完毕后一段时间内观众没有进行干预,会重新自动播放。当选定该项时,PowerPoint 2010 会自动设定"循环放映,按 ESC 键终止"的复选框。

要选择不同的放映方式用户可以单击"幻灯片放映"选项卡"设置"组中的"设置幻灯片放映"按钮,从而打开"设置放映方式"对话框。如图 6-31 所示。

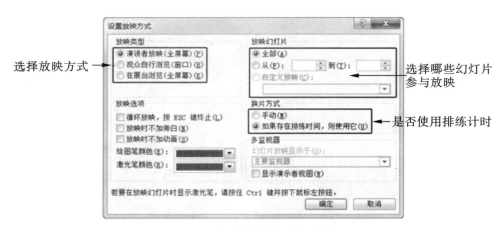

图 6-31 "设置放映方式"对话框

放映选项:"放映"选项允许用户设置放映时的一些具体属性。一是"循环放映,按 ESC 键终止"选项是设置演示文稿循环播放。二是"放映时不加旁白"选项是禁止放映幻灯片时播放旁白。三是"放映时不加动画"选项是禁止放映时显示幻灯片动画。四是"绘图笔颜色"是设置在放映演示文稿时用鼠标绘制标记的颜色。五是"激光笔"颜色是设置录制演示文稿时显示的指示光标。

放映幻灯片:"放映幻灯片"栏可设置幻灯片播放的方式。用户选择"全部",则将播放全部的演示文稿。而如果选择"从…到…"选项,则可选择播放演示文稿的幻灯片编号范围。如果之前设置了"自定义幻灯片播放"列表,则可在此处选择列表,根据列表内容播放。

换片方式:"换片方式"的作用是定义幻灯片播放时的切换触发方式,如选择"手动",则用户需要单击鼠标进行播放。而如果选择"如果存在排练时间,则使用它"选项,则将自动根据设置的排练时间进行播放。

多监视器:如本地计算机安装了多个监视器,则可通过"多监视器"栏,设置演示文稿放映所使用的监视器,以及演讲视图等信息。

(2)放映幻灯片 用户在制作演示文稿的全过程中随时可以控制播放自己的作品。开始放映后,用户可以通过鼠标单击对幻灯片向下翻页,使用鼠标滚轴向上或向下翻页。

从头开始:单击"幻灯片放映"选项卡"开始放映幻灯片"组中的"从头开始"按钮

可以从第 1 张幻灯片开始播放或者按快捷键 F5。

从当前幻灯片开始：单击"幻灯片放映"选项卡中的"从当前幻灯片开始"按钮可以从当前幻灯片开始放映或者按快捷键 Shift+F5。

广播幻灯片：广播幻灯片是 PowerPoint 2010 新增的一种功能，可以将演示文稿通过 Windows Live 账户发布到互联网中，让用户通过网页浏览器观看，具体操作如下。首先，单击"广播幻灯片"按钮，在弹出的"广播幻灯片"对话框中可直接单击"启动广播"按钮。然后，在经过广播的进度条之后，即可在更新的对话框中复制演示文稿的网络地址，发送给其他用户以播放。（注意：使用"广播幻灯片"功能时，需要用户先注册一个 Windows Live 账户。）

自定义幻灯片放映：自定义幻灯片放映是指用户可以在演示文稿中选择一部分幻灯片来安排它们的放映顺序。具体操作如下：单击"幻灯片放映"选项卡"开始放映幻灯片"组中的"自定义幻灯片放映"按钮，选择"自定义放映"命令，弹出"自定义放映"对话框，如图 6-32 所示。单击"新建"按钮，弹出"定义自定义放映"对话框，如图 6-33 所示，用户在此对话框中选择所需要的幻灯片，再单击"添加"按钮，最后单击"确定"按钮，返回到"自定义放映"对话框中，单击"关闭"按钮即可。如果单击"放映"按钮，则关闭对话框并启动选定的自定义放映。

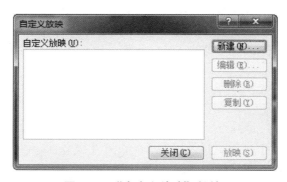

图 6-32 "自定义放映"对话框

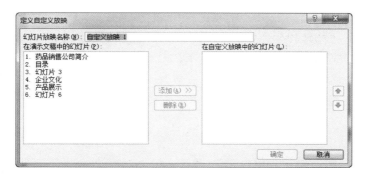

图 6-33 "定义自定义放映"对话框

（3）设置放映时间 设置放映时间可以使幻灯片脱离人工自动播放。设置放映时间主要是通过"幻灯片放映"选项卡中的"排练计时"和"录制幻灯片演示"两个按钮来实现。

排练计时：单击"幻灯片放映"选项卡"设置"组中的"排练计时"按钮后，幻灯片

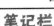

就会自动开始播放。同时,屏幕上会出现一个"录制"工具栏,对每张幻灯片的播放时间和播放总时间进行计时,如图6-34所示,此时用户可以按照正常方式对幻灯片进行播放,直到播放完毕。结束放映时,PowerPoint 2010会提示用户对刚才的计时进行保存。保存后下次再播放幻灯片就会按照保存的排练计时来自动播放,无须手动操作。

"排练计时"功能只对幻灯片的播放计算时间,并把计算好的时间保存在演示文稿内,并不负责把幻灯片播放时用户使用的屏幕笔画等其他效果保存在幻灯片内。

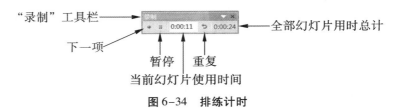

图6-34　排练计时

录制幻灯片演示:"录制幻灯片演示"功能的用法与"排练计时"类似。所不同的是"录制幻灯片演示"功能不仅可以对幻灯片的放映进行计时,还允许用户在计时的同时对幻灯片内容进行讲解,并把讲解声音以旁白的形式录制下来,与演示文稿一起保存起来。此外"录制幻灯片演示"功能还允许用户把幻灯片播放时用户使用的屏幕笔画等效果与演示文稿保存在一起。幻灯片播放、旁白、屏幕笔画等效果共用一个时间轴,这样,在下次放映演示文稿时这些对象就可以按照预先设计好的方式自动向观众播放。

(4)隐藏幻灯片　对于制作好的PowerPoint演示文稿,如果希望其中的部分幻灯片在放映的时候不显示出来,可以将其隐藏起来。①在"幻灯片浏览视图"或"普通视图"模式中选择需隐藏的幻灯片,单击"幻灯片放映"选项卡"设置"组中的"隐藏幻灯片"按钮,将其隐藏。若要取消隐藏,可以把上述过程重新操作一遍。②在"普通视图"模式中,在左侧的"幻灯片"窗格中,选择要隐藏的幻灯片,右键单击"隐藏幻灯片"按钮即可。

制作训练:个人推荐

要求创建5张幻灯片。制作一个"个人推荐"演示文稿。要求主标题文字字体为"黑体"、字号为"72"、字形为"加粗"、对齐方式为"居中";副标题文字字体为"宋体"、字号为"32"、字形为"加粗"、对齐方式"右对齐";正文标题文字字体为"黑体"、字号为"32"、字形为"加粗",对齐方式为"居中";正文文字字体为"黑体"、字号为"24"、字形为"加粗"。

1. 启动PowerPoint 2010后,系统会自动生成一张空白的幻灯片,根据提示添加标题"个人介绍"和副标题"介绍人:李小萌"。

2. 修饰第1张幻灯片中的标题文字。选中要修饰的文字"个人介绍",设置字体为"黑体"、字号为"72"、字形为"加粗"等效果。设置文字对齐方式为"居中"。副标题文字"介绍人:李小萌"的文字修饰过程与主标题相同。

3. 插入新幻灯片。创建一个横排文本框,并输入文字:大家好,我是护理专业刚毕业的大学生,名字叫李小萌。非常有幸参加贵单位的面试。都说毕业等于失业,但我不这么认为。我的优势在于:专业知识丰富,热爱生活,善于观察,勤于思考,虽然经验不足但是希望贵单位能给我机会。我相信只要有信心热爱这个行业就能做到优秀",分别按照正文标题、正文文字要求设置文字。

4.剩余 3 张幻灯片按相同的方法完成,分别介绍"个人简历""个人经历"及"证书情况"。

5.插入图片。在第 1 张幻灯片中单击"插入"选项卡的"图像"组中的"图片"按钮,打开"插入图片"对话框,选择已经备好的图片"河南护理职业学院效果图",单击"插入"按钮,即可完成插入图片操作,然后通过图片四周的控制柄调节大小,并拖放到幻灯片的正上方。如图 6-35 所示。

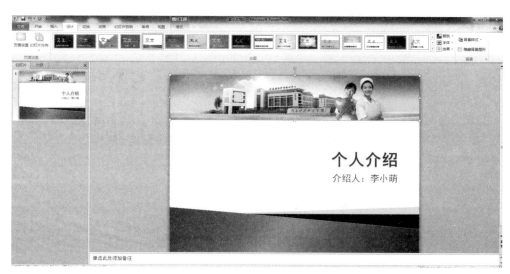

图 6-35　插入图片

6.设置图片格式。双击插入的图片,从"图片工具"菜单项的"格式"选项卡中的"图片样式"组中的"大小"组中设置图片"高度"为 6 cm,"宽度"为 25 cm,并调整图片到合适的位置,选择"图片效果"为"柔化边缘/10 磅",如图 6-36 所示。

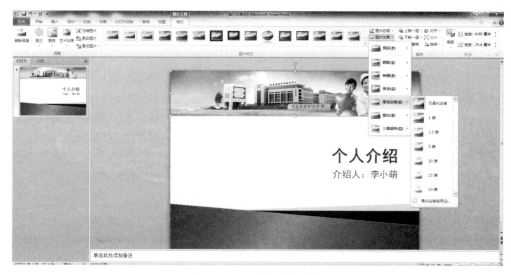

图 6-36　设置图片属性

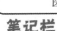

7. 设置幻灯片主题为"聚合"。选择"设计"选项卡,在"主题"组中单击"所有主题",在下拉列表中单击"聚合",整个演示文稿"个人介绍"就具备了相同的设计风格。

8. 设置幻灯片背景为"样式5"。选择"设计"选项卡,在"背景"组中单击"背景样式"按钮,在下拉列表中单击"样式5",即可完成设置背景操作。

9. 为演示文稿"个人介绍"添加目录,并插入超链接。

10. 保存演示文稿名称为"个人介绍.pptx"。

任务6.2 制作药品销售活动策划

任务描述

某制药企业为了促进销售,需要针对目标客户做一些宣传推广。根据以往的经验,节假日期间对药品促销推动性比较明显,拟订于本周末进行药品促销。因此,本项任务就来完成药品销售活动策划的制作,并且以演示文稿的形式展现出来。

任务要求

一个好的演示文稿,模板设计很关键,因此本项任务需要熟悉幻灯片模板及模板背景的设计,且要会对模板的文本格式进行设置。同时演示文稿的设计要求外观大气,内容清晰明了,重点突出。要求做到以下几点:

1. 在幻灯片标题设置中要合理使用艺术字。

2. 在幻灯片播放过程中,为了达到引人入胜、生动活泼的效果需要设置动画和对幻灯片的切换添加效果。

3. 适时的插入声音和视频,将会使幻灯片更加完美,对渲染气氛能起到很大作用,因此本任务需要添加背景音乐。

任务实施

如何设计和制作药品销售活动策划演示文稿,首先要对演示文稿的模板进行设计,其次要学会母板的文本格式的设置方法,同时还要学会自定义动画和幻灯片的切换方法,最后要掌握插入音视频的方法,下面就针对任务步骤进行一一讲解。

1. 幻灯片母板的设置

(1)创建文件 启动 PowerPoint 2010,建立一个新文件。以"药品销售活动策划.pptx"为文件名保存在磁盘上(本例所用到的所有素材均放置在素材6.2文件夹)。

(2)设置幻灯片母版

1)打开创建的"药品销售活动策划.pptx",创建1张标题幻灯片和6张"标题和内容版式"的幻灯片。单击"视图"选项卡,选择"母版视图"组中的"幻灯片母版"按钮,切换到母版视图,如图6-37所示。

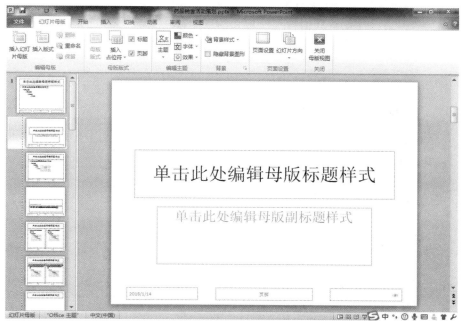

图 6-37　母板视图

2）将鼠标放到母版视图下的幻灯片上会有提示，如图 6-38 所示"版式：由幻灯片 1 使用"，当所设置的母版对哪个普通视图下的幻灯片起作用，就会有类似的提示。

单击"插入"选项卡，在"图像"组中选择"图片"按钮，打开"插入图片"对话框，选择已经备好的图片"首页模板.tif"，单击"插入"按钮，插入图片后，右键点击图片，选择"置于底层"。

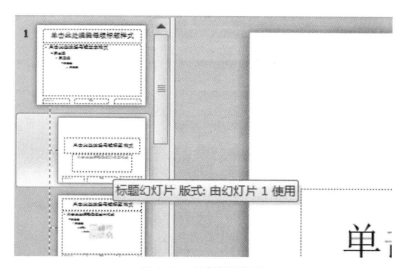

图 6-38　母版视图提示

3）设置其他的幻灯片母版。选择"视图""幻灯片母版"视图下的第 3 张幻灯片，出现由"幻灯片 2-7 使用"，说明此母版的样式将影响普通视图下的第 2 到第 7 张幻灯片。选中该母版幻灯片,在右侧点击"插入图片",插入素材文件夹下的"左侧背景.tif"图片,调整图片位置到幻灯片左侧,并在图片上点击右键,选择"置于底层",同时分别拉动标题和正文左侧的文本框到图片右侧的位置。如图6-39所示。

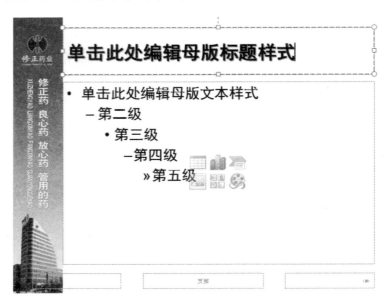

图6-39　设置幻灯片2-7母版

4)选择"视图"选项卡,单击"演示文稿视图"组中的"普通视图"按钮,回到普通视图模式,可以看到刚才这设置的母版已经对幻灯片1~7起作用,效果如图6-40所示。

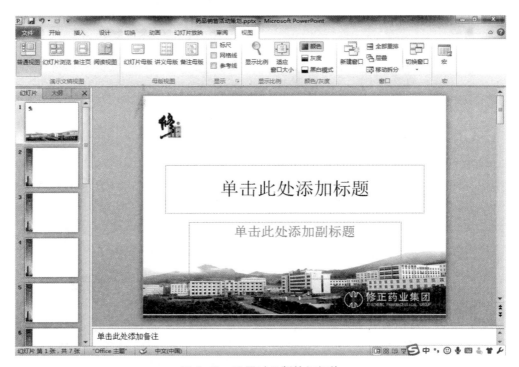

图6-40　设置过母版的幻灯片

（3）设置幻灯片母版的文本格式　①单击"视图"选项卡，选择"母版视图"组中的"幻灯片母版"按钮，切换到母版视图，选择由幻灯片1使用的标题幻灯片版式，选中右侧出现的"单击此处编辑母版标题样式"，如图6-41所示，可对其进行字体和颜色的更改，将其设置为"黑体""加粗""红色""48号字""阴影"，对齐方式为"居中"。如图6-42所示。②同样方法设置幻灯片2~7使用的"标题和内容"版式的母版幻灯片标题为"黑体""加粗""36号字""阴影"，对齐方式为"左对齐"，正文为"黑体""加粗""28号字""阴影"。

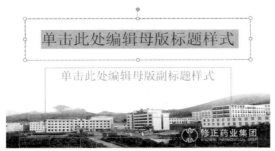

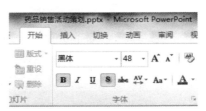

图6-41　母版标题样式设置　　　　　图6-42　字体属性设置

（4）设置幻灯片母版的背景　设置幻灯片2~7的背景为"白色、背景1、深色15%"。选择"视图""幻灯片母版"视图下的第3张幻灯片，在右侧空白处点击右键，选择"设置背景格式"，如图6-43所示。在出现的设置背景格式选项中，选择"纯色填充"，在填充颜色中选择"白色、背景1、深色15%"，如图6-44所示。

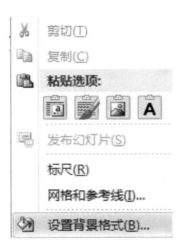

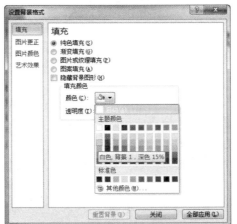

图6-43　设置背景　　　　　　图6-44　背景格式的设置

（5）为幻灯片添加文字　打开素材文件夹下的"药品销售活动策划文字.txt"文档，为演示文稿依次添加文字。添加后的效果如图6-45所示。

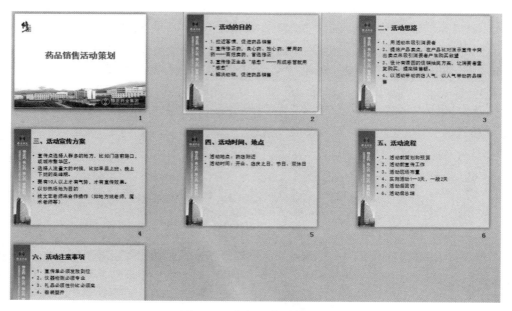

图 6-45　添加文字后的样式

2. 动画及幻灯片切换的设置

（1）设置幻灯片切换方式　①添加幻灯片切换。选择第 1 张幻灯片，在"切换"选项卡"切换到此幻灯片"组中选择切换方式"覆盖"。②设置切换效果。在"切换"选项卡"计时"组中选择声音"鼓掌"，如图 6-46 所示。

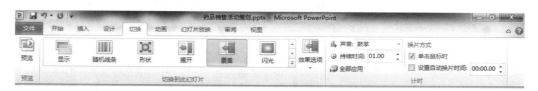

图 6-46　幻灯片切换

以同样的方法为剩余幻灯片分别选择切换方式，也可以点击全部应用，则本演示文稿的所有幻灯片都将应用"覆盖"切换方式。

（2）为文字增加动画效果

1）添加动画效果。选中第 1 张幻灯片中的文字"药品销售活动策划"，在"动画"选项卡的"动画"组中选择动画效果"缩放"即可。打开"动画窗格"。单击"高级动画"组中的"动画窗格"按钮即可，如图 6-47 所示。

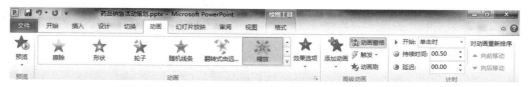

图 6-47　"动画"选项卡及"动画窗格"按钮

2）设置动画效果。单击"动画窗格"中的动画效果后面的下拉箭头，打开下拉列表框，如图 6-48 所示，选择"计时"选项，在"开始"下拉列表框中选择"单击时"选项，在"期间"下拉列表框中选择"中速（2 秒）"选项，设置完成后单击"确定"按钮，如图 6-49 所示。

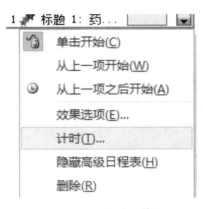

图 6-48　设置动画效果

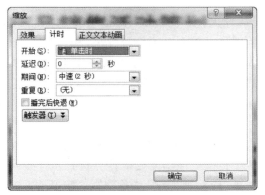

图 6-49　自定义动画

以相同的方法，根据需要设置幻灯片中剩余文字的动画效果。设置完成后保存演示文稿。

3. 插入音频与视频

（1）插入声音　PowerPoint 2010 的"插入"选项卡"媒体"组中的"音频"按钮分为上下两部分。单击上半部分弹出"插入音频"对话框供用户选择音频文件进行插入，单击下半部分可弹出选择菜单供用户选择音频来源，选择菜单包括"文件中的音频""剪贴画音频"和"录制音频"3 个菜单项。

选择"文件中的音频"菜单项与单击"音频"按钮的上半部分一样会弹出"插入音频"对话框，供用户选择音频文件。

选择"剪贴画音频"菜单项，会打开 Office 自带的音频库供用户选择。

选择"录制音频"菜单项则会打开 Windows 自带的录音机软件进行录音。

在演示文稿中插入音频后，音频对象以如图 6-50 所示出现在幻灯片内。同时，会出现"音频工具"选项卡。

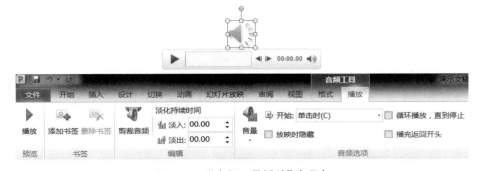

图 6-50　"音频工具播放"选项卡

"音频工具"–"播放"选项卡包括"预览""书签""编辑""音频选项"4 个功能组。①"预览"功能组可以播放音频。②"书签"功能组可以对音频时间轴添加/删除标志点以方便对音频进行剪辑。③"编辑"功能组可以截取音频的片段并对音频添加淡出淡入效果。④"音频选项"功能组可以控制音频的音量,设置音频的播放方式及播放行为。

（2）插入视频　PowerPoint 2010 的"插入"选项卡"媒体"组中的"视频"按钮分为上下两部分。单击上半部分弹出"插入视频文件"对话框供用户选择视频文件进行插入,单击下半部分可弹出选择菜单供用户选择视频来源,选择菜单包括"文件中的视频""来自网站的视频"和"剪贴画视频"3 个菜单项。

选择"文件中的视频"菜单项与单击"视频"按钮的上半部分一样会弹出"插入视频文件"对话框,供用户选择视频文件。

选择"来自网站的视频"菜单项可以通过输入视频嵌入码的方式把网页中的视频插入演示文稿。该功能要求计算机必须连接网络。

选择"剪贴画视频"菜单项则会打开 Office 自带的视频库供用户选择视频文件。

在演示文稿中插入视频后,视频文件会以一个黑色矩形框的形式出现在幻灯片中。同时,"视频工具"菜单项会出现"播放"选项卡,如图 6-51 所示。

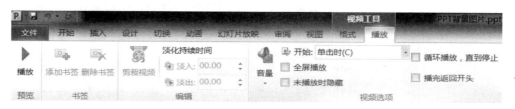

图 6-51　"播放"选项卡

"播放"选项卡包括"预览""书签""编辑""视频选项"4 个功能组。①"预览"功能组可以播放视频。②"书签"功能组可以对视频时间轴添加/删除标志点以方便对视频进行剪辑。③"编辑"功能组可以截取视频的片段并对视频添加淡出淡入效果。④"视频选项"功能组可以控制视频的音量,设置视频的播放方式及播放行为。

（3）为演示文稿插入背景音乐　选择第 1 张幻灯片"药品销售活动策划",然后单击"插入"选项卡的"媒体"组中的"音频"按钮,在下拉菜单中选择"文件中的音频"命令,如图 6-52 所示,从弹出的"插入音频"对话框中选择素材文件夹中的音乐"背景音乐. mp3",单击"插入"按钮,如图 6-53 所示,并将插入的声音图标拖放到幻灯片上合适的位置。

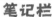

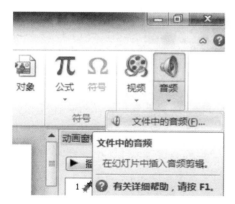

图 6-52　插入音频

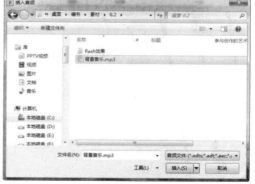

图 6-53　插入音频过程

（4）为插入的音乐设置播放属性　在"音频工具"菜单项的"播放"选项卡中的"音频选项"组中，在"开始"下拉列表框中选择"跨幻灯片播放"选项，同时选中"循环播放，直到停止""放映时隐藏"复选框，如图 6-54 所示。播放幻灯片时，幻灯片上就会隐藏声音图标，且整个演示文稿都有背景音乐。

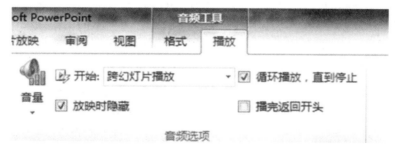

图 6-54　设置声音播放属性

（5）其他　保存演示文稿。

 相关知识与技能

通过本任务，大家初步掌握了幻灯片母版及动画的设置方法，下面针对自定义动画和幻灯片的切换相关知识点再做个小结。

1. 幻灯片切换　在演示文稿放映过程中由一张幻灯片进入另一张幻灯片就是幻灯片之间的切换。幻灯片切换效果是给幻灯片的出现添加动画效果，用来决定某张幻灯片以什么样的方式出现在屏幕上。未添加切换效果的幻灯片以简单的"出现"方式进行切换，不具备任何动画效果。切换效果分为细微型、华丽型和动态内容三大类型，其中包括 30 余种切换效果。

（1）添加幻灯片切换效果　选中需要添加切换效果的幻灯片，从"切换"选项卡中的"切换到此幻灯片"组中选择一个切换效果，即可把该切换效果添加到选中的幻灯片上。如图 6-55 所示。

笔记栏

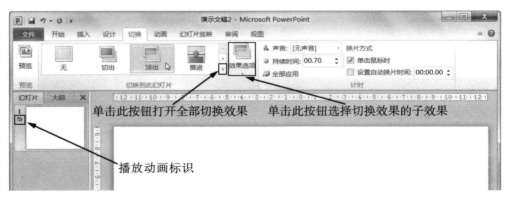

图6-55　添加幻灯片切换效果

　　添加了切换效果的幻灯片,在幻灯片编号下方会出现一个星形的播放动画标识,如图6-55所示。播放动画标识不仅表示该幻灯片添加了切换效果,也可以表示该幻灯片中的对象添加了动画效果。单击该标识可以对幻灯片中的切换效果和动画效果进行快速预览。

　　单击"切换到此幻灯片"组右下部的按钮,可以打开全部的切换效果选项。幻灯片可以使用的切换效果种类与演示文稿使用的主题有关。不同的演示文稿主题包含的幻灯片切换效果不同。

　　(2)"切换"选项卡的其他详细设置　"切换"选项卡中的其他功能如图6-56所示。

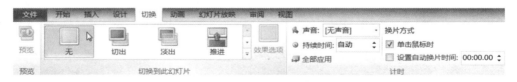

图6-56　"切换"选项卡中的其他功能

　　①"预览"按钮可以查看幻灯片切换效果。②"效果选项"按钮可以选择某一切换效果的详细设置。③"声音"按钮用来选择在幻灯片进行切换时是否播放声音、播放哪种声音。④"持续时间"选项确定幻灯片切换效果持续的时间长短。⑤"全部应用"按钮可以把选中的切换效果添加到全部幻灯片中。⑥"换片方式"用来选择怎样开始切换幻灯片。包括两种换片方式:"单击鼠标时"表示在幻灯片播放时通过单击鼠标开始切换幻灯片,也是系统中默认的幻灯片换片方式;"设置自动换片时间"表示在幻灯片播放完规定时间后自动切换,演示文稿在进行播放时就会出现一种"自动播放"的效果。

　　(3)删除幻灯片切换效果　若要删除幻灯片中的切换效果,可以选择"切换到此幻灯片"组中的"无"选项。

　　2.幻灯片动画效果　PowerPoint 2010动画是给文本或对象添加特殊视觉或声音效果。如果说幻灯片切换效果是决定一部戏剧的每一幕是如何拉开幕布的,那么幻灯片动画则是来决定每一幕中的每一个演员是如何出现在舞台上、如何离开舞台、在舞台上又是如何进行表演的。

（1）介绍动画效果　PowerPoint 2010 可以将动画效果应用于幻灯片上的文本或对象,幻灯片母版上的文本或对象,或者自定义幻灯片版式上的占位符。幻灯片中的全部对象都可以添加动画效果。PowerPoint 2010 中有以下 4 种不同类型的动画效果,可以单独使用任何一种动画,也可以将多种效果组合在一起。

"进入"效果:该类效果用来定义对象如何进入播放画面。是跟随幻灯片一起出现,还是在幻灯片出现后按规定好的条件和方式出现。例如,可以使对象逐渐淡入焦点、从边缘飞入幻灯片或者跳入视图中。

"强调"效果:该类效果用来定义对象在进入画面后以什么样的方式进行活动,从而引起观众的注意。这些效果的示例包括使对象缩小或放大、更改颜色或沿着其中心旋转。

"退出"效果:该类效果用来定义对象如何从播放画面消失。是跟随幻灯片一起消失,还是在幻灯片消失之前按照规定好的条件和方式消失。这些效果包括使对象飞出幻灯片、从视图中消失或者从幻灯片旋出。

"动作路径"效果:动作路径是指使用线条在幻灯片中画出对象的运动轨迹使对象按照用户指定的路线运动,在幻灯片播放时这些线条并不显示。它是幻灯片动画序列的一部分。使用这些效果可以使对象上下移动、左右移动或者沿着星形或圆形图案移动。

（2）添加动画效果　在给对象添加动画之前,建议用户先单击"动画"选项卡"高级动画"组中的"动画窗格"按钮,在 PowerPoint 2010 窗口右侧打开"动画窗格",以便在此处对幻灯片中的所有动画进行监控和详细编辑。给幻灯片中的对象添加动画的操作步骤如下:

1）选中对象。

2）从"动画"选项卡"动画"组中选择一种动画,或者从"动画"选项卡"高级动画"组中的"添加动画"按钮中选择一种动画效果。"效果选项"按钮可以对左侧选择的动画效果进行更详细的设置,如图 6-57 所示。

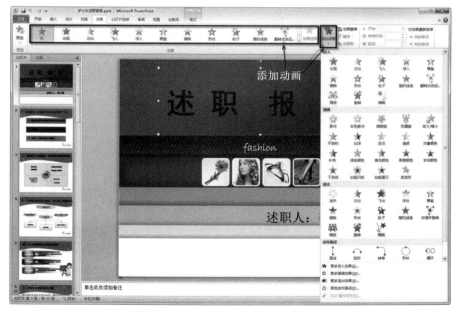

图 6-57　添加动画

3）给对象添加动画之后，我们可以在 PowerPoint 2010 窗口右侧的"动画窗格"内对已经存在的动画进行详细的编辑与设置，也可以使用"动画"选项卡内的各项功能对动画进行编辑，如图 6-58 所示。

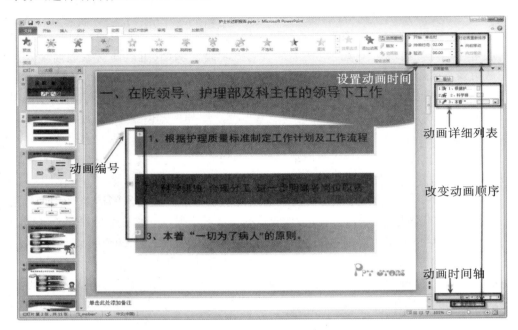

图 6-58 动画详细编辑

一是动画编号。当用户对多个对象添加动画后，添加动画的对象左上部会出现一个阿拉伯数字，表示该动画在幻灯片中的次序。这些动画会在窗口右侧的动画窗格内以列表的形式列出。"动画"选项卡中的"对动画重新排序"功能和"动画窗格"下部的"重新排序"功能均可改变幻灯片内动画的先后次序。

二是"触发"按钮。是用来设置在播放演示文稿时鼠标对哪个对象进行操作可以开始选中的动画。

三是"动画刷"按钮。是复制一个对象的动画，并将其复制到另一个对象上。如果双击该按钮，则将同一个动画复制到幻灯片中的多个对象中。

四是"开始"功能。用来设置选中的动画在演示文稿播放过程中如何开始播放。包括下列 3 个选项："单击开始"表示动画效果在您单击鼠标时开始；"从上一项开始"表示动画效果开始播放的时间与列表中上一个效果的时间相同，也就是说当前动画和动画列表中前一个动画同时播放，该设置可以让多个动画同时开始播放；"从上一项之后开始"表示动画效果在列表中上一个效果完成播放后立即开始。

五是"持续时间"功能。用来设置被选中的动画效果共播放多长时间。

六是"延迟"功能。用来定义动画"开始"条件满足后延时多久播放，通常和"开始"按钮中的"上一动画之后"配合使用。

为对象添加动画效果时，可以选中一个对象设置一种动画效果，也可以选中一个对象设置多种动画效果，还可以选择多个对象同时设置一个或多个动画效果。

（3）删除动画效果 要删除某一对象中的动画效果，可以选中该对象然后选择

笔记栏

"动画"列表中的"无"选项,或者单击"动画窗格"中动画列表右侧的下拉菜单按钮,在弹出的菜单中选择"删除"菜单项,如图6-59所示。

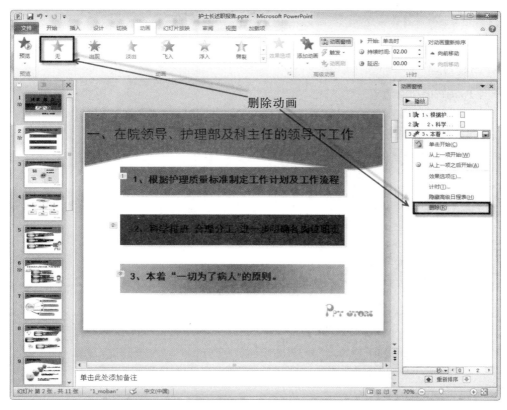

图 6-59   删除动画

需要说明的是,对于各种媒体添加的动画,特别是对于声音,在设置对象的具体行为时,需要使用上图"动画窗格"中动画列表右侧的下拉菜单中的"效果选项"进行具体设置。

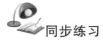同步练习

一、填空题

1. 建立空白演示文稿,可以单击____选项卡中的_____按钮。

2. 在 PowerPoint 2010 中,为每张幻灯片设置放映时的切换方式,应使用_____选项卡。

3. 在"普通"视图下,可以对幻灯片进行复制、删除和移动操作,在_____视图下可快速方便地实现上述操作。

4. 在幻灯片中插入"SmartArt 图形",可以单击"插入"选项卡中的_____按钮。

5. 采用 PowerPoint 内置主题时应使用_____选项卡。

6. 用 PowerPoint 2010 制作好幻灯片后,可以根据需要使用 3 种不同的方式放映幻灯片。这 3 种放映方式是_____、观众自行浏览方式和在展台浏览放映方式。

7. 在幻灯片制作过程中,如果对页面版式不满意,可以通过_____选项卡中的"版式"来调整。

8. 演示文稿视图包括_____、_____、_____和_____。

9. 幻灯片母版视图包括_____、_____和_____。

10. 从头开始放映演示文稿时可使用"幻灯片放映"选项卡中的"从头开始"按钮,还可按_____键来放映。

二、选择题

1. PowerPoint 2010 是( )。
   A. 数据库管理软件   B. 文字处理软件
   C. 电子表格软件   D. 幻灯片制作软件

2. 演示文稿的基本组成单元是( )。
   A. 图形   B. 幻灯片
   C. 超链接   D. 文本

3. 在 PowerPoint 2010"文件"选项卡中的"新建"命令的功能是建立( )。
   A. 一个演示文稿   B. 插入一张新幻灯片
   C. 一个新超链接   D. 一个新备注

4. 利用 PowerPoint 2010 做幻灯片时,幻灯片在哪个区域制作( )。
   A. 状态栏   B. 工作区
   C. 大纲区   D. 备注区

5. PowerPoint 2010 中,哪种视图模式可以实现在其他视图中可实现的一切编辑功能( )。
   A. 普通视图   B. 大纲视图
   C. 幻灯片视图   D. 幻灯片浏览视图

6. 在 PowerPoint 2010 各种视图中,可以同时浏览多张幻灯片,便于重新排序、添加、删除等操作的视图是( )。
   A. 幻灯片浏览视图   B. 备注页视图
   C. 普通视图   D. 幻灯片放映视图

7. 在 PowerPoint 2010 幻灯片浏览视图中,选定多张不连续幻灯片,在单击选定幻灯片之前应该按住( )。
   A. Alt   B. Shift
   C. Tab   D. Ctrl

8. 单击 PowerPoint 2010"文件"选项卡下的"最近所用文件"命令,所显示的文件名是( )。
   A. 正在使用的文件名   B. 正在打印的文件名
   C. 扩展名为 pptx 的文件名   D. 最近被 PowerPoint 软件处理过的文件名

9. 在 PowerPoint 2010 的普通视图下,若要插入一张新幻灯片,其操作为( )。
   A. 单击"文件"选项卡下的"新建"命令
   B. 单击"开始"选项卡→"幻灯片"组中的"新建幻灯片"按钮
   C. 单击"插入"选项卡→"幻灯片"组中的"新建幻灯片"按钮
   D. 单击"设计"选项卡→"幻灯片"组中的"新建幻灯片"按钮

10. 在新增一张幻灯片操作中,可能的默认幻灯片版式是( )。
    A. 标题幻灯片   B. 标题和竖排文字
    C. 标题和内容   D. 空白版式

11. 如果对一张幻灯片使用系统提供的版式,对其中各个对象的占位符( )。
    A. 能用具体内容去替换,不可删除
    B. 能移动位置,也能改变格式

C. 可以删除不用,也可以在幻灯片中插入新的对象

D. 可以删除不用,但不能在幻灯片中插入新的对象

12. PowerPoint 2010 中,用"文本框"工具在幻灯片中添加文本时,如果要插入竖排的文本框,应该(　　)。

A. 默认的格式就是竖排　　　　　　　　　B. 不可能竖排

C. 选择文本框下拉菜单中的水平项　　　　D. 选择文本框下拉菜单中的垂直项

13. PowerPoint 2010 中,怎样在形状中添加文本(　　)。

A. 用鼠标右键点击幻灯片中的形状,再选择"编辑文本"即可

B. 直接在形状上编辑

C. 另存到图像编辑器编辑

D. 用"粘贴"在形状上加文本

14. 在 PowerPoint 2010 编辑中,想要在每张幻灯片相同的位置插入某个学校的校标,最好的设置方法是在幻灯片的(　　)中进行。

A. 普通视图　　　　　　　　　　　　　　B. 浏览视图

C. 母版视图　　　　　　　　　　　　　　D. 备注视图

15. 在 PowerPoint 2010 中,选定了文字、图片等对象后,可以插入超链接,超链接中所链接的目标可以是(　　)。

A. 计算机硬盘中的可执行文件　　　　　　B. 其他幻灯片文件(即其他演示文稿)

C. 同一演示文稿的某一张幻灯片　　　　　D. 以上都可以

16. 要使幻灯片中的标题、图片、文字等按用户的要求顺序出现,应进行的设置是(　　)。

A. 设置放映方式　　　　　　　　　　　　B. 幻灯片切换

C. 幻灯片链接　　　　　　　　　　　　　D. 自定义动画

17. PowerPoint 2010 演示文稿最常见的放映方式是(　　)。

A. 观众自行浏览　　　　　　　　　　　　B. 演讲者播放

C. 在展台浏览　　　　　　　　　　　　　D. 以上都不对

18. 要使幻灯片在放映时能够自动播放,需要为其设置(　　)。

A. 动作按钮　　　　　　　　　　　　　　B. 超级链接

C. 排练计时　　　　　　　　　　　　　　D. 录制旁白

19. 在 PowerPoint 2010 的"普通视图"中,隐藏了某个幻灯片后,在幻灯片放映时被隐藏的幻灯片将会(　　)。

A. 从文件中删除

B. 在幻灯片放映时不放映,但仍然保存在文件中

C. 在幻灯片放映时仍然可放映,但是幻灯片上的部分内容被隐藏

D. 在"普通视图"的编辑状态中被隐藏

20. 如要终止幻灯片的放映,可直接按(　　)键。

A. Ctrl+C　　　　　　　　　　　　　　　B. Esc

C. End　　　　　　　　　　　　　　　　D. Alt+F4

三、判断题

1. 在 PowerPoint 2010 中,文本框的大小不可改变。　　　　　　　　　　　　　　(　　)

2. PowerPoint 2010 中,文本选择完毕,所选文本会变成反白。　　　　　　　　　　(　　)

3. PowerPoint 2010 设置行距时,行距值有一定的范围。　　　　　　　　　　　　　(　　)

4. 选择添加动画效果的对象必须在幻灯片浏览视图中进行,不能在普通视图中进行。　(　　)

5. 演示文稿的输出类型可根据需要来设定。　　　　　　　　　　　　　　　　　　(　　)

6. 演示文稿在放映中可以使用绘图笔进行实时修改。　　　　　　　　　　　　　　(　　)

7. 在幻灯片浏览视图下,不能采用剪切、粘贴的方法移动幻灯片。 （ ）

8. 对某个对象设置动画时,只能设置一种动画效果。 （ ）

9. 在幻灯片的编辑过程中,如果其中一张幻灯片应用新的版式,其他幻灯片同样需要重断排版。

（ ）

10. PowerPoint 演示文稿一般按原来的顺序依次放映。有时需要改变这种顺序,这可以借助于超链接的方法来实现。 （ ）

四、问答题

1. 如何在幻灯片中插入 SmartArt 图形?

2. 如何更改当前幻灯片的主题?

3. 如何修改幻灯片母版?

4. 如何在幻灯片中插入超链接?

5. 如何对演示文稿进行打包?

（河南护理职业学院 卢明星）

项目 7 医院信息系统及其应用

📌 项目概述

医院信息系统(hospital information system,HIS)是国际公认的新兴医学信息学的一个重要分支,是医学信息学研究中应用最早、发展最快、普及范围最广的一个领域。目前,我国的大中型医院大多数都具有了规模不一、程度不同的医院信息系统。

医院信息系统是覆盖医院所有业务的信息管理系统,是现代化医院运营的必要技术支撑和基础设施。医院信息系统的应用不仅使医院管理现代化、科学化、规范化,而且提高了医院的工作效率,改进了医疗质量和服务水平,还能够为建立健全医疗保障服务奠定坚实基础。

概述及医院信息系统相关知识

本项目所列出门诊信息系统、住院信息系统、药品管理信息系统、医学影像信息系统及医学检验信息系统是医院信息系统中相对重要的子信息系统。通过各个子系统的实际应用案例的具体操作方法和步骤来说明医院信息系统应用于医院信息管理工作的重要性。通过学习和实践操作训练,让读者更好地学习和掌握医院信息系统的使用方法,了解和熟悉目前医院信息系统在我国医院信息化建设的实际应用,以便读者以后在工作、生活和学习中更好地参与到我国数字化医院建设与应用环境之中。

📌 学习目标

1.了解医院信息系统的概念、组成、特点、功能、发展趋势和体系结构等基本知识。

2.了解和熟悉医院信息系统中门诊、住院、药品管理、医学影像及医学检验等信息系统的概念、组成及其基本功能的相关知识。

3.熟悉和掌握医院信息系统中门诊信息系统、住院信息系统、药品管理信息系统、医学影像信息系统及医学检验信息系统中各个信息管理子系统基本应用技能。

📌 项目实施

随着我国医疗保险制度和社会保障制度的改革,我国的医疗行业越来越要求进行信息化管理。医院信息系统是信息技术在医院推广应用的必然产物。自1995年国家正式启动了"金卫工程"以来,国内多家公司已自主开发了适应各级、各类医院的信息系统。一个好的医院信息系统,对于规范医院管理,加快就医、诊疗处理过程,跟踪医疗效果,总结医疗经验具有不可估量的意义。

本项目的各项任务中所列举的操作案例均以重庆中联信息产业有限责任公司开发的中联数字化医院系统为蓝本,从中抽取部分系统操作内容展示出来让读者参考学习。通过学习让读者了解并掌握医院信息系统的相关知识和操作技能。

相关知识

1.医院信息系统的概念　医院信息系统是指利用计算机软硬件技术、网络通信技术等现代化手段,对医院及其所属各部门的人流、物流、财流进行综合管理,对在医疗活动各阶段产生的数据进行采集、储存、处理、提取、传输、汇总、加工生成各种信息,从而为医院的整体运行提供全面的、自动化的管理及各种服务的信息系统。

医院信息系统是在计算机网络环境下运行的应用软件系统,它既是实现医院各类信息的收集、存储、传输、加工和综合利用的人－机系统;也是对医院信息执行分散收集、统一管理、集中使用、全员共享的计算机网络系统;它可以把医院产生的各种信息输入计算机网络系统,由计算机完成信息的储存、处理、传输和输出,在医院内形成信息共享,以提高医院工作的质量及工作效率。

2.医院信息系统的组成　依据不同业务部门的功能将医院信息系统划分为若干子系统,每个子系统再划分为若干模块。医院信息系统功能结构可以划分为以下4个部分。

(1)基础医疗信息系统　基础医疗信息系统包括:门急诊管理子系统(如门急诊导医、门急诊挂号、分诊叫号、门急诊划价收费等下一级子系统或模块)、住院管理子系统(如患者住院入出转管理、床位管理、住院费用管理等下一级子系统或模块)、药品管理子系统(如药库管理、门诊药房管理、住院药房管理等下一级子系统或模块)、病案管理子系统(如病案编目、病案流通、病案质控等模块)、医疗管理与质量监控子系统等。

(2)临床医疗信息系统　临床医疗信息系统包括:门急诊医生工作站、住院医生工作站、护士工作站或护理信息系统、实验室信息系统(LIS)、放射科信息系统(RIS)、医学影像系统(通常称为医学影像计算机存档与传输系统,PACS)、病理科及其他医技科室系统、手术麻醉管理子系统、输血及血库管理子系统、重症监护管理子系统、临床决策支持系统(CDSS)等。

(3)支持维护系统　支持维护系统包括网络管理、数据字典与数据库管理、数据备份与恢复、用户管理、系统安全管理等模块。

(4)外部接口　随着社会的发展及各项改革的进行,医院信息系统已不是一个独立存在的信息系统,它必须考虑与社会上相关系统的互连问题。因此,医院信息系统必须提供与医疗保险系统、社区医疗系统、远程医疗系统和上级卫生主管部门的接口连接。外部接口包括医疗保险接口、远程医疗接口、新型农村合作医疗接口、社区医疗服务接口等。

3.医院信息系统的特点与功能　医院信息系统的特点主要体现在以下几个方面。

(1)准确性　医院信息系统是为采集、加工、存储、检索、传递病人医疗信息及相关的管理信息而建立的人机系统。因此,数据的管理是医院信息系统成功的关键,数据必须准确、可信、可用。特别是在原始数据的积累方面,数据录入的准确、数据传输的正确性更是体现医院信息系统成功的关键。

（2）安全性　数据的安全需要多方面的保证，包括中心机房的安全、网络运行的安全、服务器的安全、中心工作站的安全等，防止因病毒、服务器故障、数据权限的过度使用引起的不安全情况，重要数据资料要遵守国家有关保密制度的规定。从数据输入、处理、存储、输出严格审查和管理，不允许通过医院信息系统非法扩散。

（3）技术规范性　医院管理有严格的规范化要求，医院信息系统也制定了相应的规范。如数据字典的编码规范、分系统功能模块的规范、信息通信的规范、数据录入的规范等。国家现已制定了相关标准。

（4）共享性　数据的共享有利于医院内部、各医院之间的交流，同时降低患者看病费用，实现了远程交互。

医院信息系统是现代化医院建设中不可缺少的基础设施与支撑环境。医院信息系统的功能主要体现在以下几个方面。①它支持医院的行政管理与事务处理业务，减轻事务处理人员的劳动强度，辅助医院管理，辅助高层领导决策，提高医院管理水平。②使医院真正做到以病人为中心开展医疗服务工作，优化工作流程，提高工作效率；规范医疗行为，提高工作质量。③能够加强医院经济全程管理，提高医院经济效益；增强医院信誉，提高医疗服务市场竞争力；提高全员素质和综合实力；促进医院现代化建设。

4. 国内外医院信息系统的现状与发展趋势

（1）国外研究状况　20 世纪 60 年代初，美国便开始了医院信息系统的研究。随着计算机技术的发展，从 20 世纪 70 年代起，医院信息系统进入大发展时期，美、日和欧洲各国的医院，特别是大学医院及医学中心纷纷开发医院信息系统，成为医药信息学形成和发展的基础。目前，国外医院信息系统的开发、应用正向广度和深度发展，达到了前所未有的新高度、新水平。这主要表现在建立大规模一体化的医院信息系统，并形成计算机区域网络，不仅包括一般信息管理的内容，还包括电子病历系统、医学影像存储与传输系统、临床信息系统、决策支持系统、医学专家系统、图书情报检索系统、远程医疗系统等。

（2）国内研究状况　中国的 HIS 从 20 世纪 80 年代开始起步，目前我国大多数 HIS 都是相互独立的，还没有多种计算机辅助决策工具组合在一起的系统。计算机辅助决策系统还不能在无人工干预的情况下做出临床决策或研究报告。自 20 世纪 80 年代末期以来，我国医院信息系统的发展大致经历了以下 3 个阶段。①第一个阶段为纠偏阶段，也称为单机应用阶段。20 世纪 80 年代末，以单机为主的收费机、划价机开始应用于一些医院的收费处和药房。②第二个阶段为管理阶段，也称为局域网应用阶段。20 世纪 90 年代中期，管理信息系统基本涵盖了医院管理的各个方面，实现了医院的财务管理、药品管理、设备管理、物资管理、医政管理的计算机化。③第三阶段为数字化阶段，也就是目前正在发展的阶段，是较完整的、集成的医院信息系统阶段，从医院的总体上把握信息系统的功能，围绕病人在医院活动的各个环节，构造系统的整体框架结构，各系统之间信息高度共享。

目前，我国医院信息系统建设存在的主要问题有系统的高复杂性、系统设计的标准化程度低、资金需求与信息系统建设的矛盾、复合型信息技术人员的缺乏等。与发达国家相比，我国医院信息系统尚处于落后阶段，但又是在迅速发展之中。

（3）医院信息系统发展趋势

1）集成化发展　随着医院信息系统的发展,系统内部的功能划分越来越细致,但现有的许多医院存在多个应用并存的情况,由于分系统多为不同公司开发,使用不同的平台和技术标准,彼此之间没有联系,且大多公司没有提供接口和源代码,严重制约了医院信息系统的应用,因此信息系统集成设计成为医院信息系统发展的首要选择。国内现有许多大型公司已逐渐重视集成化发展,部分软件开发商和医院应用美国 HL7 和 DICOM3 设计了集成化软件,但信息系统集成化的道路任重道远。

2）医院决策支持系统　医院的决策支持系统的建立,有利于用好医院的现有海量数据信息,总结医院的发展规律,帮助医院领导展望医院的发展前景,为领导提供更加准确的数据保障,促进了医院的全面发展。与国内的医院相比,美国的医院更倾向于通过计算机程序处理、分析信息,便于保证科学的医疗决策和管理决策。

3）医学研究　医院信息系统将为转化医学研究和临床流行病学的发展提供支持,这是必然趋势。完整的电子病历包含了需要的大量信息,通过与病案管理系统、疾病随访系统等结合,有利于灵活地导出科研数据并进行分析,保障医学研究的快速发展。

5.医院信息系统体系结构　医院信息系统主要由硬件系统和软件系统两大部分组成。在硬件系统方面,要有高性能的中心电子计算机或服务器、大容量的存储装置、遍布医院各部门的用户终端设备及数据通信线路等组成信息资源共享的计算机网络。在软件系统方面,需要具有面向多用户和多种功能的计算机软件系统,包括系统软件、应用软件和软件开发工具等,还有各种医院信息数据库及数据库管理系统。

（1）总体架构　常见的有 3 类,即主机/终端结构、客户/服务器结构及三层结构。

1）主机/终端结构　主要采用中心主机通过星形通信线路连接多台终端。所有数据及应用程序集中于主机,用户通过终端与信息系统交互。该结构优点:所有的资源集中管理,便于系统维护;信息系统软件只要在主机端更换程序即可完成升级更新,不需到现场。缺点:首先,所有的应用程序占用全部主机资源,对主机的能力要求高,不利于系统升级换代,其次,终端方式一般采用字符界面,无法实现图形界面。

2）客户/服务器结构（Client/Server 结构）　客户/服务器结构也叫 C/S 架构,其核心技术为信息系统的应用程序与数据库分离,使其分别分布在客户机和服务器上。应用程序负责用户界面的处理和数据相关校验、处理流程等内容,服务器主要负责数据的管理,为前端提供数据访问和处理服务。两者之间通过网络连接交换数据。该结构优点:系统处理得到了比较合理的分布,充分利用了用户端 PC 机的处理能力,使服务器的资源压力得到减轻,从而可用低配置的 PC 服务器担任主机工作,系统的成本降低,另外,它可以充分利用图形界面优势,便于医学影像等多媒体数据的展现,便于与办公自动化集成。缺点:信息系统的维护工作复杂化,特别是由于客户机数量增加,维护工作量将大大增加,系统的总成本也会增加。

3）三层结构（Brower/Server 结构）　三层结构综合了主机/终端结构和客户/服务器结构的特点,在 C/S 结构的中间加入了应用服务器（或 WEB 服务器）。它将客户机上的一部分应用程序和业务相关的处理功能在中间层应用服务器上实现,同时,各个客户机可以通过应用服务器共享该部分,在用户机上仅保留用户界面的处理。用户界面的现实通过浏览器实现,应用服务器与数据服务器可以一起集中管理。无须更改主程序,只需修改服务器上的功能模块即可实现业务处理功能。该结构优点:保持了图形化用户界面,又可减少维护量。缺点:系统结构复杂,录入编辑功能差,不利于大批量录入程序的开发应用。

(2)硬件结构　硬件部分主要包括 PC 机、服务器、网络、打印机等。其中 PC 机是医院信息系统应用最多的设备,常用于用户终端,市场上较低档的 PC 机,就足以满足要求;服务器是信息系统的核心设备,主要负担数据库的集中管理及其他服务功能。网络可分为局域网络和广域网络,医院院内网络属于局域网络范畴。传输速度可达1G 位/秒。网络传输介质包括双绞线、同轴电缆、光纤、无线介质等,目前应用较多的是双绞线和光纤。双绞线一般用于楼内布线,光纤用于楼间布线。

(3)软件结构　软件分为系统软件和应用软件。系统软件是管理计算机硬件和网络协调运行的基础性软件。如 Windows XP、Windows 7、Windows NT、UNIX、数据库管理系统等都属于系统软件。应用软件包括文字处理、医生工作站、收费系统等。

HIS 系统设计与应用中要求设置的项目任务非常多,目前国内外众多医疗信息系统软件开发与集成公司的设计思路与设计风格千差万别,本项目选择医院信息管理系统中几个主要子系统的实际应用进行简洁性讲解,并举例说明各个子系统的基本操作过程。

任务7.1　门诊信息系统及其应用

 任务描述

学习和了解门诊信息系统的定义、就诊流程、系统组成和常用操作流程,掌握门诊信息系统在医院信息管理工作中的基本应用。

 任务要求

通过了解和学习门诊信息系统及其应用,掌握该子系统在实际工作中的应用操作技术和使用方法。

门诊信息系统
及其应用

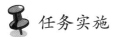 **任务实施**

1.就诊发卡管理　用户进入医院信息系统相应管理子系统后,双击"就诊发卡管理"进入"就诊发卡管理"窗口。主要参数设置如图7-1所示。

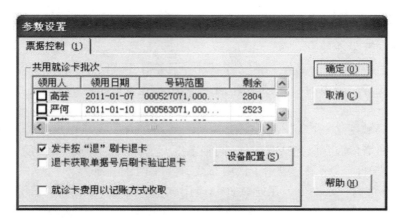

图7-1　就诊卡窗口参数设置

说明:若就诊卡属于共用票据,则在共用就诊卡批次中钩选相应票据;钩选"发卡按'退'刷卡退卡",则退卡时按"就诊卡发放"窗口中的"退"按钮后在就诊卡处刷卡,调出发卡记录进行退卡,否则只能通过输入发卡记录单据号来退卡;为了防止别有用心的人恶意退卡谋利,请钩选"退卡获取单据号后刷卡验证退卡";如果就诊卡的费用以记账方式收取,则请钩选"就诊卡费用以记账方式收取"选项。

(1)就诊发卡　其主要的操作:就诊卡发放、换取和补发。点击"就诊卡发放"窗口中工具栏上的"发卡"进入"就诊卡发放"窗口。如图7-2所示。

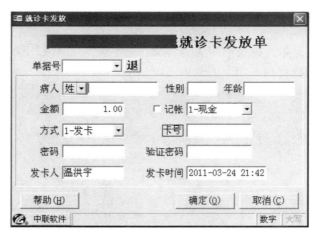

图7-2　"就诊卡发放"窗口

说明:在"病人"中输入病人姓名,注意这里输入的病人姓名必须是在系统中登记过信息的病人,如果系统中有该病人的信息则会调出该病人的性别、年龄信息。"金额"中提取的是收费项目管理中设置的就诊卡费用,无法修改。若就诊卡费用以记账方式收取,则钩选"记账"选项;若以现金方式收取,则可选择结算方式。根据就诊卡发放方式在方式中选择是发卡、补卡还是换卡(注意换卡时金额项将自动变为0.00元)。在卡号处刷卡获取就诊卡号,若需设置就诊卡密码则请病人输入2次密码,最后点击"确定"完成发卡、补卡或换卡操作。

（2）就诊卡退卡　如果病人就诊完毕后需退卡,则可以在"就诊发卡管理"窗口中查找发卡记录并选中,点击工具栏中的"退卡",进入"就诊卡发放"窗口,然后核对无误后点击"确定"退卡。也可以在"就诊卡发放"窗口点击"退"按钮,然后输入发卡单据号或在就诊卡中刷卡调出发卡信息,核对无误后按"确定"退卡,如图7-3所示。

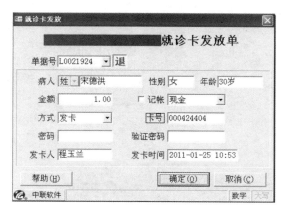

图 7-3　就诊卡退卡窗口

2.门诊挂号管理

（1）双击"门诊挂号管理"出现如下界面,如图7-4所示。

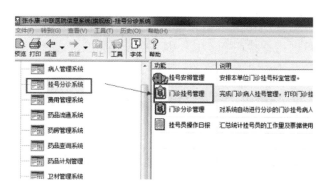

图 7-4　门诊挂号管理界面

（2）双击"门诊挂号管理"左上角的"挂号",出现如下界面,如图7-5所示。

（3）双击左窗口挂号安排表中相对应的挂号"号别",也可以在"号别"中输入要挂号的科室的简码,系统会自动生成对应的门诊号,再次录入病人信息,再回车到确定即可完成挂号。在缴款框输入病人交的金额,在下面的找补框中就自动显示要找补的金额,点击"确定"完成了一个挂号的流程。

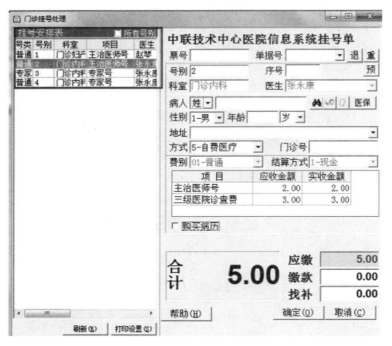

图 7-5　门诊挂号界面

3.门诊医生接诊

（1）接诊门诊病人　门诊医生登录医生工作站后在候诊病人处选择要接诊的病人,也可通过右上角进行查找（查找方式可以根据情况进行选择）,输入查找内容后回车,点击"接诊"如图 7-6 所示。

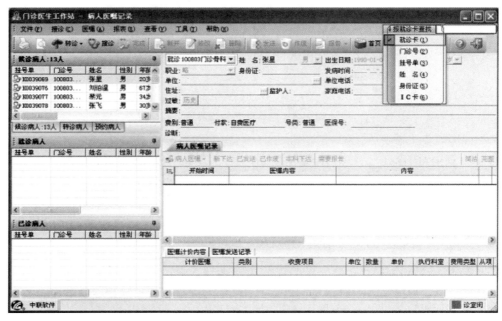

图 7-6　接诊门诊病人窗口

（2）完善病人信息　对于接诊后的病人可以根据实际情况对病人的信息进行补充，如图 7-7 所示，补充完后保存。

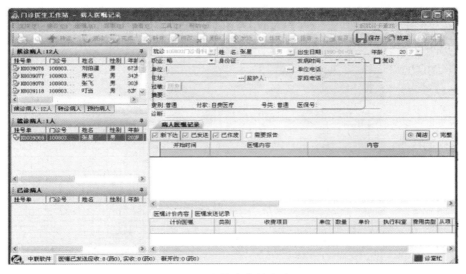

图 7-7　完善病人信息窗口

（3）诊断录入及病人医嘱下达　在"病人诊断"中录入病人的本次需下诊断，诊断编码可根据（按诊断标准或按疾病编码）提取，如果要删除病人的诊断，可以点击键盘上的"Delete"按键即可。如果病人有多个诊断的，可以单击问号右边的小方块后，会变成单击一下便可新增一行诊断，也可以通过自由录入。如图 7-8 所示。

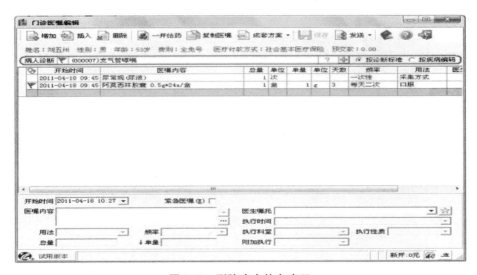

图 7-8　删除病人信息窗口

4.门诊收费管理

（1）参数设置　双击"病人费用管理"，在"病人费用管理"窗口上方的工具栏上点击"文件"→"参数设置"如图 7-9 所示，在"单据控制"中钩选"变价输入数次"，这样就允许输入一个负的项目冲销原来的项目。在下面的药房、窗口设置处,可以分别给西成药、中成药、中草药指定取药的药房。在"输入输出"中可以选择通过输入医生来确定科室,这样输入医生后电脑就会识别医生所在科室。在"收费的时候允许同时输入多张单据"和"自动搜寻病人 0 天内的划价"单据(0 表示最大值)前打钩,就能提取出医生所开出来的医嘱。如图 7-10 所示。

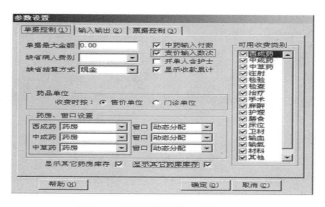

图 7-9　门诊收费窗口参数设置

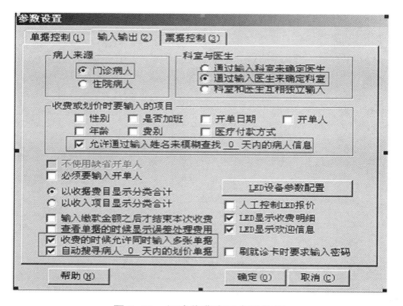

图 7-10　门诊收费窗口参数选择

（2）收费管理　病人收费管理是门诊收费人员根据医生开的处方、检验(检查)申请单和各种治疗单(手工单据或是门诊医生工作站发送的电子单据),或是直接提取收费划价单来收取病人的各种费用。在病人收费管理窗口点击"收费"进入"收费"窗口,如图 7-11 所示。

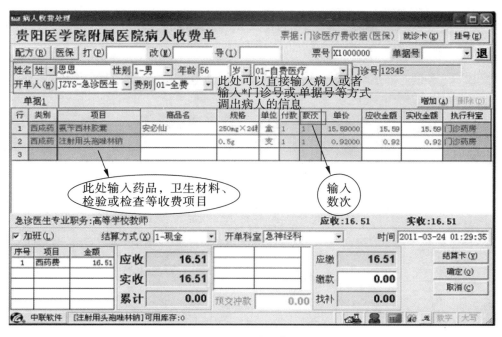

图 7-11　门诊收费窗口

在此处操作员根据处方上的病人信息,直接输入病人的姓名、性别、年龄,选择医疗付款方式、开单人和费别。用简码在项目栏输入收费项目,数次及执行科室,输完后应缴处会显示此病人所有费用总和,输入缴款后在下面的找补就自动显示要找补给病人的款额,点击"确定"或者按"F2"键结束本次收费并打印票据,也可以按"Esc"键清除本次收费重新录入。如果此病人含有医保结算费用,则回车至缴款处时,按"F4"键弹出收费结算窗口,如图 7-12 所示。

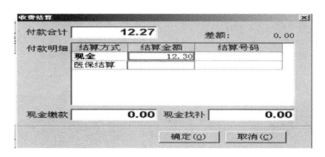

图 7-12　门诊收费结算窗口

在医保结算处输入此病人所能报的公费金额,填写好后按"确定"回到收费窗口,点击"确定"即可完成。注:第 1 次使用先在票据号的框中检查是否跟票据号关联,如不关联则填写第 1 张票据的号码,第 2 张以后的就不用输入,电脑自动计算。每次更换新的票据后收的第 1 张必须检查是否有票据号码出现。

(3)退费操作　①在不退出收费窗口的情况下,点击窗口右上角的"退",输入要

笔记栏

退的单据号然后敲回车,就点击下面的"全选"然后点击"确定";②如果已经退出收费的窗口,在"病人收费管理"窗口中的"下面的单据"列表选择要退的单据,点击"退款"后,直接点击下面的"确定",如图7-13所示。

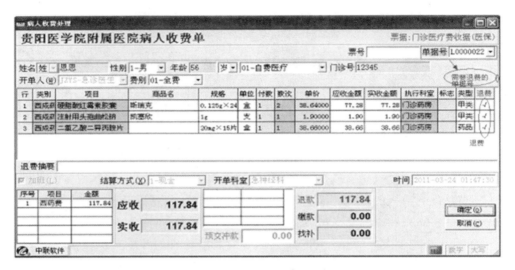

图7-13　门诊退费管理窗口

5.门诊处方发药　用于对收费、记账处方的配药、发药及退药操作,主要用于按单据(病人)单独领药。药品收费单据都使用药品处方发药处理,药品记账单据可以使用处方发药处理,也可以使用药品部门发药处理。住院病人的记账表只能在药品部门发药中处理。主要操作如下:

(1)参数设置,按照(图7-14 门诊处方发药窗口)的参数,在药房中选择为"药房",配药单中选择"配药后不打印",处方签中选择"发药后不打印",收费处方处选择"显示已收费处方",记账处方处选择"显示已审核处方"(这里可以根据操作具体的情况进行个性化的设置)。

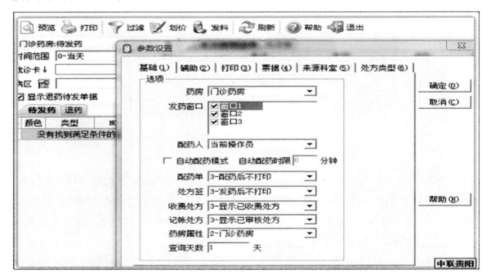

图7-14　门诊处方发药窗口

（2）药房人员在待发药清单中找到病人记录，单击选中该单据，即可在右边的清单中看到病人的处方明细，或者利用病人的发票上的单据号，将单据号输入"单据号"一栏中，按"回车"键即可调出相应的病人信息。查看要发药处方，对照收费是否有误，若没有错误单击发药按钮，否则将处方退回收费处重收。

（3）发药完成后，单据记录会在发退药清单中出现。若有病人退费的情况，单击发退药清单卡片，在左边找出要退药的病人名字，也可以利用病人发票上的单据号填入单据号一栏按回车键调出病人的处方单，找到病人记录后，若要求全部退药的，在"发药"窗口的右下角，全退前的小框中打上"√"，然后单击"退药"按钮，此时会将给病人的药品全部退掉。若只进行部分退药的，则将全退前的小框中的"√"去掉，然后在所要退药的药品退药数中输入要退药的数量，单击"退药"按钮即可完成部分退药。

相关知识与技能

1.门诊信息系统的含义　医院的门诊业务是医院业务的重要组成部分之一，是医院对外服务的窗口，也是医院收入的来源之一。门诊系统涉及的相关部门有：门诊挂号室、门诊病案室、门诊各诊疗科室、医技科室、门诊药房、门诊收费处。门诊信息为我们研究提高治疗水平、医院管理方法提供了真实、准确、完整的依据。

2.门诊病人就诊流程　为了更好地了解门诊信息系统，我们首先了解一下门诊病人的就医过程。门诊是病人到医院寻医问诊的第一步，病人就诊的流程是门诊信息系统的依据。门诊病人就诊流程如图 7-15 所示。

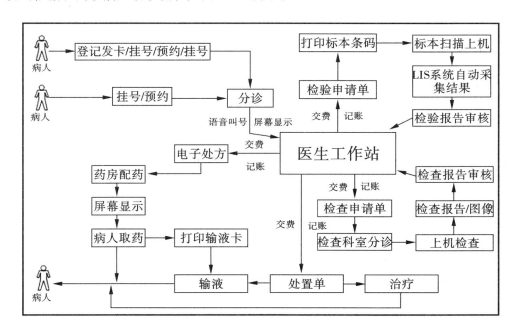

图 7-15　门诊病人就诊流程

3.门诊系统的组成　从门诊病人就诊流程可以看出，病人就诊过程中涉及：门诊挂号，门诊收费，门诊药房，门诊医生工作站，门诊护士分诊，验血类生化检验和 X 射

笔记栏

线,CT 检查等影像检查等。门诊系统是由办理诊疗卡、门诊挂号、分诊排队、医生工作站、门诊收费、门诊药房、注射室/输液室、实验室信息系统(LIS)、医学图像存储与传输系统(PACS)、电生理信息系统、病理信息系统、合理用药咨询系统、传染病申报程序和门诊信息系统及其他与门诊信息系统相关联的系统组成。

(1)门诊挂号子系统　门诊挂号子系统是用于医院门诊挂号处工作的计算机应用程序,该系统以病人就诊环节为轴线,使病人制卡、挂号、就诊、交费、取药的活动在统一的信息资源联系下成为一个整体,旨在解决长期困扰医院管理上存在的"三长一短"现象,提高收费的准确性和科学性,方便病人。从医院管理角度来讲,系统能够采集到各医疗部门(科室)所属医生的详细工作量,使科室核算有了准确的统计数据资料,从而为医院管理层提供决策支持。该系统包括挂号管理、号表管理、收费结算、查询统计、打印等功能。

门诊挂号子系统的流程主要包括发放诊疗卡、门诊挂号、就诊、候诊。门诊挂号子系统可以大大提高挂号工作的效率,增强信息的准确性和共享性。

(2)门诊医生工作站　门诊医生工作站是医生借助计算机和网络,实现病人信息的采集、处理、传输和共享,实现对门诊病人信息管理的计算机系统,是病人信息的主要提供者。门诊医生工作站的目标在于帮助医生处理日常医疗工作,减轻门诊医生的书写工作量,规范门诊医疗文书,为其就诊提供各种辅助工具,以促进其诊治水平的提高。促进医疗信息在各部门之间流通,通过和其他信息系统的无缝链接,门诊医生工作站可以和其他部门协同工作,大大提高门诊效率,提升医疗服务质量,真正实现"以病人为中心"的目的。

门诊医生工作站是门诊信息系统的中心,是医生为病人诊断、治疗的辅助工具。是协助门诊医生完成日常医疗工作如诊断、处方、检查、检验、治疗处置、手术和卫生材料等信息的计算机应用程序。门诊医生工作站具有如下功能:①获取病人基本信息;②获取诊疗相关信息;③获取医生信息;④提供费用信息;⑤提供药品信息;⑥提供处方审核功能;⑦支持医生临床处理;⑧提供医院、科室、医生常用临床项目字典,相应编辑功能;⑨自动记录医生姓名及时间,一经确认不得更改,同时提供医嘱作废功能;⑩处方提供备注功能,医生可以输入相关注意事项;⑪支持医生查询相关资料;⑫自动核算就诊费用,支持医保费用管理;⑬提供打印功能;⑭提供医生权限管理;⑮自动向有关部门传送检查、检验、诊断、处方、治疗处置、手术、收住院等诊疗信息,以及相关的费用信息,保证医嘱指令顺利执行;⑯其他方面如门诊预约登记系统、Internet 预约管理、电话预约管理;⑰手术室登记系统;⑱各种查询程序。

门诊医生工作站的流程包括:医生排班,就诊准备,就诊过程,检验、检查、治疗,门诊病历管理。

(3)门诊收费子系统　门诊收费子系统是用来处理医院门诊划价和收费的计算机应用程序,包括门诊划价、收费、退费、打印报销凭证、结账、统计等功能。从而提高医院收费处的工作效率,减少病人的排队时间,提高收费服务质量,减轻工作强度,优化执行财务监督制度的流程,并为医院的财务管理等提供便利。

门诊收费子系统具有如下功能:①基础代码维护。②划价。③收费处理。④处理退款。⑤门急诊收费报销凭证打印。⑥结算。结算分为日结、月结等几种。日结:收费员每日工作完毕后,要立即统计当天收入,并按照计算机结算结果上交款项。月结处理。全院门诊收费月、季、年报表处理。⑦统计查询。常见统计查询功能有:病人费用查询;收费员工作量统计;发票查询;作废发票查询;缓冲发票查询。查询条件包括收费凭证号,病人姓名、日期范围等。⑧报表打印输出,作为存档的文件。报表打印输出功能包括:打印日结汇总表;打印日结收费明细表;打印日结收费存根,按收费凭证内容打印,以便会计存档;打印日结科室核算表;打印全院月收入汇总表;打印全院月科室核算表;打印全院门诊月、季、年收费核算分析报表。⑨门诊发票管理。

门诊收费流程如下:①刷卡。按照常规,病人凭卡交费,可以减少录入病人基本信息的时间。②调阅处方。收费员从医生工作站把处方、检验申请单、检查申请单、治疗单等收费凭据调到收费工作站。③划价。收费员根据处方、检验申请单、检查申请单、治疗单的项目内容确定费用并计算合计。④交费。病人按照划价合计交费。⑤打印收据。病人交费后系统自动为患者打印收费收据。

(4)门诊药房子系统 门诊药房子系统是门诊信息系统与药房信息系统无缝连接的一个子系统,是用于协助门诊完成对门诊药品进行管理的计算机应用程序,其主要任务是对药品、制剂等信息的管理,药品进存管理,药品质量管理,汇总与统计及辅助临床合理用药(包括处方或医嘱的合理用药审查、药物信息咨询和用药咨询等)。

门诊药房子系统承担着药品管理、药品发放、药品统计的多项任务。门诊药房子系统功能如下:①发药。②领药。③退药。④药品入库。⑤药品库存控制。⑥药品有效期管理。⑦毒麻/贵重/精神类药品的重点管理。系统提供识别毒麻/贵重/精神类药品和进行单独处理的功能。对毒麻/贵重/精神类药品的管理主要是药品去向管理,要准确记录这些药品的领用人、数量、日期等信息。⑧统计报表。医院的门诊药房对药品统计报表包括药品金额、工作量等各类数据的汇总统计与报表生成。⑨各项检索查询。为查询药剂科各个部门各项信息和动态而提供,并可辅助药剂科主任对全院药品进出情况进行管理和控制。⑩系统维护。药品字典及其他各有关字典的维护;输入方法的选择、用户的登记和操作权限的设置。⑪药品盘点功能。⑫临床科室药品基数管理功能。

门诊药房子系统的流程包括:①药剂人员根据处方打印摆药单;②根据摆药单配药;③在大屏幕显示已配好的药的队列;④药剂人员将配好的药与病人的诊疗通知书进行核对;⑤确认发药;⑥在大屏幕队列内删除相关信息。

任务7.2 住院信息系统及其应用

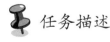 任务描述

学习和了解住院信息系统的定义、诊疗流程、系统组成和常用操作流程,掌握住院信息系统在医院信息管理工作中的基本应用。

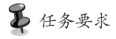 任务要求

通过了解和学习住院信息系统及其应用,掌握该子系统在实际工作中的应用操作技术和使用方法。

住院信息系统
及其应用

任务实施

1.病人入出管理　用户进入医院信息系统相应管理子系统后,双击"病人入出管理"进入"病人入出管理"窗口。主要参数设置如图7-16所示。

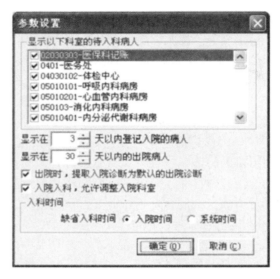

图7-16　"病人入出管理"窗口参数设置

操作说明:①如果希望仅显示哪个或哪些科室的待入科病人,则钩选"显示以下科室的待入科病人"中的相应科室即可。②可以通过设置显示在3 d以内登记入院的病人和显示在30 d的出院病人的天数来显示希望显示的病人。③当钩选"出院时,提取入院诊断为默认的出院诊断"后,病人出院时出院诊断默认显示为入院诊断,但可以根据具体情况进行修改。主要的操作有:病人入科、病人换床、病人转科、转科病人接收、病人出转院。

(1)病人入科　在病人入出窗口左下方的"待入住病人"栏中选中待入科的病人,然后按住鼠标不放拖拽该门诊医生开住院医嘱。病人至所安排的床位,放开鼠标键后会弹出病人入科窗口,如下图7-17所示。

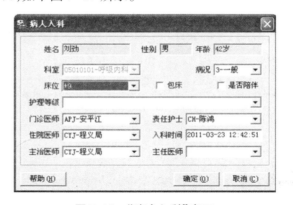

图7-17　"病人入科"窗口

如果床位分配出错则请在床位后的下拉列表中选择正确床位;如果该病人包下了该病床所在的房间,则可以钩选"包床",此时系统会自动弹出包房病床窗口,可选择该病人包下的病床,被选中的病床的床位费用将全部记入该病人的账上。"是否陪伴"可标记该病人是否有陪伴。病况、护理等级、门诊医师、责任护士、住院医师、主任医师均可根据具体情况做相应调整。入科时间默认显示为该病人入院的时间(以防入科时间与入院时间之间出现间隔、漏算床位费),如果确有必要可根据实际情况进行修改。最好确认无误后点击"确定"按钮完成病人入科操作。

(2)病人换床　病人入科之后,如果需要换床,可先选中要换床的病人,再拖拽病人至调换的床位,放开鼠标时弹出"病人换床"窗口,如图 7-18 所示。

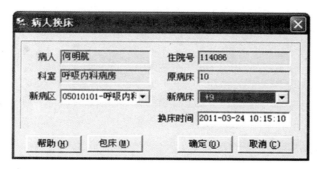

图 7-18　病人换床窗口

如果病床信息有错则修改新病床的床位号,如果确有必要,也可在换床时间中修改换床的时间,确认无误后点击确定完成换床。

(3)病人转科　如果需要对病人转科,可先选中要转科的病人,再点击右键菜单中的病人转科,进入"病人转科"窗口,如图 7-19 所示。

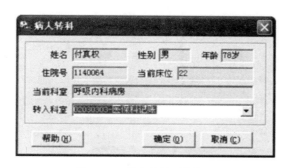

图 7-19　"病人转科"窗口

在"转入科室"后下拉列表中选择该病人要转入的科室,然后点击"确定",此时可以看到该病人的图标外观发生了变化,表示其正处于转科过程中。

(4)转科病人接收　转科病人转入科室需要对转科病人进行接收入科工作,首先在"病人入出"窗口左下方的"待入住病人"栏中选中找到该转科病人(注意转科病人图标与新入科病人的不同,其图标外围多了一个方框),然后参照病人入科操作对该病人分配一个床位,以及修改相关病人信息,即完成转科操作。

（5）病人出转院　病人出院或转院时,先查找并选中要出院的病人,再拖拽病人至"病人入出"窗口右下方的"出院病人"栏中,放开鼠标键时会弹出"病人出院"窗口,如图7-20所示。填写出院诊断、出院情况、其他诊断等相关信息,如果有中医诊断则填写相应诊断信息。出院方式中选择病人的出院方式,出院时间默认显示为系统当前时间,如有必要可进行修改,最后点击"确定"完成出院登记。

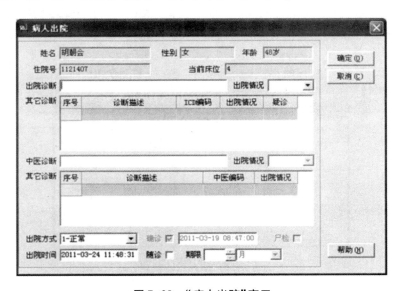

图7-20　"病人出院"窗口

注意入院病人与留观病人在"病人入出管理"窗口中显示是不一样的,如下图7-21所示。

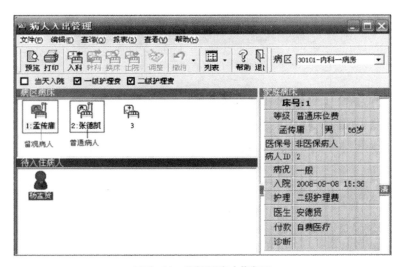

图7-21　"留观病人"窗口

2. 住院医生工作站　选中一个在院病人,对当前病人进行新开医嘱。点击工具栏"新开"按钮弹出"医嘱编辑"窗口,图7-22是医嘱界面。医生工作站的主要操作有:

"首页"填写、新开医嘱和常规医嘱操作先后等。

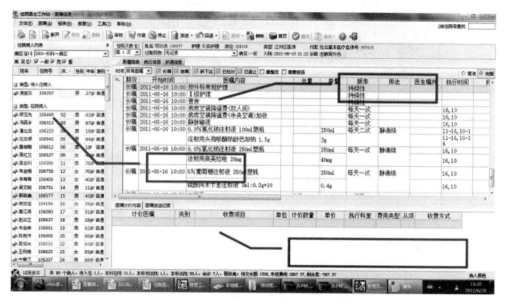

图 7-22　住院医生工作站医嘱界面

（1）"首页"填写　单击"首页"，出现"首页整理"的页面。在"基本信息"一栏中对该病人的信息进行核实，如有遗漏的则补上，如职业、区域、身份证号为必填项。在"西医诊断""中医诊断""过敏与手术""住院情况""附加内容"这 5 栏中根据病人实际情况进行填写。填写完毕单击"确定"按钮。完成首页书写。如图 7-23 和图 7-24 所示。

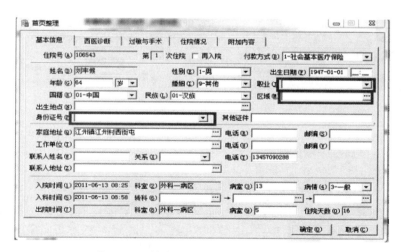

图 7-23　住院医生工作站首页基本信息

笔记栏

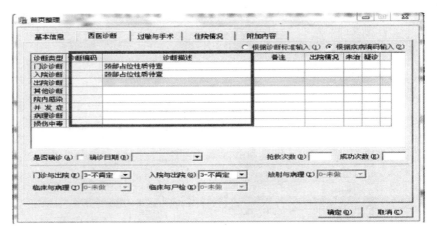

图7-24　住院医生工作站首页诊断信息

（2）新开医嘱　对在院病人下达医嘱（本科室的医生对本科室的所有病人都有权利下达医嘱）。选择需要下医嘱的病人后,点击"新开",进入住院医嘱编辑界面（图7-25）,在医嘱期效中选择是长期医嘱还是临时医嘱,在医嘱内容处录入医嘱（输入项目简码,或者汉字都可以调用）,相应地对给药途径、频率、总量、单量、执行时间进行录入,然后再增加新医嘱重复以上操作,完成后点击"保存"按钮。

执行时间的录入方法:11-14-17。表示在11:00,14:00和17:00各执行一次,病人当天入院将按首日时间执行。次日及以后按执行时间执行。不填默认按执行时间执行。

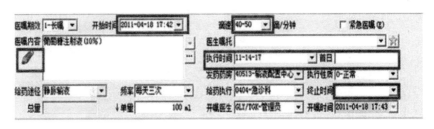

图7-25　住院医嘱编辑界面

长期医嘱与临时医嘱的执行性质不同,长期医嘱执行性质有:0-正常、1-自备药;临时医嘱的执行性质有:0-正常、1-自备药、2-离院带药、3-自取药。这4种执行性质的作用分别为:0-正常,表示要正常收费的项目,按照物价的收费标准正常收取病人的费用;1-自备药,当病人不需要拿药,而又要在医嘱上体现时,可以选择自备药,只产生医嘱,但是不产生相关费用;2-离院带药,病人出院时需要带药回家,这种情况一般是病人自己到药房拿药,医生还需要另附手工处方,上面写名离院带药,药房在部门发药时钩选离院;带药的性质,给病人发药。3-自取药,毒麻精特殊药品医嘱下达时选择此性质,由于是特殊药品,必须附手工处方,药房见手工处方给病人发药。

3.住院护士工作站　住院护士工作站工作界面左窗口上部分为病人信息区域,包括待入科、转科待入科、在院、出院和预出院病人5类,左下角是医嘱提醒列表,有新

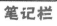

笔记栏

开、新停、新废、安排,会显示在此处。医嘱提醒列表的刷新时间是根据文件参数中来定义的,如图7-26所示。

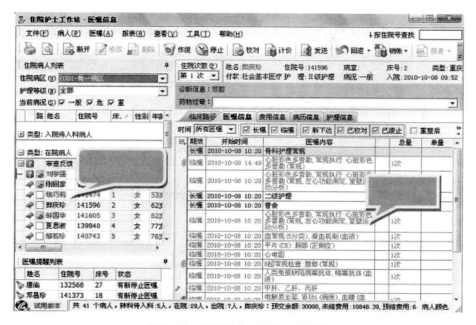

图7-26　住院护士工作站工作界面

住院护士工作站参数设置:双击"住院护士工作站",打开"住院护士工作站"窗口,单击菜单栏上面的"文件"按钮,选择"参数设置",弹出"参数设置"对话框,如图7-27所示。

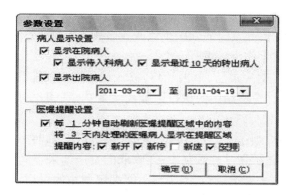

图7-27　住院护士工作站"参数设置"对话框

在"参数设置"对话框中设置主要包括:病人显示设置,设置显示病人的类型(出院,在院)。设置显示出院病人的时间段;医嘱提醒设置:设置新医嘱提醒的时间间隔,医嘱提醒内容(新开——医生新开的医嘱,新停——医生刚停止的医嘱,新废——医生新废除的医嘱,安排——主要是手术安排医嘱)。其中,"新废"可以不钩选。设置完成点击"确定"按钮,此参数设置主要是控制左边列表的显示。

医嘱选项设置:双击"住院护士工作站",打开"住院护士工作站"窗口,单击菜单栏上面的"工具"按钮选择医嘱选项,出现图7-28所示的窗口。"住院医嘱选项"主要是护士对医嘱进行校对和发送的操作方法。如果我们需要批量的大规模校对医嘱,请钩选如图7-28所示的选项,其他设置如界面字面意思,请护士根据实际情况钩选。

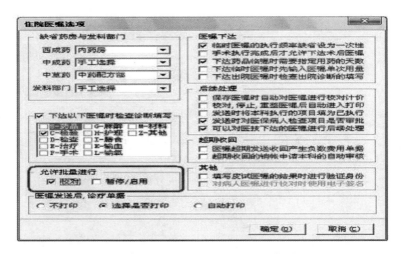

图7-28 住院护士工作站"住院医嘱选项"设置

住院护士工作站主要操作有:医嘱校对、医嘱计价和医嘱发送等。

(1)医嘱校对 双击"住院护士工作站",打开"住院护士工作站"窗口的"在院病人"栏,选中某一个当前在院病人,然后点击功能按钮的"校对",弹出"病人医嘱校对"界面,如图7-29所示。请护士仔细校对医嘱内容,如果无误,请在该条医嘱前的方框内钩选,或者点击全选(选择全部医嘱)、全清(不选择任何医嘱),选择好后,点击"校对"按钮。此处需要校对的医嘱,可以自己钩选,选择完成,如果是发现有疑问或者是不对的医嘱请不要校对,并及时通知医生修改或者删除医嘱。已校对的医嘱是无法修改和删除的,只能让医生作废后重开。

(2)医嘱计价 校对完成后,单击计价,进入计价窗口(图7-30),对未绑费所需计价的医嘱进行计价。在使用中的执行医嘱发生变化,费用也可能发生变化,就可以使用计价(或称绑费)进行费用调整。

医嘱绑定费用的规则:①一对一绑定,长期绑在长期,临时绑在临时;②静脉输液和超过一组建议绑定在护理常规医嘱中;③收取的费用如果不固定(如按小时计算的等),不建议绑定医嘱,手工记账;④本医嘱不能绑定费用的可以灵活使用其他相同期效医嘱代替绑定收取;⑤注意医嘱频率和收费项目数量的关系,数量×频率。

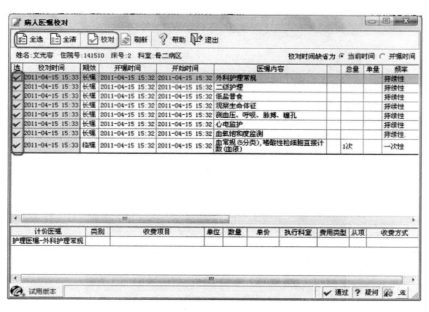

图 7-29　病人医嘱校对

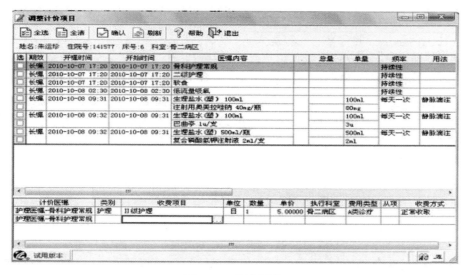

图 7-30　医嘱计价

　　（3）医嘱发送　医嘱只有被校对以后才可以发送,医嘱被发送后,费用随之自动产生。长期医嘱必须每天发送一次。医嘱发送的步骤分为 3 步:设置发送条件,读取医嘱数据,发送医嘱。医嘱在发送后产生相关费用,当天的医嘱不能重复发送,所以不会造成重复计费的问题。具体操作如下:首先在"住院护士工作站"界面点击按钮,系统自动弹出医嘱发送界面,如图 7-31 所示。

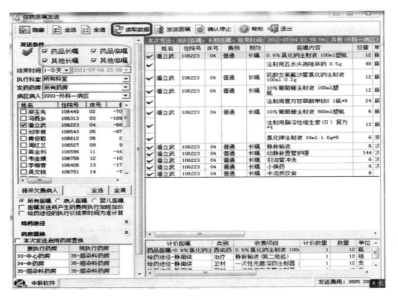

图 7-31　医嘱发送

📌 相关知识与技能

1. 住院信息系统的含义　住院病人入、出、转管理子系统是用于医院住院病人登记管理的计算机应用程序,包括入院登记、床位管理、住院预交金管理、住院病历管理、查询统计等功能。病人住院后,要经过入院、入科、病房诊治、摆药室摆药、相应医技科室辅助诊疗、收费处划价结算、病历室进行病历编目等多道环节,涉及部门较多,此管理系统方便病人办理住院手续,严格住院预交金管理制度,支持医保病人就医,促进医院合理使用床位,提高床位周转率。

住院信息系统涉及的相关部门有:入院处、出院处、住院医生工作站、住院护士工作站、医技科室、住院药房、手术室等。通过病人在医院每天的治疗过程将这些部门有序的连接在一起,仿佛一个个独立的齿轮被一个链条有机地串联在一起推动着医院的车轮在运行。住院信息系统就像这个链条,从每一个齿轮中获得信息传递到下一个齿轮,最终使我们获得一套完整的信息,这些信息为我们研究提高治疗水平、医院管理方法提供了真实、准确、完整的依据。住院信息系统的一般流程如下:入院、入科、转科、出院、转院、流动统计等过程。

2. 住院病人诊疗流程　医院病房每天早晨有一个例行查房,一般是病人主管医生到病人面前了解病人病情,然后根据病情开具当日医嘱。图 7-32 是以医生每日查房后开具医嘱的过程为主线,给出病人每日的基本诊疗流程。

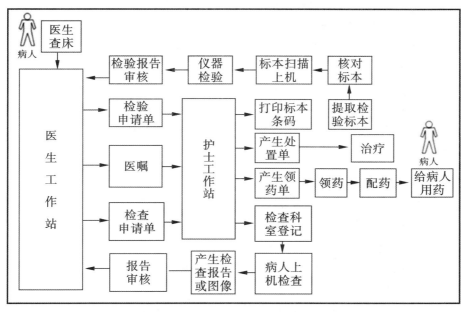

图 7-32　住院病人诊疗流程结构

3.住院信息系统的组成　在住院信息系统中,以住院医生工作站为核心。住院信息系统包括:住院医生工作站、护士工作站、入院/出院工作站、住院药房子系统、住院结账子系统、手术室信息系统、院内感染申报子系统、电子病历系统及检验科信息系统(LIS)、医学图像存储与传输系统(PACS)、电生理信息系统、病理信息系统等。

4.住院信息系统的功能

(1)住院登记　录入病人基本信息,例如姓名、身份证号、出生年月、性别等,缴纳住院预交金。

(2)床位管理　定义床位参数。例如价格、隶属科室等。查询和更改床位的使用情况,处理病人转床、转科等功能,支持床位信息查询、统计和报表的打印。

(3)预交金管理　可以处理病人住院预交金的缴纳、追加、统计等功能。可以查询预交信息、欠费情况、欠费人员。打印、输出按不同方式统计、查询的信息。

(4)住院病人信息管理　录入病历首页,将住院部与门诊相互关联,进行数据共享。进行病历的统计和各类数据整理。可以动态统计,实时反映病区床位的动态变化。通过数据资源共享,使住院病历和门诊病历相互流通,办理门急诊病历的借阅和归档,由病历室确认归档。针对病人病历的数据检索查询功能可满足医生临床、科研和教学对病历的检索要求,其有较高的科研价值。同时,可以对病历的借阅和归还进行全面的管理,极大地提高了病历室的工作效率。

(5)数据查询统计　可以对空床信息进行查询统计,支持根据科室、状态等不同形式进行查询和统计。支持病人入院登记、转科等信息的查询统计。支持和包括单一项目查询、动态查询、模糊查询、综合查询,并可以自定义查询条件,打印查询和统计的信息。

5.住院医生工作站　住院医生工作站是协助住院部医生完成病房日常医疗工作

的计算机应用程序。住院医生的医疗工作是医院工作的中心环节,与医院其他科室有广泛的联系,也是全院医疗质量的关键所在。因此,住院医生工作站也必然是医院信息系统中的核心部分。住院医生工作站的设计内容包括住院医生所有医疗活动和日常事务工作,主要功能有医嘱录入、开检查单、开化验单、电子病历、病程记录、医技报告查询、统计功能、教学资料等,其主要任务在于处理诊断、处方、检查、检验、治疗、手术、卫生材料、会诊、转诊、出院等信息。住院医生工作站的功能如下:

(1)自动获取或提供医生主管范围内的病人的基本信息、诊疗相关信息、医生信息、费用信息及合理用药信息。

(2)支持医生处理住院记录、检查、检验、诊断、处方、治疗处置、卫生材料、手术、会诊、转科、出院等诊疗活动。

(3)提供常用处方模板,对处方进行自动检测和咨询功能,例如药品剂量、药品相互作用配伍禁忌、适应证等。

(4)提供医嘱模板。提供医院、科室、医生常用临床项目字典及相应编辑功能。

(5)医嘱支持功能。支持医生处理医嘱,包括医嘱的开立、停止和作废。提供医嘱执行情况、病床使用情况、处方、病人费用明细等查询。自动审核录入医嘱的完整性,提供对所有医嘱进行审核确认功能,根据确认后的医嘱自动定时产生用药信息和医嘱执行单,记录医生姓名和时间,一经确认不得更改。支持所有医嘱和申请单打印功能,符合有关医疗文件的要求,提供医生操作员签字栏,打印结果由处方医师签字生效。

(6)门诊病人档案信息查询,包括完整的处方、费用、病历、检验结果、检查报告、图像报告。

(7)自动核算就诊费用。支持医保费用管理,自动向有关部门传送检查、检验、诊断、处方治疗处置、手术、转科、出院等诊疗信息及相关的费用信息,保证医嘱顺利执行。

(8)提供医生权限功能,例如部门、等级、功能等。

(9)为医生提供管理知识库。医生工作站应具有自身的管理知识库,并提供在线查询检索,同时可以积累临床诊断案例、处方、医嘱等临床医学信息,为医生临床诊断提供知识库。

住院医生工作站的流程包括:登录、医嘱录入、停止医嘱、打印医嘱、执行医嘱、结果反馈和自动核算费用。

6. 住院护士工作站　在现代医院病房中,病人的诊疗过程是一个流水线形式,医生根据病人病情需要为病人开具医嘱后,对病人的后续医疗工作由护士完成。住院护士工作站是住院医生工作站的继续,住院医生工作站产生的信息要送到住院护士工作站进行后续处理,直到完成一个完整的医疗活动。

住院护士工作站一方面是指利用计算机技术和网络通信技术,对病人信息进行采集、存储、传输处理,为病人提供整体化护理服务,另一方面它协助护士对住院病人完成日常的护理工作。其主要任务是协助护士核对并处理医生下达的长期医嘱和临时医嘱,对医嘱执行情况进行管理。同时协助护士完成护理及病区床位管理等日常工作。将医嘱录入计算机,审核校对,打印医嘱记录单,并执行根据自动生成打印出的各种执行单。住院护士工作站的功能包括以下4个方面:

（1）基本功能　①获取或查询病人信息。通过医院局域网,从医院信息系统中获取或查询病人的一般信息及既往的住院或就诊信息。②消耗材料管理。实现对病区一次性卫生材料消耗的管理。③医嘱管理。实现医嘱的录入、审核、确认、打印、执行、查询。④基本护理管理。实现基本护理管理,包括录入、打印护理诊断、护理计划、护理记录、护理评价单、护士排班表等。⑤日常护理工作管理。包括接收病人、分床、调床、转科、通知出院等功能。

（2）决策支持功能　一些医院尝试应用护士工作站的决策支持功能,它们帮助建立病人病情(症状、体征)、护理诊断、相关因素、护理措施等字典库,设计决策支持功能,减少护理书写的工作时间,提高护理记录和护理工作的质量。

（3）为病人提供护理信息　护士工作站的健康教育子系统,具有为各科各种疾病提供护理知识的功能,病人可以通过设在门诊大厅或病房休息室的计算机终端自由查询、获取。另外,护士可以通过护士工作站为每个病人制订护理计划,量身定制个性化的"健康处方"。

（4）为护士提供护理知识库　护士工作站应具有自身的护理知识库,并提供在线查询检索,使护士能利用护士工作站方便地获得所需要的护理知识,提升护理技能。

护士工作站的流程包括:医嘱处理(包括医嘱录入、医嘱的审核、项目请领、医嘱的执行、医嘱的打印和查询)和日常护理管理(包括接收病人、分床、调床、转科、通知出院)。

7. 住院药房子系统　住院药房子系统是住院信息系统与药房信息系统无缝连接的一个子系统,是用于协助住院部完成对住院部药品进行管理的计算机应用程序,其主要任务是处理住院药房药品信息管理、药品进销存管理、药品质量管理、汇总与统计等,以及辅助临床合理用药(包括处方或医嘱的合理用药审查、药物信息咨询、用药咨询等)。

住院药房子系统的功能包括医嘱管理、药品管理、入出库管理 3 个方面,每个方面都有若干个功能模块或程序。

（1）医嘱管理　医嘱管理的功能包括:①具有分别按病人的临时医嘱和长期医嘱执行确认上账功能,并自动生成针剂、片剂、输液、毒麻药品和其他类型的摆药单和统领单,同时追踪各药品的库存及病人的押金等,打印药品处方单,并实现对特殊医嘱、隔日医嘱等的处理。②住院药房子系统对于医生的处方还可以进行合理用药审查,发现处方中潜在的配伍禁忌、药物不良反应等不安全因素。③根据政策法规,对医保用药的费别、数量和适用范围进行控制。

（2）药品管理　药品管理的功能如下:

1）基本信息管理　可以自动获取药品名称、规格批号、价格生产厂家、药品来源、药品剂型、药品属性、药品类别和住院病人等药品基本信息。

2）药品数量管理　①提供科室病房基数药品管理与核算统计分析功能。②提供查询和打印药品的出库明细功能。③可自动生成药品进药计划申请单,并发往药库。④提供对药库发到本药房的药品的出库单进行入库确认。⑤提供本药房药品的调拨、盘点、报损、调换和退药功能。⑥具有药房药品的调拨、月结算和年结算功能,并自动比较会计账及实物账的平衡关系。⑦可随时查询某日和任意时间段的入库药品消耗及某医药品的入库、出库、存库明细账。⑧支持药品批次管理。⑨支持多个住院药房的管理。

3）药品质量管理　①提供药品的有效期管理，可以自动报警和统计过期药品的品种数和金额，并有库存量提示功能。②对毒麻药品、精神药品、贵重药品、院内制剂、进口药品、自费药等均有特定的判断识别处理功能。

（3）入出库管理　住院药房与药品管理系统有关的日常工作有 4 个方面：入库、摆药、处方发药和批量出库。①入库。药房的请领入库工作，先通过药房管理系统向药库发出请领申请，药品到货后，通过药房管理系统接受药库的支拨单，形成自己的入库单，清点药品入库。②摆药，根据病房系统发出的药料医嘱，为每个病人摆药（一般为 1 d 的用药），药品出库。③处方发药，部分药品（例如毒麻局限药品）需要医生开处方领药，药方接受医生处方成自行录入处方，发药。④批量出库。在特殊情况下，药房需将药品出库给其他科室或药房，可以通过批量出库录入出单，药品出库。

住院药房子系统的一般流程如下：①药剂科设有医嘱处理组，由药剂师、护士组成，归属医院药房，负责处理长期、临时和变更医嘱。②处理过的医嘱分为口服药和注射剂。口服药由摆药组负责摆药，注射剂以科室为单位打出统领单，由住院药房调配发药。③为了保证用药的安全性，处理医嘱时由计算机帮助审核配伍的合理性，以及医保、公费病人用药的范围。④住院药房子系统中的药品进销存及金额的统计。⑤制表。计算机设有各类药品消耗表格，包括毒麻药品、精神药品消耗统计，其中包括姓名、病历号、诊断、用药名称、日消耗量、药师和医师签字等。⑥有效期管理。有效期在 3 个月以内的药品自动警示，退回药库。⑦滞药品的统计与清单打印。⑧盘点按财务要求生成各种报表。

8. 住院结账子系统　住院结账子系统是用于住院病人费用管理的计算机应用程序，包括住院病人结算、费用录入、打印收费细目和发票、住院预交金管理、欠款管理等功能。住院结账子系统的设计应能够及时准确地为病人和临床医护人员提供费用信息，及时准确地为病人办理出院手续，支持医院经济核算，提供信息共享并能减轻工作人员的劳动强度。相对门诊收费而言，住院收费对实时性要求较低。但是，住院收费有它自己的特点。住院收费的主要特点是医嘱划价工作量大，费用发生点分散，医嘱审核量大，容易发生跑费、欠费现象。通过住院收费系统可以解决上述问题。住院结账子系统的主要功能如下：

（1）医嘱计费　住院结账子系统在应用过程中，充分地利用了这一属性，使医嘱在执行过程中产生的费用记录体现在病人的费用清单中。医嘱的计费属性可以分为计价医嘱、不计价医嘱、手工计价医嘱、不摆药类药疗医嘱和自带药医嘱几种情况。①计价医嘱。表示计算机能够对该医嘱自动计价，例如二级护理、持续低流量吸氧等项目。②不计价医嘱。表示该医嘱是医疗描述性不收费的医病，例如消化内科常规护理、出院等项目。③手工计价医嘱。一般对应于不规范医嘱，需由人工干预计价。④不摆药类药疗医嘱。不摆药类药疗医嘱一般需要从处方或其他方式进行计价，比如毒麻精神类药品。⑤自带药医嘱。自带药医嘱药品指病人自己购买，本身无须计价，但一些附加的操作费材料费仍需计价。

病人在诊断治疗过程中，存在一些非医嘱计价的项目。非医嘱计价主要有护理过程中附加的材料费和操作费、处方用药、取暖费、空调费等，这些项目可以指定费用发生点或收费处通过计价单计价录入或者计算机自动上账（如空调费、取暖费等）。

(2)预交金管理 住院预交金管理主要包括收支和催补两项工作。①收支:预交金管理系统可以管理病人缴纳的预交金,当病人缴纳预交金时,可以选择支付方式,预交金额。当费用发生时,预交金管理系统可以记录费用的发生时间,自动在系统中扣除,并支持查询和打印。②催补,尤其是催补力度,直接关系到住院收费中的跑费、欠费现象的多少。为了更好地解决这一问题,在信息系统的配合下,管理者一般强调先交预交金后办理入院手续,同时加大监督和催补力度。信息系统能够为预交金的强补提供多种手段。比如,可以设置催补金额下限或比率控制线,即当病人医疗费用多出相住院预交金的差额或者比例超过控制线时即可进行催补,医生护士可以在各自的工作站上查看预交金余额。医院需要指定专人负责,打印住院预交金催补通知单,通知到临床科室,由科室向病人催补。对于公费医疗病人或医疗保险病人,要结合医疗政策区别对待,不能一概而论。对于交通事故、急诊入院等病人要重点监控。

(3)减免费管理 住院收费系统对减免病人的医疗费用提供了具体的操作。为了加强对减免情况的管理,要求登记减免的病人、减免的金额、操作员、减免时间,减免原因及审批人等。管理者需定期统计,送医院财务和有关管理部门。

(4)欠费管理 欠费是指病人出院时医疗费用超过住院预交金,病人没有办理结算手续。通过加强住院预交金管理,可以有效地防止欠费现象的发生。

(5)负数冲账管理 负数冲账就是取消(或退还)已经计入费用清单的医疗费。住院收费系统提供这种功能就是为了平衡病人的医疗收费账目,达到准确收费,避免因计费收费不准确、退费不方便造成的经济纠纷。

(6)收费监督 住院收费系统充分考虑到医疗收费的工作特点,在流程和数据描述上进行较为详细的设计和记录。从流程设计上,有针对性地设计了环节监控点,例如票据监控、日结账清单监控、未结账收据监控、会计记账监控等。各级管理者可以在环节监控点上各负其责,杜绝有问题的数据进入下一个环节,及时发现不规范的操作,这样才能达到流程监控的目的。从数据描述上,医院信息系统力求详细地描述各种收费信息,对发生的每种收费信息进行逐条记录,并记录操作时间和操作人员。对发生的每项需要重点管理的操作(比如负数冲账、减免费等)自动记录操作内容。由于住院收费系统记录了较为完整的收费信息,所以为流程管理和环节监控带来很多便利。

住院结账子系统的流程主要包括:入院登记、预交金管理、费用发生、查询、统计、打印和出院结账。

任务7.3 药品信息管理系统及其应用

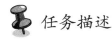 任务描述

学习和了解药品信息管理系统的定义、管理流程、系统组成和常用操作流程,掌握药品管理系统在医院信息管理工作中的基本应用。

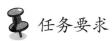 任务要求

通过了解和学习药品信息管理系统及其应用,掌握该子系统在实际工作中的应用

药品信息管理
系统及其应用

操作技术和使用方法。

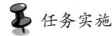 任务实施

1. 药品外购入管理

（1）用户进入医院信息系统相应管理子系统后，双击打开"药品外购入库管理"，进入药品外购入库管理模块，选择需要进行外购入库操作的库房，单击"增加"按钮弹出"药品外购入库单"窗口，如图7-33所示。在弹出窗口的"供药单位"中选择对应的供药单位，在"药品名称与编码"一栏中直接输入药品名称或者简码，回车后系统将自动检索出相关的药品，选择正确的药品后，依次完成药品外购信息的录入（如批号、生产日期、有效日期和数量等），其余药品依次类推（注意在填写时如果没有发票信息，可以选择不填，待发票收到后再补充填写）。填写完成后，单击"确定"按钮，完成外购入库单的录入。

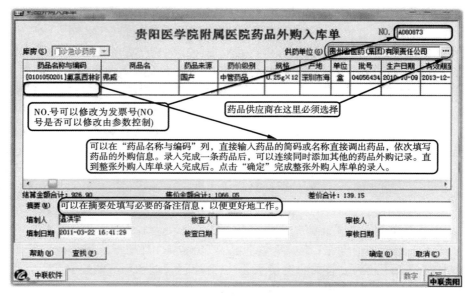

图7-33　药品外购入库单窗口

（2）外购入库单填写完成后，由药品会计审核。审核完成后需要打印单据，则选择需要打印的单据，单击右键快捷菜单的"查看单据"，在弹出的对话框中选择打印即可（图7-34）。

（3）对于在外购入库出错的药品，可以采用冲销的方法将出错的药品进行冲销，然后重新进行外购入库。这样的前提是建立在如果出错的药品没有进行其他方式出库的情况下，如果已经出库则必须以相同的方式返回库房。否则冲销时最多只能冲掉当前库房所包含的该批次库存数。其操作方法如下。

1）审核后的单据在默认的情况下不显示，必须对审核后的单据进行过滤，如图7-35所示。

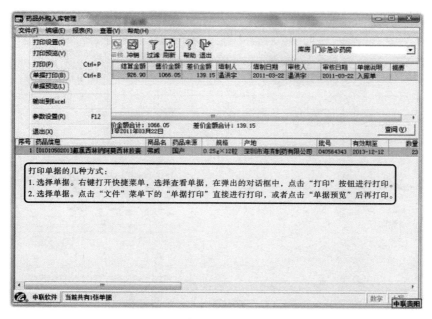

图 7-34　"药品外购入库管理"窗口

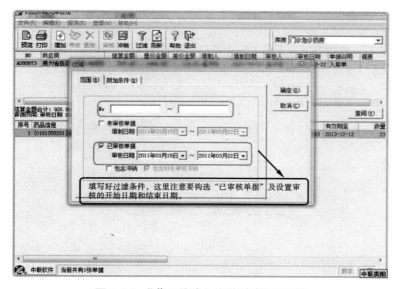

图 7-35　"药品外购入库单过滤"对话框

　　2）选中对应出错的单据后，在单据编辑菜单中选择"冲销"，如果是全冲则在弹出的对话框（图 7-36）中直接点击"全冲"按钮，然后点击"冲销"，完成对单据的冲销。如果是部分冲销的话，则在"冲销数量"一栏中输入相应的冲销数量，点击冲销，完成单据的部分冲销。

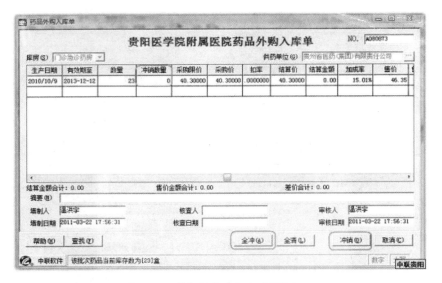

图7-36 "药品外购入库冲销"窗口

2. 药品部门发药 功能概要:住院记账单及记账表的发药、拒发药及退药处理,主要用于临床科室、医技科室和病区的集中领药。允许对记账单及记账表的每笔记录分别操作,药品记账单据也可以使用药品处方发药处理。其主要操作如下:

(1)双击"药品部门发药"进入药品部门发药模块,第一次需要进行必要的参数设置。点击"文件"菜单栏下的"参数设置",弹出"参数设置"对话框(图7-37),这里根据操作员的具体情况进行设置。

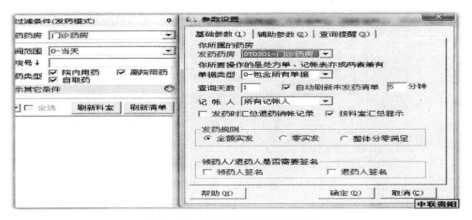

图7-37 药品部门发药参数设置

(2)发药。设置发药药房、时间范围、发药类型等后,刷新科室,选中对应的科室。点击"刷新清单",在"未发药品清单"中可以查看本次发药的所有明细,也可以单击"状态"栏,单独调节药品清单的处理情况(发药、拒发和不处理);"汇总清单"中可以查看本次发药的汇总情况,"缺药清单"中可以查看本次药品中缺药的情况,"拒发药清单"中可以查看拒发药情况,"已发药清单"中可以过滤范围内已经发药的情况。调整完成后,点击工具栏上的"发药"按钮完成本次发药,如图 7-38 所示。

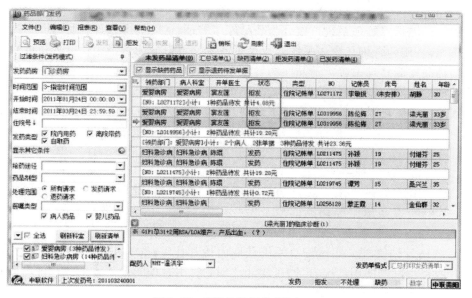

图 7-38 "药品部门发药"窗口

(3)退药。首先选中"已发药清单",设置好发药药房、时间范围等条件后刷新科室,选需要退药的科室。点击"刷新清单",在已发药清单中可以查看符合条件的已发药清单,默认情况下状态为"不处理",单击状态栏下可以改变单据状态(不处理和退药),调整好退药的单据后,点击工具栏上的"退药"按钮,完成退药,如图 7-39 所示。

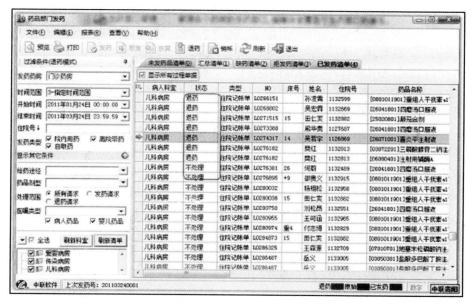

图 7-39 "药品部门退药"窗口

相关知识与技能

整个药品信息管理系统可以分为药品库房管理、住院药房管理、门诊药房管理、制剂管理,合理用药咨询几个子系统。每个子系统又可以分为若干个功能模块或程序。

1.药品库房管理系统　药品库房管理系统是用于协助整个医院完成药品管理的计算机应用程序,其主要任务是对药库、制剂、门诊药房、住院药房药品价格,药品会计核算等信息的管理及辅助临床合理用药,包括处方或医嘱的合理用药审查、药品信息咨询、用药档次咨询等。药品是医疗活动中必不可少的重要组成部分,在医院的运营成本比重中占第一位。

(1)药品库房管理系统的功能

1)基本信息管理　录入或自动获取药品名称、规格、批号、价格、生产厂家、供货商、包装单位、发药单位等药品信息及医疗保险信息中的医疗保险类别和处方药标志等。

2)购药计划管理　通过信息系统获取门诊和住院部的用药信息,分析每一种药品每月或每季度的使用情况,再通过统计整理制订出合理的采购计划。这样可以有效地防止药品积压,既节约了资金,又保证了药品供应。

3)药品的进销存管理　①提供药品入库、出库、调价、调拨、盘点、报损丢失、退药等功能。②提供特殊药品入库出库管理功能(如赠送药品、实验药品等)。③提供药品库存的日结、月结、年结功能,并能校对账目及库存的平衡关系。④可以随时生成各种药品的入库明细、出库明细、盘点明细、调价明细、调拨明细、报损明细、退药明细以及以上各项的汇总数据。⑤可以追踪各个药品的明细流水账,随时查验任一品种的库存变化以及入、出、存明细信息。⑥可以自动接收各科室的领药单。⑦提供药品的核算功能,可以统计分析各药房的消耗与库存。⑧可以自动调整各种单据的输出内容和格式,并有操作员签字栏。

4)药品字典管理　药品字典是医院所使用的所有药品品种的目录信息的总称,也是医院信息系统中所有有关药品信息的一个索引入口。药品字典提供药品系统及临床、收费等系统有关药品的基本特征信息,包括药品目录、药品名称、药品价格、生产厂商等内容。如果一种药品没有包含在药品字典中,它就无法在医院信息系统的其他软件中使用。药品字典维护功能(如品种、价格、单位、计量、特殊标志等)支持一药多名操作、判断识别、实现统一规范药品名称的目的。

5)药品质量管理　①提供药品的有效期管理,可以自动报警和统计过期药品的品种数和金额,并有库存量提示功能。②对毒麻药品、精神药品、贵重药品、院内制剂、进口药品、自费药等均有特定的判断识别处理功能。

(2)药品库房管理系统的一般流程

1)药库系统将药品所有药品按照主编号(一串数字)、次编码(拼音)、药品名称(通用名、商用名)、规格、单位(包装)、进价、零售价、费别(公费、自费、部分自费)等信息录入到药库数据库之中。对其中有特殊要求的药品做标记,以供统计、分类时使用。

2)药品的摆放按照药理作用进行分类,而且必须与账目排序一致,以便实际操作。

3）采购计划依据库存下限。采购计划基本信息包括生产厂家、供应商、价格、数量等信息。

4）药品的入库必须遵循票据、实物、计算机三者相符的原则,经过审核后,计算机确认入库。

5）药品的出库必须遵循票据、实物、计算机三者相符的原则,经过审核后,计算机确认出库。

6）有效期管理。有效期 3 个月内的药品自动提示报警,提示与供应商进行退换。有效 6 个月内的药品不能登记入库。

7）呆滞药品管理。2 个月未出库的药品,说明临床上没有需求,盘点以后自动生成呆滞药品清单,进行退库处理。

8）盘点。按财务要求生成各种报表。

2. 合理用药咨询系统　药疗差错是导致病人死亡的主要原因之一。为了增强用药的安全性,减少药疗差错,为病人、医生、药师提供合理用药咨询就非常重要。而合理用咨询系统就是辅助医生、药师为病人提供合理用药建议的计算机软件,通过合理用药咨询系统可以对处方或医嘱中潜在的不合理用药进行审查和警告,可以对药物信息进行查询,可以对药品的用法用量等进行提示。合理用药咨询系统的功能如下:

（1）药疗方案查询。通过在合理用药咨询系统中输入病人所患的疾病,合理用药咨询系统将会给出该疾病的治疗信息,包括疾病的名称、疾病的编码、归属的系统、治疗原则、治疗方案、药疗方案等,在药疗方案中将会显示治疗该疾病的一般用药方案列表。

（2）处方医嘱分析。对医生提供的处方和医嘱进行分析,审核其中潜在的不合理因素,并进行警告。主要包括以下几方面:①禁忌证提示,提示医嘱或处方中药品对各种病症的禁忌;②适应证提示,提示医嘱或处方药品是否符合适应证;③重复用药提示,对医嘱或处方中可能存在的同品异名药品或不同药物中可能含有的相同成分进行检查。

（3）药品用法咨询提供药品最主要的用法、用量和其他注意事项。

（4）药品不良反应查询。提供药品可能对病人产生的各种生理或心理的不良反应。

（5）药品相互作用审查。审查处方或医嘱中两种或两种以上药品的配伍禁忌。

3. 合理用药咨询系统的流程

（1）咨询记录。记录者的姓名、性别、年龄、职业等信息以及咨询问题和答复内容。

（2）录入和查询。将全院使用的药品的全部品种的说明书,药品不良反应,药品相互作用,药品的规格、剂型、用法、用量、注意事项、价格等信息录入系统中,以供查询。

（3）建立病人用药的病历。

（4）处方和医嘱分析。记录科室、诊断、姓名,用药名、用药途径、用药时间、用药的频率,用药金额等信息,并根据药品的不良反应、相互作用、禁忌证等对处方和医嘱进行分析,提供建议或警告。

（5）报告登记。对各科室发生发现的药品不良反应进行登记。

（6）汇总。每隔一定期限汇总药品不良反应的情况和咨询内容。

任务7.4　医学影像管理系统及其应用

**医学影像管理
系统及其应用**

任务描述

学习和了解医学影像管理系统的定义、工作流程、系统组成和常用操作流程,掌握医学影像管理系统在医院信息管理工作中的基本应用。

任务要求

通过了解和学习医学影像管理系统及其应用,掌握该子系统在实际工作中的应用操作技术和使用方法。

任务实施

1. 影像医技工作站　影像医技工作站主界面主要由菜单栏、工具栏、数据显示区域及工作区域4个部分组成。如图7-40所示。菜单栏:包含了影像医技系统中的大部分操作及相关设置;工具栏:包含影像医技系统中比较常用的一些功能按钮;数据显示区域:显示病人检查的基本信息及相关状态;工作区域:对病人检查进行图像采集和报告编写等操作。

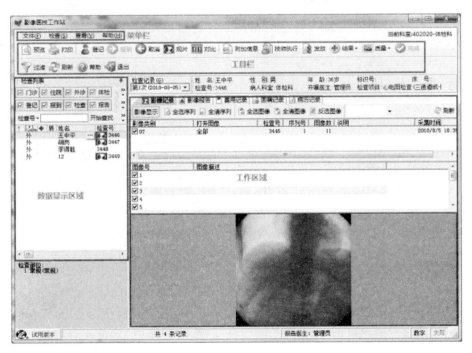

图7-40　影像医技工作站主界面

2. PACS 报告编辑器　影像医技工作站中 PACS 报告编辑器窗口,如图 7-41 所示。它由 4 个重要部分组成,分别是:词句示范显示区、基本报告书写区、专科报告书写区及报告图区。以下是影像报告操作说明及 PACS 报告编辑器使用说明。

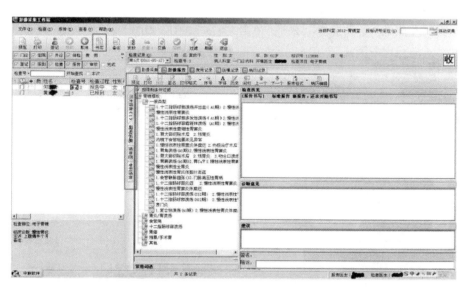

图 7-41　PACS 报告编辑器窗口

(1)病人报到并采集图像或者通过 DICOM 发送图像后,我们就可以给该病人写报告,写报告有两种格式:可以使用嵌入式的方式,也可以打开一个独立窗口编写报告。

方法一:使用嵌入式报告,单击病人列表中的病人,然后单击"影像报告",在"影像报告"页面中可以直接书写病人报告。

方法二:使用独立报告窗口,双击病人列表中的病人,可以直接最大化窗口来书写病人报告。

如果是放射科双屏显示器的话要选中如图 7-42 的参数,在使用第 2 种方法写报告时会自动打开该病人的图像。

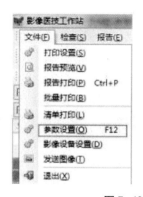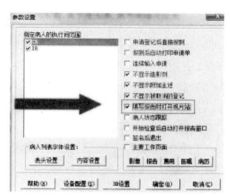

图 7-42　影像医技工作站参数设置

（2）在写报告过程中，点击报告窗口的左侧"词句示范"，就可以看到相应的检查类型的报告模板，双击其中的词句名称，词句内容就会自动填入相对应的"检查所见"和"诊断意见"中，然后点击报告窗口左侧的"报告图"，选择相应的报告图并根据在图像上看到的内容，修改报告内容，如果类似胃镜 B 超需要填写专科报告的话，那么点击报告窗口左侧的"专科报告"，最后，单击"签名"按钮，如图 7-43 所示。

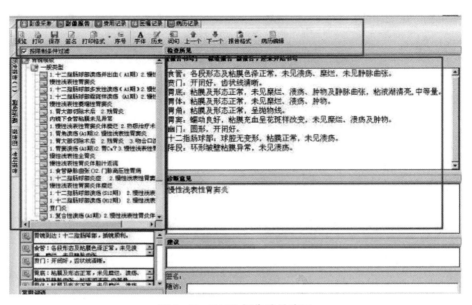

图 7-43　PACS 报告确认窗口

单击"签名"按钮后，在"书写签名"窗口如图 7-44 所示，单击"诊断签名"就完成了对签名的操作。

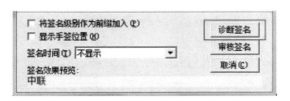

图 7-44　PACS 报告签名对话框

在这个窗口中如果显示的不是自己的姓名，也可以单击"指定用户"，然后输入自己的账号和密码，就可以把该报告签到自己的名下。

签名完成后，"打印"报告，单击打印后，如果有质控的话，系统会自动弹出选择"阴阳性"和"影像质量"的界面如图 7-45 所示，如果希望用其他格式打印，则点击"打印格式"并选择相应的打印格式，点击"确定"即可。

（3）在打印出来的报告上手写签字发给病人，就完成了报告的操作。

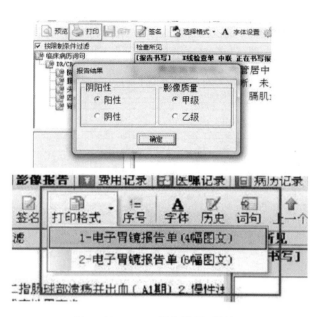

图 7-45   PACS 报告结果对话框

相关知识与技能

1. 医学影像管理系统定义   医学影像存储与传输系统（picture archiving and communication system, PACS）是一个涉及放射医学、影像医学、数字图像技术（采集和处理）、计算机与通信、B/S 体系结构的多媒体 DBMS 系统，涉及软件工程、图形图像的综合及后处理等多种技术，是一个技术含量高、实践性强的高技术复杂系统，也是 HIS 的重要组成部分。PACS 主要解决医学影像的采集和数字化、图像的存储和管理、图像高速传输、图像的数字化处理和重现、图像信息与其他信息集成 5 个方面的问题。

2. 医学影像管理系统的类型

（1）全规模 PACS（full—service PACS）   涵盖全放射科或医学影像学科范围，包括所有医学成像设备，有独立的影像存储及管理子系统，足够数量的图像显示和硬胶片拷贝输出设备，以及临床影像浏览、会诊系统和远程放射学服务。

（2）数字化 PACS（digital PACS）   包括常规 X 射线影像以外的所有数字影像设备（如 CT、MRI、DSA 等），常规 X 射线影像可经胶片数字化仪（film digitizer）进入 PACS。具备独立的影像存储及管理子系统和必要的软、硬拷贝输出设备。

（3）小型 PACS（mini—PACS）   局限于单一医学影像部门或影像子专业单元范围内，在医学影像学科内部实现影像的数字化传输、存储和图像显示功能。具备医学数字影像传输（DICOM）标准的完全遵从性，是现代 PACS 不可或缺的基本特征。在近年的文献中提出了"第二代 PACS"（hospital integrated PACS, Hi-PACS）的概念，其基本定义即指包括了模块化结构、开放性架构、DICOM 标准、整合医院信息系统/放射信息系统（HIS/RIS）等特征的 full—service PACS 范畴。

3. 医学影像管理系统的组成

笔记栏

PACS 系统主要包括图像采集、传输存储、处理、显示以及打印等,如图 7-46 所示。硬件一般包括接口设备、存储设备、主机、网络设备和显示系统等。软件一般包括通信、数据库管理、存储管理、任务调度、错误处理和网络监控等。

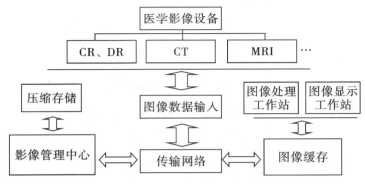

图 7-46　PACS 系统组成结构示意

PACS 主要由以下 5 个模块构成。①医学图像采集模块:对于新的数字化成像设备,如 CT、MRI、DR、ECT 等,多有符合 DICOM 3.0 标准的接口,可以直接从数字接口采集图像数据,PACS 的连接较为容易;对于较早使用的数字化设备,由于无标准的DCOM 接口,各个生产厂家的数字格式和压缩方式不同,需要解决接口问题才能进行连接,对于模拟图像的采集,最近的 DICOM 标准也有相应的规定。②大容量数据存储模块:图像的存储需要解决在线浏览 30 d 左右的所有住院病人图像一般以大容量的阵列硬盘作为存储介质。对半年至一年的图像资料采用磁光盘存储;超过一年的图像料一般采用 DVD 或 CD-R 等介质存储需手工检索。③图像显示和处理模块:需要相应的专业图像处理软件,具有对医学图像进行各种后处理和统计分析的各种功能,图像回放与重建、多切面重建等。④数据库管理模块:图像数据库管理对 PACS 非常重要。需要具有安全、可靠、稳定和兼容性好的大型数据库系统,如 Orcale、SQL server等。对医学图像数据库应用管理程序的设计应根据工作流程、数据类型、分类、病人资料等需求做到高效、安全稳定、易于使用,并与 HIS、RIS 进行良好的整合,实现真正的资源共享。⑤影像传输的局域网或广域网模块:要求标准化、结构开放、扩展性好、可连接性好。稳定性好,需要 100 Mbit/s 高速以太网以上的连接带宽,使 DICOM 图像传输速度符合临床应用的要求,同时根据需要配置 web 服务器与 Internet 连接,作为远程会诊的窗口。

4.医学影像管理系统的优势与特点

(1)减少物料成本　引入 PACS 系统后,图像均采用数字化存储,节省了大量的介质(纸张、胶片等)。

(2)减少管理成本　数字化存储带来的另外一个好处就是不失真,同时占地小,节省了大量的介质管理费用。

(3)提高工作效率　数字化使得在任何有网络的地方调阅影像成为可能,如借片和调阅病人以往病历等。原来需要很长周期和大量人力参与的事情,现只需轻松点击即可实现,大大提高了医生的工作效率,医生工作效率的提高就意味着每天能接待的病人数增加,给医院带来效益。

(4)提高医院的医疗水平　通过数字化,可以大大简化医生的工作流程,把更多的时间和精力放在诊断上,有助于提高医院的读断水平,同时各种图像处理技术的引进使得以往难以察觉的病变清晰可见。以往病历的方便调阅使得医生能够参考借鉴经验做出更准确的诊断。数字化存储还使得远程医疗成为可能。典型的病历图像和报告是最宝贵的资源,而无失真的数字化存储和在专家系统下做出的规范的报告是医院的技术积累。

5. 放射科信息系统　放射科信息系统(radiology information system,RIS)是医院重要的医学影像学信息系统之一,它与 PASC 系统共同构成医学影像学的信息化环境。放射科信息系统是基于医院影像科室工作流程的任务执行过程管理的计算机信息系统,主要实现医学影像学检验工作流程的计算机网络化控制管理和医学图文信息的共享,并在此基础上实现远程医疗。RIS 主要由预约、检查、报告、查询、统计、管理等模块组成。其各模块的主要功能如下。

(1)预约模块　登记:病人信息可直接录入,通过姓名等从 RIS 数据库中调用,或从 HIS 数据库中调用。检查信息可直接录入或从 HIS 数据库中调用,亦可考虑应用模板,临床信息可直接录入或从 HIS 数据库中调用。急诊病人的个人信息可以暂缓录入。复诊检索对于复诊病人,按影像设备、检查项目、检查医师、病人来源进行检索。

(2)检查模块　检查任务生成:在 work list 任务列表中预分配检查任务,标记为预约任务,并按照影像设备、检查项目、检查医生、病人来源、预约时段单位等表项对检查任务进行设置。检查任务传递:通过 MWL 服务,将设备申请的检查任务传递给设备。检查状态监控:可观察候诊状态,跟踪检查情况。检查状态变化:按照检查状态,改变病人相应的属性。异常处理:可适当调整、追加、修正、取消检查安排,优先权机制允许特殊病人插入。

(3)报告模块　报告模块:提供常用医学模板功能,方便书写报告。病人文字信息导入:病人信息、检查名称、检查方法、临床信息、影像表现、诊断等信息分类引入或录入病人图像信息,导入报告中的图相框提取图像。

(4)查询模块　分类查询:可按病人姓名、性别、年龄、检查日期、检查设备、检查项目、检查部位、检查医生、临床医生、临床科室、主治医生、诊断名称,代码分类检索或组合查询。打印功能:可打印检索结果和相关详细信息。

(5)统计模块　分类统计:可以按照不同的统计图表显示设备使用频率、检查内容频率、检查部位频率、医生诊断频率。分组频率、诊断内容数、日均检查次数等。用户定义统计:医院科室自定义统计方式和内容。打印功能:可打印结果和相关详细信息。

(6)管理模块　系统管理:主要包括系统环境设定、新增设备设定和 RIS、PACS 接口的设定。用户管理:对用户实行多种权限管理。数据管理:基本数据维护、检索机制的设定、资料库的备份和复原。

RIS 的主要功能包括病人、影像设备和工作人员的预约排班,报告的输入和传输等,其工作流程如下:①病人凭检查申请单交费。②放射科登记预约。③到指定机房接受检查,技师在控制台上刷新 work list 可立即获得病人检查信息,单击相应的检查部位后即可完成检查。④检查完毕后,图像自动上传至 PACS 服务器,并与 RIS 匹配。

⑤报告医生在病人完成检查的同时,开始书写报告。⑥审核医生发出已书写完成的报告。

RIS 和 HIS、PACS 之的关系如下图 7-47 所示。HIS 和 RIS 保存病人的人口学信息和临床资料数据,也保存和传递病人的图形及图像资料。PACS 主要保存病人的图像数据,也使用 HIS 和 RIS 中已有的病人信息,从 HIS 和 RIS 中直接获得可避免重复输入,减少错误发生在书写诊断报告或复查时,工作站在显示病人图像的同时,还能显示 HIS 和 RIS 中病人的各种临床记录;临床医生也可以在 HIS 中看到病人的检查图像,达到信息共享。做影像检查时,病人资料从 HIS 和 RIS 中传输到 PACS;对于曾做过影像检查的病人,随着病人信息的到来,PACS 能够将长期保存的图像检索调出,传输到书写报告的工作站,便于前后对照。检查完成后,图像和诊断报告随即传回到 HIS 和 RIS,临床医生能立即看到。

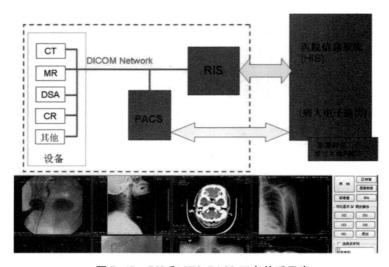

图 7-47　RIS 和 HIS、PACS 三者关系示意

任务7.5　实验室信息系统及其应用

 任务描述

学习和了解实验室信息系统的定义、工作流程、系统组成和常用操作流程,掌握实验室信息系统在医院信息管理工作中的基本应用。

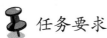 任务要求

通过了解和学习实验室信息系统及其应用,掌握该子系统在实际工作中的应用操作技术和使用方法。

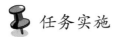

任务实施

1. LIS 检验采集工作站　LIS 检验采集工作站主要用于标本采集、预置条码、条码打印等采集相关工作。检验采集工作站支持两种方式打印条码：按病人单独打印条码和按病区批量打印条码。

（1）按病人单独打印条码　如图 7-48 所示。选择好"采样科室"，即护士所在的病区科室。选择右边区域病人列表需要打印条码的病人，该病人的检验医嘱在界面的左下方，一般由颜色区分出不同管子的医嘱单，未打印的条码在"未绑定"处，需要打印条码时，根据实际情况来钩选需要打印的医嘱（默认是全选），然后点击"生成条码"即可自动打印条码。

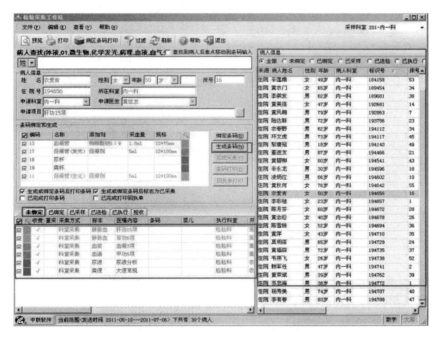

图 7-48　"LIS 检验采集工作站"窗口

说明：①图中的未绑定是指该病人已缴费，但没有绑定条码和采集血样等；②已绑定是指该病人已绑定条码，没有采集血样；③已采样：是指该病人已打印条码、采集了血样；④已送检：是指该病人的标本已经送往检验科；⑤已执行：是指该病人条码打印、采集血样、审核结果都已完成；⑥拒收：是指标本不合格被检验科拒收。

注意：进入检验采集工作站后要注意点击"过滤"设置好发送的时间范围，建议选择当天，如图 7-49 所示。

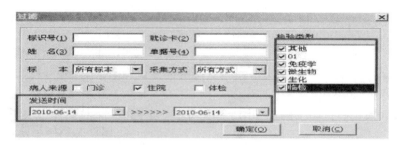

图 7-49　检验采集工作站过滤设置

　　打印完成的医嘱会跳转到"已绑定"或者"已采样"的栏目里去。如果需要再次打印的医嘱,选择对应医嘱后点击"条码打印"即可再次打印条码,如果要取消就点击"取消完成",这样医嘱就会跳回"未绑定"处,如图 7-50 所示。

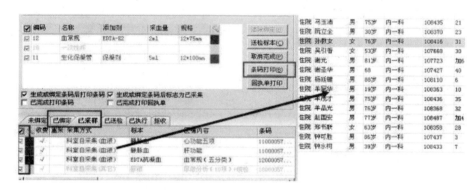

图 7-50　检验采集工作站采样绑定设置

　　(2)按病区批量打印条码　　点击"病区条码打印"按钮后,注意看一下执行状态处,在打印条码前,应该选择"未绑定",点击查找后,会过滤出本科室未打印条码的病人医嘱,并且医嘱按试管的颜色区分开来。默认是全选上所有医嘱的,我们也可以点"全清",然后分别钩选需要打印的医嘱,可以通过选择发送时间来过滤指定时间范围内的检验项目。选择好医嘱后,点击"生成条码",就自动打印了。打印完成后,医嘱会清空,会自动跳转到执行状态为"已绑定"或者"已采样"的栏目里去,如图 7-51 中箭头所示。

　　2.检验技师工作站　　检验技师工作站是 LIS 中最为重要的一个模块,它涉及检验的核心流程,包括标本核收、数据传输、报告审核、报告打印、结果处理等,检验技师的日常操作基本上都在这个界面上完成,所以相对较为复杂。检验技师工作站整体界面如图 7-52 所示。

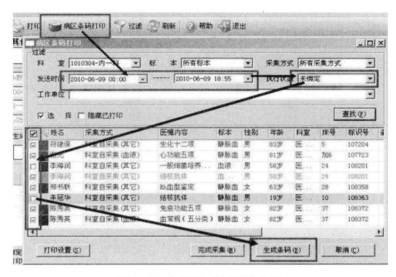

图 7-51 "病区打印条码"窗口

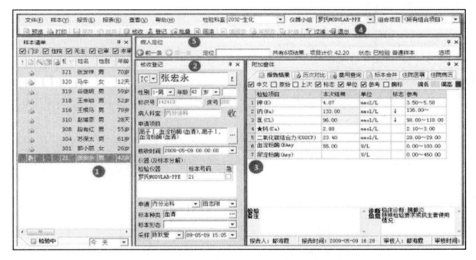

图 7-52 "检验技师工作站"窗口

检验技师工作站界面中的红色 1~5 区域说明。

区域 1(图 7-53):指定时间范围内的标本状态清单列表(底纹全蓝表示该标本全部做完结果无漏项,白色底纹表示至少有一项结果为空的)。

区域 2:核收登记信息。记录的是病人的相关信息、检验项目、申请情况等。

区域 3:附加窗体。主要分报告结果、历次对比、费用查询、医嘱病历几个小栏及临床诊断和检验备注,点击相应的按钮就可以显示相对应的内容。

区域 4:菜单栏。选择检验小组、仪器,执行各种功能。

区域 5:病人定位。输入标本号定位及显示当前标本的一些辅助信息。

笔记栏

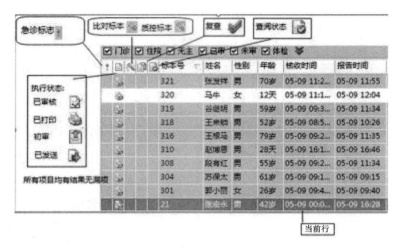

图 7-53　检验技师工作站窗口中样本清单区域

相关知识与技能

1. 实验室信息系统　实验室信息系统(Laboratory Information System,LIS)是指利用计算机技术及计算机网络,实现临床实验室的信息采集、存储、处理、传输、查询,并提供分析及诊断支持的计算机软件系统。LIS 是协助检验技师对检验申请单及标本进行干预处理,检验数据的自动采集或直接录入,检验数据处理,检验报告的审核,检验报告的查询、打印等。

2. LIS 数据加工流程　现在医学实验室的各种仪器都配有标准的通信接口(一般是串口)以便和计算机进行通信,实现检测数据实时、连续和准确地传入计算机。有些检测项目(如大小便和体液等)还需要人工镜检,然后手工将数据输入 LIS。LIS 的数据流图如图 7-54 所示。

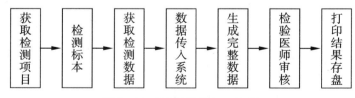

图 7-54　LIS 的数据加工流程

说明:全自动仪器通过 HIS 获取病人的检测项目,对病人的标本进行检测,从病人的标本中获取临床数据(镜检项目由手工输入计算机),通过网络实时传入 LIS。根据病人的基本信息(姓名、性别、病室等)产生完整的检验数据,经过检验技师审核后,打印检验报告并存盘。进入数据库的临床检验数据,通过 LIS 可提供给病房查询和调用,LIS 的数据将长期保存,可供病房和病人随时查询,同时也可以向科研领域开放。

3. LIS 的工作流程　通过门诊医生和住院医生工作站提出的检验申请,生成相应病人的化验条形码标签,在生成化验单的同时将病人的基本信息与检验仪器相对应。

当检验仪器生成检验结果后,系统会根据相应的关系,通过数据接口和检验结果核准将检验数据自动与病人信息相对应。

　　LIS 是为医院检验服务的,其工作流程和实际的检验工作流程基本相同。科学合理的工作流程是申请→收费→采样→核收→化验→审核→查询。LIS 的检验流程如图 7-55 所示。

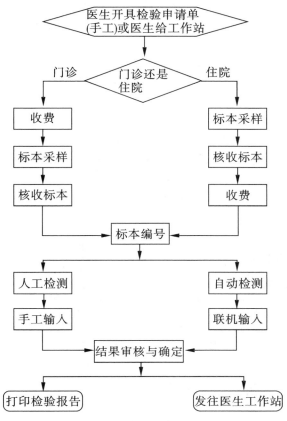

图 7-55　LIS 的检验流程

　　门诊和急诊病人与住院病人的 LIS 工作流程只是收费的位置不同。从图 7-55 可以知道,在 LIS 的应用中,从检验申请单到报告发出,完全实现了网络化管理。可以采用手工方式开具检验申请单,或者由医生发送给工作站,检验科在收到申请和标本后进行编号(一般是打印条形码),然后进行检测(包括镜检或其他人工方法检测和自动分析仪器检测)。结果出来后,通过手工录入或仪器自动采集把结果录入系统,形成初步报告。结果经过审核后,进行报告确认,形成最终检验报告发往门诊、病区,不能再进行修改。

　　4. LIS 的系统功能　LIS 是 HIS 的重要组成部分,主要功能是把检验仪器传出的数据经过分析后生成试验报告,并通过网络保存在数据库中,方便医生和病人查询结果。LIS 的主要任务包括以下几方面:①协助检验技师对检验申请单及标本进行预处理;②检验数据的自动采集或直接录入;③检验数据处理、检验报告的审核;④检验报告的查询、打印;⑤对检验仪器、检验项目进行维护。

LIS 实现了检验业务整个过程的计算机管理,从检验申请、标本编号联机采集、数据存储与分析、出具报告、结果查询到质量控制等,每个环节上都设置了相应的功能块,实现了计算机辅助管理,提高了检验科的工作效率,提高了检验工作的质量,减轻了检验科的工作强度,对理顺规范检验工作的业务流程有重要的作用。

5. LIS 的系统结构　　LIS 是一个计算机应用系统,也由硬件和软件组成。LIS 具体说来,由硬件、操作软件、数据库管理软件、应用软件 4 个部分组成。LIS 的硬件有服务器、工作站、网络设备等。LIS 的主要功能是从医院 HIS 的中心服务器中读取有关检验部分的信息(医嘱),根据要求完成检验,并把检验结果通过网络返回中心服务器,LIS 应当具有检验结果的接收,检验结果的传递、录入、查询统计、打印、修改、备份和恢复,质量控制、科室管理等功能,不同的医院和不同的软件开发商在软件架构和功能的设计上会略有差别,但 LIS 的一些基本功能是相同的,LIS 功能模块结构如图 7-56 所示。

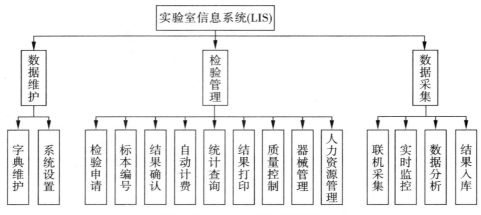

图 7-56　LIS 的功能模块结构

6. LIS 的各子系统功能　　LIS 是一个用于医院检验业务的信息管理系统,它同样具有一般信息管理系统的特点,由若干系统(模块)组成,每个子系统完成相应的功能,从而实现了 LIS 的整体功能。下面介绍各系统的功能:

(1)数据采集模块功能　　联机采集与结果入库、实时监测和数据分析。

联机采集与结果入库:主要完成检测结果的自动采集,接收分析仪器发出的检验数据,并自动将结果添加到与前台输入的病人资料相对应的数据库中。可以使检验结果从检验仪器中直接传入计算机,减少检验人员手工抄写检验结果的过程,并形成初步的报告。

实时监测:对于特殊的检测项目,LIS 还有实时监测功能,在任意的工作站上可以随时对检验仪器的测定结果进行实时监测,便于发现问题,及时进行处理。

数据分析:某些检测仪器的直接测量结果并不是医疗检验报告中的最终结果,需要做进一步数据分析处理,才能得到最终的报告结果提交给医生作为诊断依据。

(2)检验管理模块功能　　检验申请、标本编号、结果确认、自动收费、统计查询、报告打印、质量控制、器械管理和人力资源管理。

检验申请:根据医生的手工申请单录入申请,或接收医生工作站从网上发出的申请。还包括病人基本资料的输入和编辑。

标本编号:将采集到的标本按一定的规则编号,便于自动识别。

结果确认:对初步形成的报告结果进行审核确认并形成最终报告,发往门诊或病区。有的系统还对结果进行自动判断,对异常的结果给出警示,提供与以往结果对照的功能。

自动收费:对完成检查的各种项目实现自动计费、避免漏收或错收。根据科室的业务情况,可以恰当地选择计价点。

统计查询:可以随时生成多种形式的工作量、收费、设备使用情况、试剂消耗等各种报表,方便统计查询,加强对科室的管理。

报告打印:按照统一、固定格式打印各种检验报告单。可以提供完整的病人资料、标本状态、结果、单位、参考值(自动套用不同性别和年龄段的参考值范围)以及超出参考范围的标记等内容。

质量控制:完成检验科内部的质量控制管理功能。可以自动接收或手工录入质量控制数据,并根据相应的规则显示和打印质量控制图。

器械管理:实现试剂和仪器设备的统一管理。

人力资源管理:包括检验科内部职工资料管理、值班表的安排和电子考勤系统。

(3)数据字典维护模块功能   进行字典的维护,完成各个数据字典之间的对照关系表,进行后台数据的初始化。

同步练习

一、填空题

1.在药品管理系统中,药品数据的构成主要包括:_____等。

2.PACS 系统借助于高速计算设备及通信网络,完成对图像信息的_____等。

3.一条有效的医嘱必须经过 4 个阶段:_____。

4.列举目前医院放射科室普遍应用的人体成像技术:_____等。

5.检验信息系统中,LIS 需从 HIS 中获取_____,而 LIS 要向 HIS 提交发布信息,检验收费确认。

6.医嘱系统包含的主要功能有:_____等功能。

7.处方包含的信息有:_____及给药时间等信息。

8.分析 HIS 系统功能之间的关系包括:_____。

9.医院信息化以业务为中心发展到以_____为中心,医院信息系统以_____为主向以__
_____为中心方向发展,已经由管理信息系统走向临床医疗信息系统。

二、选择题

1.按照医嘱处理的方式,不属于医嘱处理流程的是(   )。
   A.手工方式   B.扫描录入
   C.护士录入   D.医生录入

2.下列关于临床信息系统与管理信息系统的叙述正确的是(   )。
   A.临床信息系统是以医院为中心
   B.管理信息系统是以病人为中心
   C.两者在所处理信息的内容上有一定的交叉
   D.临床信息系统所采集、处理的信息是 HIS 的信息基础

3.(   )系统是我国在医院信息化建设中应用最早、发展最快、普及范围最广的一个领域。

A. RIS   B. LIS

C. HIS   D. PACS

4. 门急诊管理系统的业务流程,一般为(　　　)。

    A. 制卡—预约挂号—就诊—准备药品—交费—取药

    B. 预约挂号—制卡—就诊—准备药品—交费—取药

    C. 预约挂号—制卡—就诊—交费—准备药品—取药

    D. 制卡—预约挂号—就诊—交费—准备药品—取药

5. 门诊检验处理的流程是(　　　)。

    A. 申请—交费—采样—核收—检验—审核—发布

    B. 申请—采样—核收—检验—审核—交费—发布

    C. 申请—采样—检验—核收—交费—审核—发布

    D. 申请—交费—采样—检验—审核—核收—发布

6. 住院护士工作站的特点是(　　　)。

    A. 住院护士工作站可以开立医嘱

    B. 住院护士工作站可以记录病人体温的生命信息

    C. 住院护士工作站可以退检查费用

    D. 住院护士工作站可以进行手术申请

7. 评价医院信息系统的主要标准是(　　　)。

    A. 实用性   B. 系统性

    C. 科学性   D. 广泛性

8. (　　　)反映了护理信息的流程,是护理信息系统的框架。

    A. 护理诊断   B. 护理程序

    C. 护理计划   D. 护理评价

9. (　　　)是用于医院住院病人登记管理的计算机应用程序,包括入院登记、床位管理、住院预交金管理、住院病历管理和查询统计等功能。

    A. 临床信息系统   B. 住院病人入、出、转管理系统

    C. 门急诊划价收费系统   D. 住院收费信息系统

10. LIS 和 HIS 之间的关系叙述不正确的是(　　　)。

    A. LIS 系统是 HIS 系统的延伸和补充

    B. LIS 系统接收 HIS 系统的检验申请

    C. LIS 把检验结果传送给 HIS 系统

    D. 在医院的同一局域网中,HIS 需要从 LIS 获取病人的基本信息、申请信息和收费信息

三、简答题

1. 简述医院信息化的意义。

2. 简述医院信息系统安全的总体目标及原则。

3. 简述医院信息系统的功能要求。

4. 简述医院信息系统的逻辑结构及特点。

5. 医院信息系统具有哪些主要功能?

6. 简述门诊医生工作站业务流程。

7. 简述住院医生工作站业务流程。

8. 简述住院护士工作站业务流程。

9. 简述住院病人的检验流程。

(南阳医学高等专科学校　姚玉献

河南推拿职业学院　孙国政)

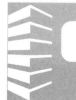

项目 8
常见多媒体工具软件及其应用

常见多媒体工具软件及其应用

项目概述

对计算机来说,硬件是基础,软件是灵魂。计算机硬件建立了计算机应用的物质基础,而软件则提供了发挥硬件功能的方法和手段,扩大其应用范围,并能改善人机交互界面,方便用户使用。想要充分发挥计算机的应用价值,只有在计算机上安装了各种软件,才能解决实际工作、学习和生活中的问题。当前计算机的日常应用以多媒体应用为主,本项目主要介绍一些多媒体工具软件在实际应用中的操作技术和应用技巧,让读者了解更多多媒体技术方面的相关知识,掌握常见多媒体工具软件的使用方法,提高自我处理日常生活中常见多媒体信息的基本能力。

学习目标

本项目要求掌握基本的多媒体相关概念,对常用的图片、音频、视频等相关知识有所了解,并能应用相关软件进行多媒体信息编辑与制作。

1. 知识目标 通过对本项目的学习,读者将学会图像处理软件、动画处理软件、视频编辑软件、音频编辑软件等一些常用多媒体工具软件的使用方法,并使读者能够做到举一反三,善于利用网络和软件的帮助文档,进一步了解更多其他软件的使用方法。

2. 技能目标 学习并掌握常见多媒体工具软件在实际工作和生活中的应用技能,充分利用这些多媒体工具软件的简单、实用、便捷功能处理好日常工作、生活和学习中遇到的实际问题,提高工作效率,提高计算机应用能力和信息素养。

项目实施

多媒体技术使音像技术、计算机技术和通信技术三大信息处理技术紧密地结合起来,为信息处理技术的发展奠定了新的基石。多媒体的应用领域正在拓宽,在文化教育、技术培训、电子图书、观光旅游、商业应用及家庭娱乐方面,已经出现了不少深受人们欢迎和喜爱的、以多媒体技术为核心的节目均以图片、动画、视频、音乐及解说等易接受的媒体素材,将所反映的内容生动地展示给广大用户。这一切都离不开多媒体软件。

多媒体工具软件主要是一些创作工具或多媒体编辑工具,包括字处理软件、绘图软件、图像处理软件、动画制作软件、声音编辑软件及视频处理软件。多媒体工具软件的使用,使计算机可以处理人类生活中最直接、最普遍的信息,从而使得计算机应用领域及功能得到了极大的扩展。

本项目主要介绍了 5 个常用的针对图像、动画、视频、音频等信息进行处理和编辑的多媒体工具软件。通过举例说明这些多媒体工具软件在实际应用中操作方法和步骤,以达到让读者更好地学习和掌握它们的应用技巧和使用方法的目的。通过学习和了解多媒体技术方面的相关知识与技能,提高对计算机的应用能力和信息素养,让读者能够更好地将学到的多媒体技术应用到自己实际生活中。

相关知识

1. 媒体的概念和分类　媒体是指传播信息的媒介,是指人们借助用来传递信息与获取信息的工具、渠道、载体、中介物或技术手段,也可以把媒体看作为实现信息从信息源传递到受信者的一切技术手段。

媒体(media)一词来源于拉丁语"medius",音译为媒介,意为两者之间。在计算机领域中媒体有三层含义:一是承载信息的物体,如磁盘、光盘、磁带、半导体存储器等;二是指储存、呈现、处理、传递信息的实体如数字、文字、声音、视频、动画、图形和图像等;三是指处理多媒体的声卡、视频卡、芯片、光纤、电缆等硬件设备。

2. 多媒体和多媒体技术的概念　多媒体的英文单词是 multimedia,它由 media 和 multi 两部分组成。多媒体是指融合两种或两种以上媒体(如文字、图形、图像、声音、视频等)的人机交互式信息交流和传播媒体。

多媒体技术是一种把文本(text)、图形(graphics)、图像(images)、动画(animation)和声音(sound)等形式的信息结合在一起,并通过计算机进行综合处理和控制,能支持完成一系列交互式操作的信息技术,这些媒体可以是图形、图像、声音、文字、视频、动画等信息表示形式,也可以是显示器、扬声器、电视机等信息的展示设备,传递信息的光纤、电缆、电磁波等中介媒质,还可以是存储信息的磁盘、光盘、磁带等存储实体。

3. 常见的多媒体元素

(1)文本　文本指各种文字、符号和数字,包括各种字体、尺寸、格式及色彩的文本。常用的文本文件格式有. doc、. rtf、. txt 等。

(2)图形、图像　图形指通过一系列指令来表示的一幅图,也称矢量图,如点、线、面、直线、矩形、曲线、圆等。图像指由像素点阵组成的画面,也称点位图或位图。常用的图形、图像文件格式有. bmp、. tif、. psd、. png、. gif 和. tiff。

(3)音频　音频包括音乐、语音、自然声和各种音响效果。常用的音频文件格式有. midi、. wav、. cda、. mp3、. ra、. wma 和. asf 等。

(4)视频　视频是图像数据的一种,若干有联系的图像数据连续播放便形成了视频。常用的视频文件格式有. wmv、. rm、. rmvb、. mpeg、. mp4、. mov、. avi、. dat 和. flv 等。

(5)动画　动画是利用人眼的视觉残留特性,快速播放一系列静态图像,在人的视觉上产生平滑流畅的动态效果。动画和视频是有区别的,动画是由计算机生成的二维或三维的连续的矢量图。常用的动画文件格式有. swf、. gif、. flv 和. fla 等。

4. 多媒体技术的发展　自 1984 年美国 Apple 公司推出 Macintosh 计算机,开创了计算机进行图像处理的先河。1985 年美国 Commodore 公司将世界上第一台多媒体计算机系统 Amiga 展现在世人面前。1986 年荷兰 Philips 公司和日本 SONY 公司联合推出了交互式紧凑光盘系统。1989 年美国 Intel 公司和 IBM 公司联合将 DVI 技术发展成为新一代多媒体开发平台 Action Media 750。1990 年 11 月由美国微软公司联合 IBM、Intel、DELL、Philips 等共 14 家厂商召开了多媒体开发者会议,会议成立了"多媒体计算机市场协会"。1992 年微软公司推出了视窗操作系统 Windows 3.1,这是计算机操作系统发展的一个里程碑。1995 年微软推出了 Windows 95 操作系统,操作界面变得更加友好、更加简便,并全面支持多媒体功能。1996 年 Intel 公司将多媒体扩展技术加入微处理芯片 Pentium Pro 中,多媒体逐渐成为个人计算机的主流,将个人计算机带入了多媒体时代。1998 年在 Windows 95 操作系统的基础上推出了 Windows 98 操作系统,桌面操作系统的性能更加稳定。

自 2001 年 10 月 25 日微软公司推出了 Windows XP 多媒体操作系统以来,计算机多媒体技术的开发与应用得到了快速发展,改变了人们的生活,使之变得更加丰富多彩。计算机多媒体技术未来的发展前景会表现在计算机多媒体技术集成化、计算机多媒体技术网络化及多媒体工具的智能化和嵌入化这 3 个方面。

一是计算机多媒体技术集成化。随着计算机多媒体技术中交互技术的发展成熟,一系列以全息图像、语音及身份识别合成及新型传感技术等为代表的交互技术经过数据传输以形象具体的形式呈现给我们,利用计算机交互系统感知人的面部特征,合成人体动作,现实而逼真地实现人机界面的操作。

二是计算机多媒体技术网络化。计算机多媒体技术网络化的发展得益于通信技术的发展,随着网络通信等技术的融合,多媒体技术更广泛地进入生活、生产、教育、科技、医疗、交通、军事、文化娱乐等多个领域。现代通信技术高速发展,其中卫星通信、光纤通信已经走向成熟,世界步入数字化、网络化信息时代。计算机多媒体技术的应用可进一步促进全球网络的访问,更大范围内促进多媒体资源的分享,这将是未来计算机技术发展的主题之一。

三是多媒体工具的智能化和嵌入化。随着计算机数据量的增加,储存空间的要求越来越高,计算机多媒体载体中如光储备具有工作稳定、储存容量大、便于携带等诸多优点,取代硬盘驱动器等计算机硬件结构,实现计算机多媒体的嵌入化。同时,随着多媒体计算机的视频、音频接口软件不断改进,计算机性能指标逐步提高,软件的开发和应用将更加适应现代网络环境的需求,多媒体终端装备将更加智能化。

5.多媒体技术应用 随着计算机的不断普及,多媒体技术的应用领域日益广泛,已渗透到日常工作、生活的方方面面,主要表现在以下几个方面:

(1)教育与培训 以多媒体计算机为核心的现代教育技术使教学手段丰富多彩,使计算机辅助教学(CAI)如虎添翼——学习效果好,说服力强;教学信息的集成使教学内容丰富、信息量大;感官整体交互、学习效率高,各种媒体与计算机结合可以使人类的感官与想象力相互配合,产生前所未有的思维空间与创造资源。

(2)桌面出版与办公自动化 桌面出版物主要包括印刷品、表格、布告、广告、宣传品、海报、市场图表和商品图等。它采用先进的数字影像和多媒体技术,把文件扫描仪、图文传真机、文件资料微缩系统及通信网络等现代化办公设备综合管理起来,构成全新的办公自动化系统,成为新的发展方向。

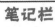

（3）多媒体电子出版物　电子出版物的内容可以是电子图书、辞书手册、文档资料、报刊杂志、教育培训、娱乐游戏、宣传广告、信息咨询和简报等，也可以是多种类型的混合。电子出版物的出版形式有电子网络出版和单行电子书刊两大类。电子网络出版是以数据库和通信网络为基础的一种全新的出版形式，在计算机管理和控制下，向读者提供网络联机服务、传真出版、电子报刊、电子邮件、教学及影视等多种服务。

（4）多媒体通信　多媒体通信最常见的便是电子邮件。随着"信息高速公路"的开通，电子邮件已被普遍采用。此外，多媒体通信有着极其广泛的内容，其中对人类生活、学习和工作将产生深刻影响的当属信息点播和计算机协同工作（CSCW）系统。信息点播有桌面多媒体通信系统和交互电视 ITV。通过桌面多媒体信息系统，人们可以远距离点播所需信息，而交互式电视和传统电视的不同之处在于用户在电视机前可对电视台节目库中的信息按需选取，即用户主动与电视进行交互，获取信息，计算机协同工作（CSCW）是指在计算机支持的环境中，一个群体协同工作以完成一项共同的任务，主要应用于工业产品的协同设计制造、远程监护、远程会诊、不同地域之间的学术交流及师生间的协同式学习等。

（5）多媒体声光艺术品的制作　专业的声光艺术作品包括影片剪接、文本编排及音响、画面等特殊效果的制作等，专业艺术家也可以通过多媒体系统的帮助增进其作品的品质，如 MIDI 的数字乐器合成接口可以让设计者利用音乐器材、键盘等合成音响输入，然后进行剪接，编辑制作出许多特殊效果；电视工作者可以用媒体系统制作电视节目；美术工作者可以制作动画的特殊效果。制作的节目存储到 VCD 视频光盘上，不仅便于保存，图像质量好，价格也易为人们所接受。

任务 8.1　看图软件 ACDSee 应用

ACDSee 是一款非常流行的数字图像处理软件，广泛应用于图片的获取、管理、测和优化等。它从数码相机和扫描仪获取图片，提供图片查找、组织和浏览功能；支持超过 50 种多体格式；能快速、高质量地显示图片，ACDSee10 的工作界面如图 8-1 所示。

1. 数码照片的导入　ACDSee 可以把数码照片直接导入到计算机中，进行照片管理、照片浏览及生成数码相册。

如图 8-2 所示，选择"获取照片"→"从相机或读卡器"命令，在弹出的对话框中单击"下一步"按钮，选择导入设备后再单击"下一步"按钮，即可看到所有照片选择要导入的照片，或直接单击"全部选择"按钮来选择全部的照片，然后单击"下一步"按钮，即可导入数码设备中的照片文件。

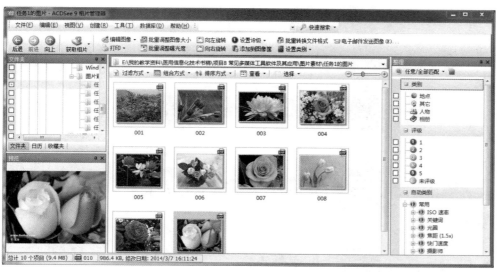

图 8-1　ACDSee 工作界面

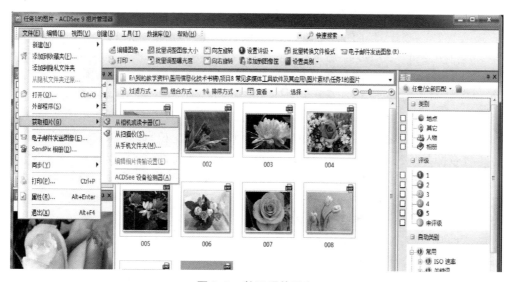

图 8-2　数码照片导入

2. 浏览数照片　把数码照片导入到计算机中后，就可以使用 ACDSee 对其进行浏览了，直接双击照片，即可使用 ACDSee 快速查看器打开照片，其中提供了浏览、翻转、放大、缩小及删除等基本功能启动 ACDSee 程序将打开其默认的浏览模式窗口，如图 8-3 所示。在左侧"文件夹"窗格的树形目录中找到并选中要浏览图片所在的文件夹，在右侧窗格中将显示图 8-3 ACDSee 浏览窗口文件夹中的所有图片。在其中单击一幅图片，即可预览其内容。此外，还可以在"查看"下拉列表框中改变图片文件的显示方法。

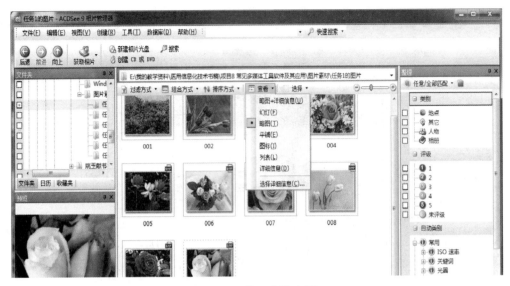

图 8-3　数码照片查看

3.管理数码照片　ACDSee 提供了强大的数码照片管理功能,具体介绍如下:

(1)日历事件　ACDSee 提供了日历事件视图。日历事件提供了多种视图查看模式,可以按事件、年份、月份及日期查看照片,ACDSee 以每次导入图片为一个事件,可以直接拖动图片为事件设置缩略图,也可以为事件添加相应描述,这样就可以通过事件视图来快速定位某次的导入图片了。另外,通过年份、月份或日期事件,可以快速定位到某个时间导入的照片,这样就可以通过时间来快速定位自己需要查看的照片。

(2)按照片属性准确定位照片　可以为照片添加属性,为其设置标题、日期、作者、评级、备注、关键词及类别等。通过这些设置选项,就可以通过浏览区域顶部的"过滤方式""组合方式""排序方式"来进行准确定位,ACDSee 将按照每张图片的属性进行排列,这样即可快速找到所需要的照片。

(3)照片收藏夹　ACDSee 还提供了强大的收藏夹功能。用户可以把自己喜欢的数码照片添加到收藏夹中(也可以把照片直接拖动到收藏夹内),以后想浏览的时候,只需要单击收藏夹中的相应文件夹,就可以在浏览区域快速查看该收藏夹中的照片了。

(4)隐私文件夹　如果某些照片不想让其他人看到,只是供自己浏览,则可以创建自己的隐私文件夹把这些照片添加到其中,并为其设置密码,只有在输入密码后方可打开该隐私文件夹。

4.数码照片的简单编辑　对于某些不尽如人意的照片,ACDSee 提供了简单的图像编辑功能,可以对图片进行简单的处理。ACDSee 提供了曝光、阴影/高光、色彩、红眼消除、相片修复及清晰度等基本的编辑功能,操作非常简单,只要打开 ACDSee 的编辑模式,然后选择右侧的编辑功能,即可在新窗口中对照片进行编辑,如图 8-4 所示。

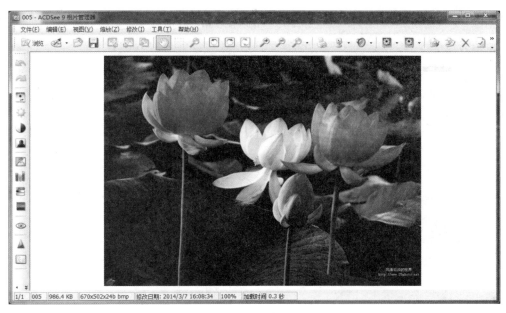

图 8-4　图片编辑

　　此外,还可以把数码照片制作成幻灯片,这样就可以一边欣赏音乐一边自动播放数码照片了,选择"创建"→"创建幻灯放映文件"命令,在打开的窗口中选择要创建的文件格式(其中包括独立放映的 ee 格式文件、屏幕保护的 scr 格式文件及 flash 格式文件),然后添加要制作幻灯片的数码照片,再设置好幻灯片的转场、标题及音乐等,接着对幻灯片选项进行设置,最后设置好保存幻灯片的位置,即可完成幻灯片的创建。

　　5. 数码照片的格式转换与调整大小　　ACDSee 提供了将所支持的图像文件转换为 bmp、jpg、pcx、tga 和 tif 等格式的功能,其操作步骤如下:

　　单击"批量转换文件格式"按钮,打开"批量转换文件格式"对话框,从中选择需要转换成的目标格式,进行相应设置后即可,如图 8-5 所示。另外,一般的数码照片文件比较大,需要占用较多的磁盘空间,当对图片质量要求不高时,可以采用批量调整图像大小的方法统一图片大小,如图 8-6 所示。

笔记栏

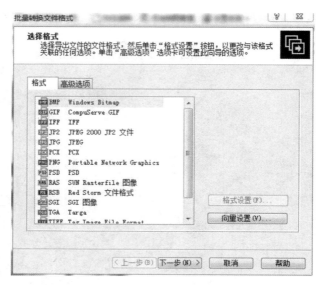

图 8-5　"批量转换文件格式"对话框

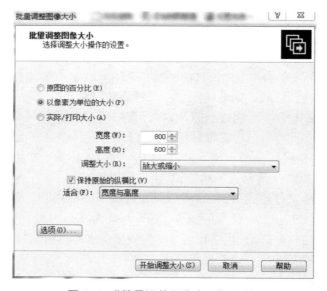

图 8-6　"批量调整图像大小"对话框

任务 8.2　图像处理软件光影魔术手应用

光影魔术手是一款可以改善图像画质并能进行个性化处理的软件。它简单易用，除了具有图像的基本处理功能外，还可以制作精美相框、艺术照、台历、专业胶片等效果，让每一位用户都能快速地制作出漂亮的图片效果，本任务以光影魔术手 4.4 为例来介绍其使用方法。光影魔术手的界面如图 8-7 所示。

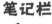

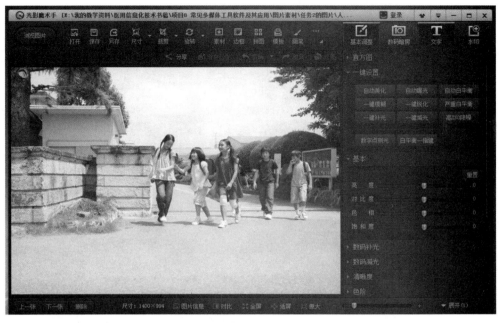

图 8-7　光影魔术手的界面

光影魔术手软件具备的基本功能和独特之处有许多,主要包括:反转片效果、反转片负冲、黑白效果、数码补光、人像褪黄、组合图制作、高 ISO 去噪、柔光镜、人像美容、影楼风格人像、包围曝光三合一、冲印排版,自动白平衡、严重白平衡错误校正、褪色旧相、黄色滤镜、负片效果、晚霞渲染、夜景抑噪、死点修补、自动曝光、红饱和衰减、LOMO 和色阶、曲线、通道混合器等。其他调整包括:锐化、模糊、噪点、亮度、对比度、gamma 调整、反色、去色、RGB 色调调整等。其他操作包括:任意缩放、自由旋转、裁剪、自动动作、批量处理、文字签名、图片签名、轻松边框和花样边框等。光影魔术手的常用操作如下:

1. 打开要处理的图片

(1)启动光影魔术手,进入其操作界面,如图 8-7 所示。

(2)单击工具栏中的"打开"按钮,弹出"打开"对话框,如图 8-8 所示。

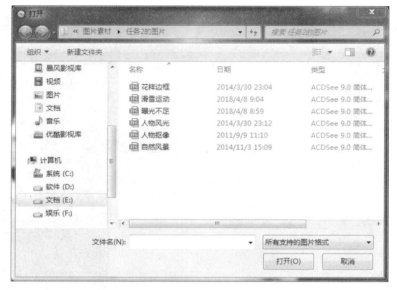

图 8-8 "打开"对话框

（3）选择要打开的图片后，单击"打开"按钮，在光影魔术手中打开图片。

2. 旋转图片

（1）单击工具栏中的按钮，弹出"旋转"窗口，如图 8-9 所示。

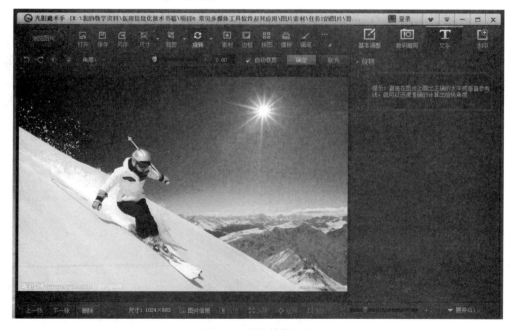

图 8-9 "旋转"窗口

（2）选择"自由剪裁"复选框，拖动"角度调整块"至 +15° 后效果如图 8-10 所示。

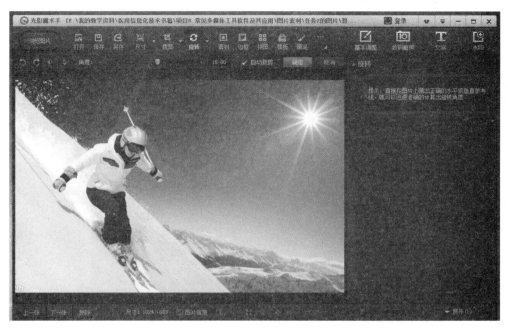

图 8-10 "自由剪裁"后效果

（3）如果用户满意，单击"确定"按钮，即为图像旋转后效果，如图 8-11 所示。

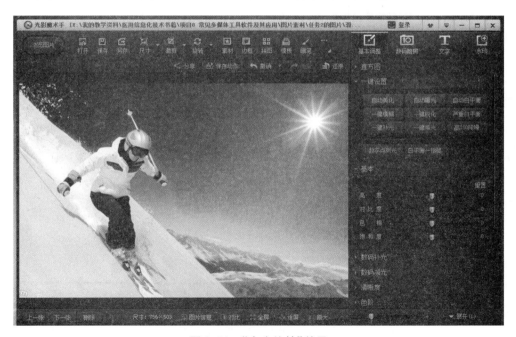

图 8-11 "自由旋转"效果

（4）如果对旋转效果比较满意，单击工具栏中的"保存"按钮，打开"保存"对话框，如图 8-12 所示，再单击"确定"按钮，完成旋转。如果未满足用户的需求，可单击"还原"按钮,重新进行旋转。

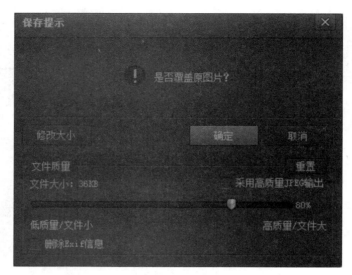

图8-12 "自由旋转"后"保存"对话框

3. 制作晚霞渲染效果

（1）打开一张比较适合水彩画风格的风景或者人物照片,先缩小到1 024×768以下。

（2）选择菜单中的"数码暗房"功能,如图8-13所示,这个功能有多种不同的效果。每种效果均有相应参数可以调整。

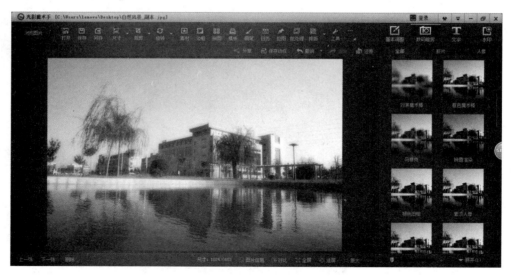

图8-13 "数码暗房"应用窗口

（3）给图片晚霞渲染效果。在"数码暗房"窗口的全部效果中选择"晚霞渲染"效果,打开"调整"对话框,如图8-14所示。可通过调整"阈值""过渡范围"和"色彩艳丽度"滑块对图像进行适当调整。

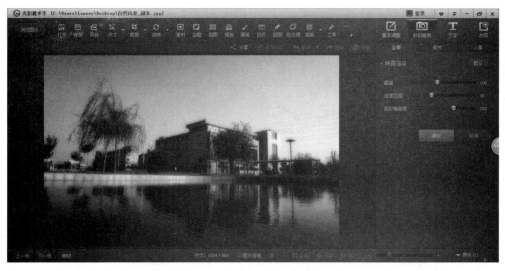

图 8-14 "晚霞渲染"调整

（4）用户满意后，再单击"确定"按钮，完成后效果如图 8-15 所示。如果未满足用户的需求，可单击"还原"按钮，重新进行制作。

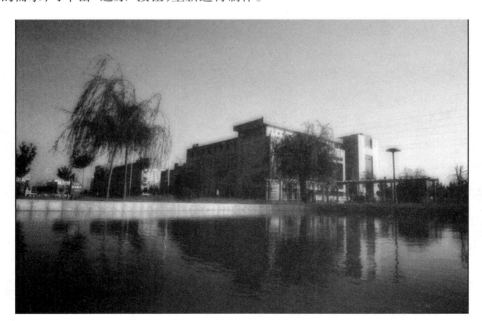

图 8-15 完成"晚霞渲染"效果

4. 解决数码照片的曝光问题 使用数码相机拍摄照片时，经常会因为天气、时间、光线、技术等原因而使拍摄的片存在过亮、过黑或者没有对比度、层次和暗部细节等缺陷，这就是常说的拍摄时的曝光不足和曝光过度，光影魔术手提供的自动光、数码补光和白平衡等功能可以解决拍摄时出现的光问题。本例将以处理部分区域曝光不足的照片为例，让用户掌握使用光影魔术手解决数码拍摄问题的方法和技巧。

（1）打开需要处理的图片。启动光影魔术手,打开要处理的照片,如图 8-16 所示。

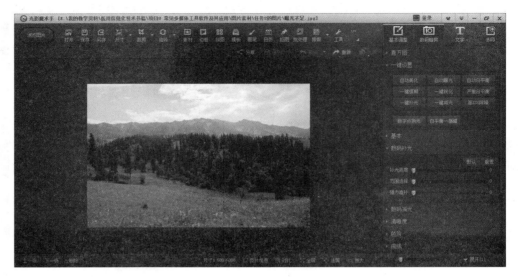

图 8-16　打开曝光不足的照片

（2）单击"基本调整"菜单,选择其中的"数码补光"功能,然后对可通过拖动"补光亮度""范围选择"和"强力追补"滑块对图像曝光度进行调整,如图 8-17 所示。

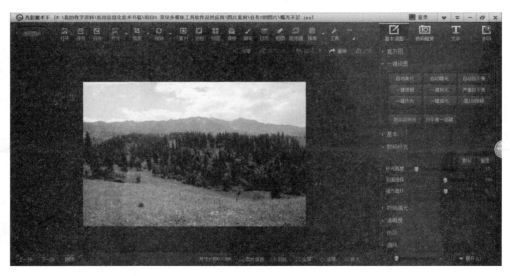

图 8-17　"数码补光"后效果

（3）用户满意后,再单击"确定"按钮,完成后效果如图 8-18 所示。如果未满足用户的需求,可单击"还原"按钮,重新进行制作。

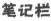

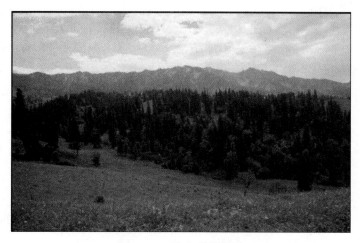

图 8-18   补光后的效果

任务 8.3   动画制作软件 GIF Animator 应用

GIF 是图像互换格式,分为静态 GIF 和动画 GIF 两种,支持透明背景图像,适用于多种操作系统。动态的 GIF 是一种最简单的动画,它在文件中存放多幅彩色图像,使这些图像数据逐幅读出并显示到屏幕上。常用的软件有 Image Ready、Fireworks 和 GIF Animator。

GIF Animator 是一款专门的 gif 动画制作程序,内建的 Plugin 有许多现成的特效可以立即套用,可将 AVI 文件转成动画 GIF 文件,而且还能将动画 GIF 图片最佳化。下面以该软件为例介绍一下 GIF 动画的制作方法。

打开 GIF Animator 软件,主界面如图 8-19 所示。

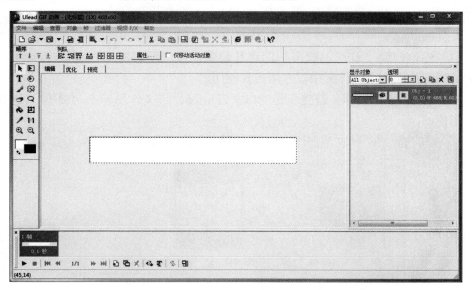

图 8-19   GIF Animator 主界面

笔记栏

1. 文字效果制作

（1）导入图片。执行"文件"→"打开图像"，然后选择一张图片作为背景。

（2）添加文字。执行"帧"→"添加条幅文本"，弹出如图 8-20 所示的对话框，在"文本框"中输入汉字并选定字体、颜色和大小。

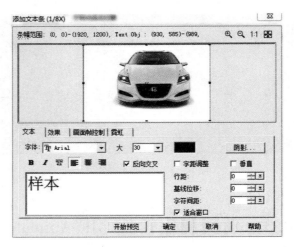

图 8-20　添加文本条

（3）添加文字效果。在图 8-20 所示的对话框中，点击"效果"选项卡，在"进入场景"和"退出场景"中选择动画效果，进入和退出的"画面帧"可以根据需要进行设置。

（4）画面帧控制。在图 8-20 所示的对话框中，点击"画面帧控制"选项卡，设置"延迟时间"，并在"分配到画面帧"前打上钩。

（5）文件保存。设置完成后，点击"开始预览"进行效果预览，满意后点击"确定"，选择"创建为文本条"。回到主界面，执行"文件"→"保存"，命名后选择存放路径保存源文件。然后执行"文件"→"另存为"→"GIF 文件"，将文件保存为 GIF 文件格式的图片。

2. 让画动起来

（1）图像收集。"让画动起来"，即将几幅图像做成动态显示的效果，因此把需要用到的图像放在一个文件夹中以方便查找使用。

（2）导入第一幅图像。首先新建空白文件后，执行"文件"→"打开图像"，选择第一幅图像。

（3）添加帧。在"帧面板"中点击"添加帧"按钮，如图 8-21 所示。

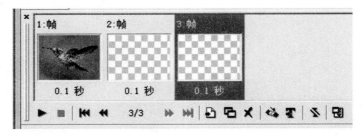

图 8-21　添加帧

（4）添加第二幅图像执行"文件"→"添加图像"，选择第二幅图像插入，重复步骤（3）和该步骤将第三幅图像插入。

（5）修改"延迟时间"，点击"帧面板"中 ![] 的按钮的第一幅画，右击鼠标，在弹出的下拉菜单中选择"画面帧属性"，修改"延迟的时间"后确定。用同样的方法修改第二幅和第三幅图像的"延迟时间"。

（6）保存文件。设置完成后，点击"帧面板"的"动画播放"按钮进行预览直至满意为止，然后执行"文件"→"保存"，命名后选择存放路径保存源文件。再执行"文件"→"另存为"→"GIF 文件"，将文件保存为 GIF 文件格式的图片。

3. 图像变化

（1）导入图片。执行"文件"→"打开图像"然后选择需要做变化的图像。

（2）点击"视频 F/X"，下拉菜单从"3D"到"Wipe"都是动画类型，如图 8-22 所示。用户可以根据需要选择各种动画类型组合成自己喜欢的形式，选择动画类型后，在弹出的对话框中设置画面帧和延迟时间后确定，最后另存为文件即可。

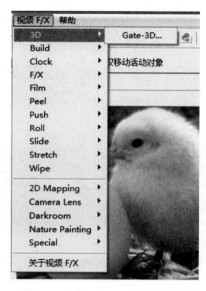

图 8-22　"视频 F/X"下拉菜单

4. 制作飘雪效果

（1）导入图片。执行"文件"→"打开图像"，然后选择一张图像作为背景（2）添加文本条。执有行"帧"→"添加条幅文本"，在弹出的对话框中的"文本框"输入若干个" ＊"表示雪花，并将这些"雪花"拖到图片最顶端，如图 8-23 所示。

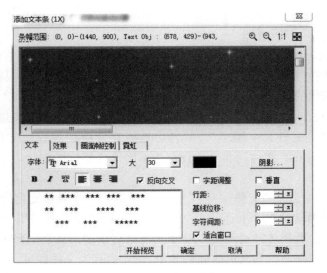

图 8-23　添加文本条

（2）添加效果。在图 8-23 所示的对话框,点击"效果"选项卡,在"进入场景"中选择"底部滚动",画面帧为"8"。在"退出场景"中选择"拖动",画面帧为"40",如图8-24 所示。

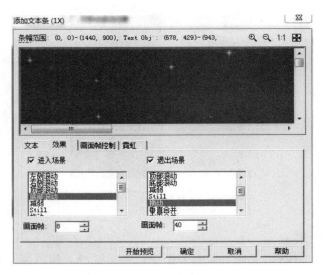

图 8-24　添加效果

（3）文件保存。设置完成后,点击"开始预览"进行效果预览,满意后点击"确定",选择"创建为文本条"。执行"文件"→"保存",命名后选择存放路径保存源文件。再执行"文件"→"另存为"→"GIF 文件",将文件保存为 GIF 文件格式的图片。

任务 8.4 影音制作软件 Windows Live 应用

影音制作软件 Windows Live 是微软开发的影音合成制作软件,可以使用视频和照片在很短的时间内轻松制作出精美的影片或幻灯片,并在其中添加各种各样的转换和特效,支持 Windows Vista7 操作系统(不支持 Windows XP),提供简体中文界面,还采用了最新的 Ribbon 样式工具栏,包括开始、动画、视觉效果、查看、编辑等标签栏,下面介绍这款软件的用法。

1. 启动软件 执行"开始"→"所有程序"→"Windows Live"命令,即可启动该软件,如图 8-25 所示。

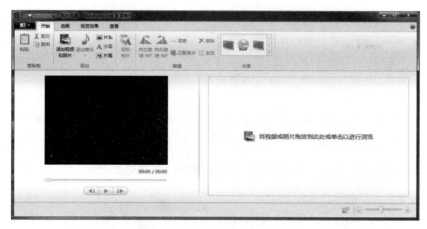

图 8-25 Windows Live 主界面

Windows Live 窗口的左侧为预览窗口,右侧为故事板,浏览窗口下方为播放控制区,窗口右下角的控制滑块是放大时间标尺。

2. 添加视频和图片素材 执行"开始"→"添加视频和照片"命令,打开"添加视频和照片"对话框,如图 8-26 所示。选择需要的素材,单击"打开"按钮,完成素材的选择。此时素材会自动罗列在右侧窗口中,如图 8-27 所示。单击对话框左下方的"播放"按钮,即可观看效果。可以直接拖动对话框右侧的素材调整视频素材的播放顺序。

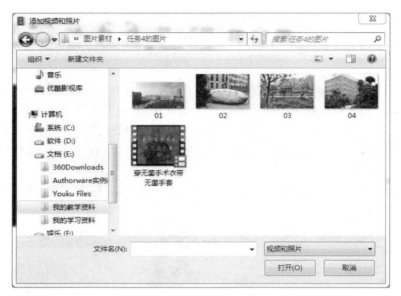

图 8-26　"添加视频和照片"对话框

　　Windows Live 影音制作可以导入 23 种格式的视频文件（3gp、mpg 等）、7 种格式的音乐文件（mp3、wmv 等）和 15 种格式的图片文件（jpg、bmp 等）。

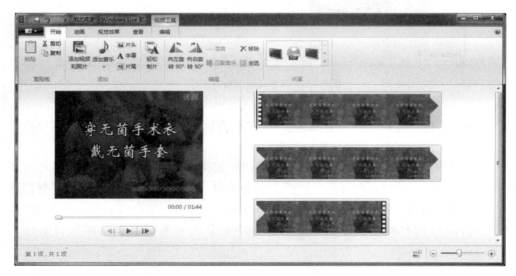

图 8-27　添加素材界面

　　3. 编辑视频素材

　　（1）分割视频　选中窗口右侧故事板中要进行分割的视频素材，将"播放"滑块拖至要保留视频的起点处然后单击"编辑"选项卡中的"设置起始点"按钮，设定视频的起始点；再次将"播放"滑块拖至要保留视频的结束处，单击"编辑"选项卡中的"设置终止点"按钮，设定视频的终止点，则起始点和终止点之间的视频就被保留下来，完成视频的分割。视频分割前效果如图 8-28 所示，视频分割后的效果如图 8-29 所示。

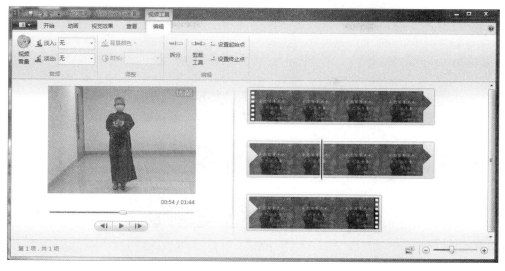

图 8-28 视频分割前效果

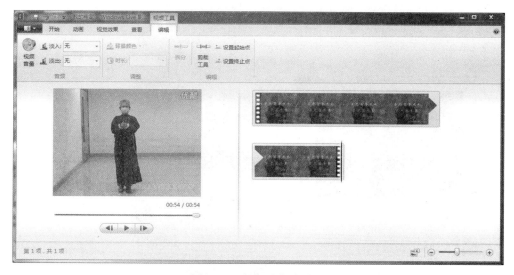

图 8-29 视频分割后效果

(2)拆分视频 拆分视频时可将"播放"滑块拖动到拆分处,单击"编辑"选项卡中的"拆分"按钮,完成拆分视频操作,拆分视频前效果如图 8-30 所示,拆分视频后效果如图 8-31 所示。

笔记栏

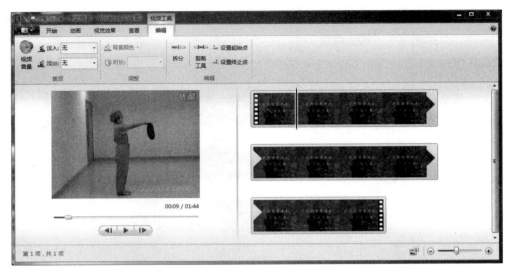

图 8-30　视频拆分前的效果

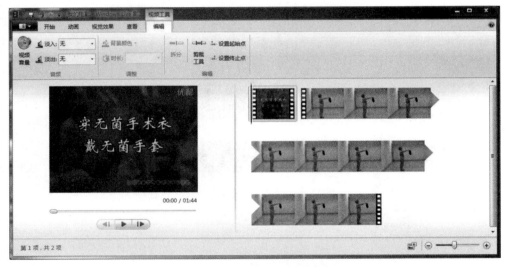

图 8-31　视频拆分后的效果

（3）修饰视频　可以在"编辑"选项卡的"淡入"和"淡出"下拉列表框中选择视频和音频的淡入、淡出效果。单击"视频音量"按钮可以调节配音音量。"视频效果"选项卡中提供多种效果，选中视频素材后，单击某一种效果，即可将该效果添加到视频上。图 8-32 为视频添加的"边缘检测"效果。

要给一段视频加上多种修饰，可单击"效果"组右侧的"更多"按钮，如图 8-33 所示，在打开的下拉列表中选择"多种效果"选项，打开"添加或除效果"对话框，如图 8-34 所示，可以选择添加多种效果或删除已经添加的效果，图 8-35 为同时添加了"边缘检测"和"旋转 30°"效果。

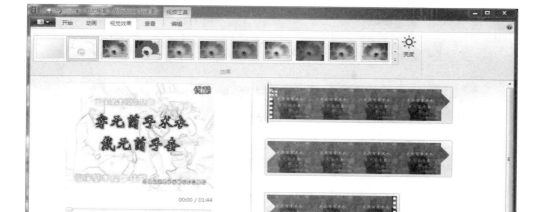

图 8-32　视频的"边缘检测"效果

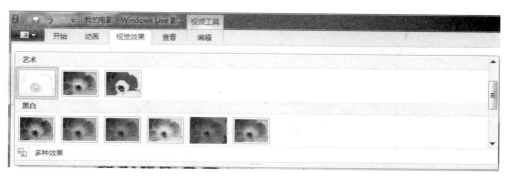

图 8-33　"更多"按钮

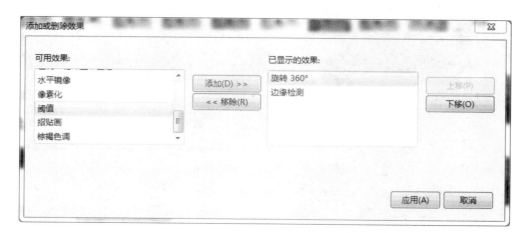

图 8-34　"添加或删除效果"对话框

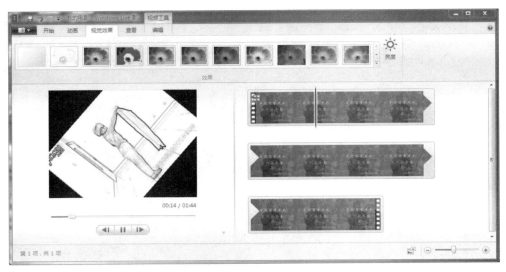

图8-35 视频的多种效果

4.添加音乐素材　单击"开始"选项卡中的"添加音乐"按钮,在打开的"添加音乐"对话框中选择音乐文件,单击"打开"按钮,完成加载,如图8-36所示。在故事板中拖动添加的音乐可以修改其起始位置,如图8-37所示。

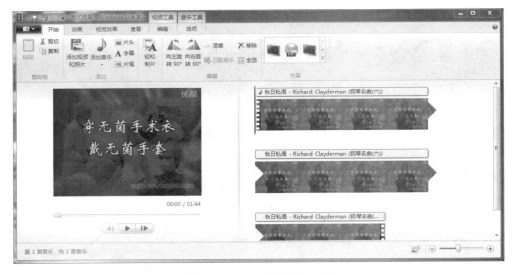

图8-36 添加音乐后的效果

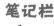

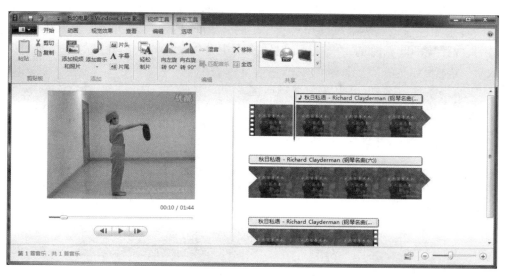

图 8-37　修改音乐起始位置后的效果

　　单击故事板中的音乐,在功能区将增加"选项"选项卡,在这里可以设置音乐文件的音量、淡入、淡出效果等,还可以设置音乐文件的起始点和终止点,以及拆分音乐文件,方法请参见对视频素材的编辑,这里就不赘述了。

　　5. 快速制作小电影　单击"开始"标签中的"轻松制片"按钮,根据提示可以将素材快速整合成一段小电影,并自动添加片头、片尾及过渡效果等,如图 8-38 所示。

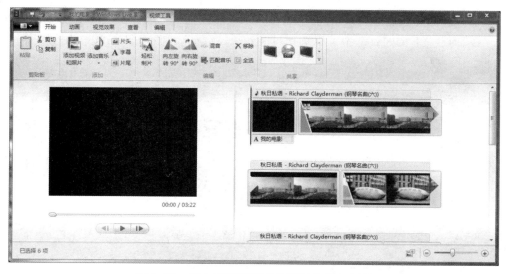

图 8-38　单击"轻松制片"按钮制作的小电影

　　6. 添加片头、片尾　可以自己添加片头和片尾的内容,方法是单击"开始"选项卡中的"片头"按钮或"片尾"按钮,在预览窗口中输入片头或片尾内容;此时选中文本,会自动切换到"格式"选项卡,可以从中设置文本的字体、字号、面色、透明度等效果。单击"背景颜色"按钮,可以重设片头或片尾的背景颜色;在"开始时间"文本中可以设置片头或片尾的起始时间;在"文本时长"文本中可以设置片头或片尾的持续时间;在"效果"组中可以为文本选择动画效果。

要给场景加上字幕,可先选中视频或图片,单击"开始"选项卡中的"字幕"按钮,在出现的文本框中输入文字,还可以设置文字的格式和动画效果等,如图 8-39 所示。

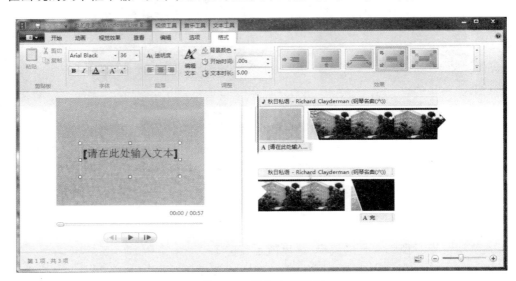

图 8-39　添加字幕效果

7. 设置动画　可以为影片中不同场景之间的切换添加过渡效果,以增加视频的播放效果。选择要添加过渡效果的场景,单击"动画"选项卡,选择要使用的过渡效果即可。在"时长"下拉列表框中可以选择过渡效果持续的时间,如图 8-40 所示。

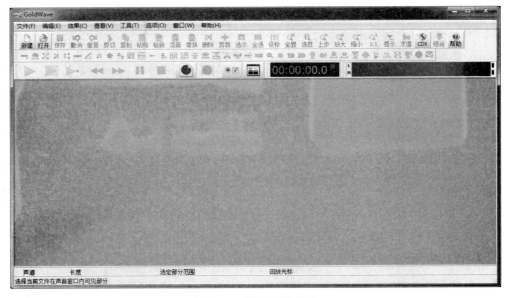

图 8-40　添加过渡效果

8. 保存影片　单击"影音制作"下拉按钮,在下拉列表中选择"保存电影"选项,在弹出的级联菜单中选择视频效果,如图 8-41 所示。如果视频要在网上发布,可选择标准清晰度、便携式设备或手机等视频效果;如果要在高清设备上播放,可转换成"高清晰度(1080P)"。使用 Windows Live 影音制作软件制作输出的视频格式是 wmv。

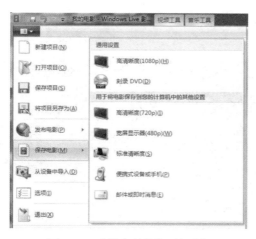

图 8-41　"影音制作"下拉列表

任务 8.5　音频编辑软件 Gold Wave 应用

Gold Wave 是一款非常好用的免费数字音乐编辑器,这款编辑器功能很强大,是一个集声音编辑、播放、录制和转换的音频工具,同时这款软件还可以对音频内容进行转换格式等处理。下面给大家详细介绍 Gold Wave 5.67 的基本使用方法。

1. 新建音频文件

(1)启动 Gold Wave 软件,音频编辑窗口如图 8-42 所示。

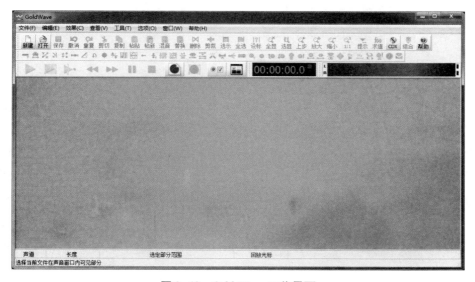

图 8-42　Gold Wave 工作界面

325

（2）在窗口中单击"创建一个文件并开始录音"的红色按钮，即可在当前窗口中新建一个"无标题1"声音文件，并进行声音的录制。如图8-43所示。

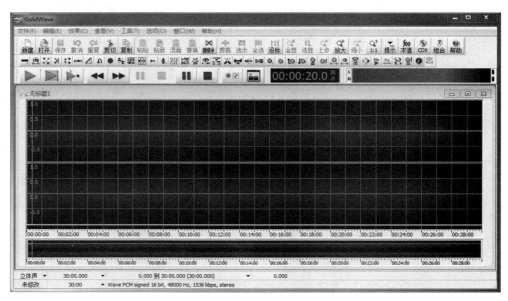

图8-43　新建录音文件窗口

（3）录制完成后，单击工具栏中的"停止"按钮结束录音，现单击"保存"按钮打开"保存声音为"对话框，如图8-44所示，选择保存位置并进行重命名后，即可以试听。

2. 声音合成

（1）启动Gold Wave软件，分别打开2段音乐，再选择"文件"菜单中的"新建"选项，新建一个声音文档，会出现上下排列的3个声音文档，如图8-45所示。

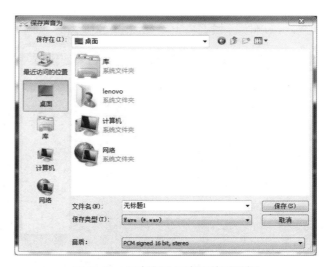

图8-44　保存新建录音文件对话框

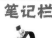

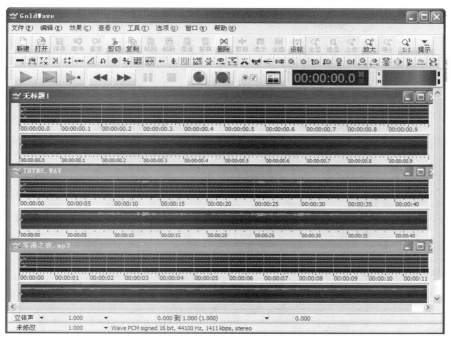

图 8-45　新建声音合成文件窗口

（2）选择其中一个音乐，再选择快捷工具栏中的"复制"按钮，将声音文件复制到剪贴板上，再选择新建的声音文档窗口的"编辑"中的"声道"的"左声道"，选择"粘贴"并复制到新建的声音文档中，如图 8-46 所示。

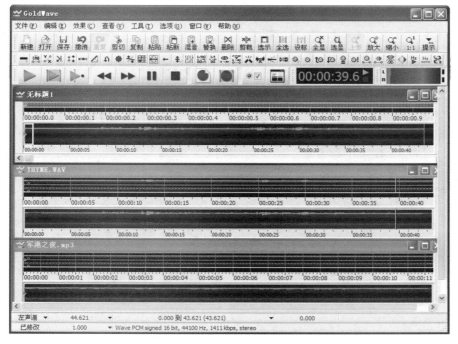

图 8-46　复制音乐到新建音频左声道中

（3）用同样方法，将另一个音乐复制到新建的声音文档的另一个声道上去，如图8-47 所示。

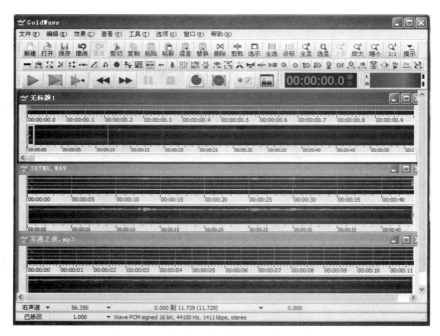

图 8-47　复制音乐到新建音频右声道中

（4）然后关闭打开的 2 段音乐，窗口中"无标题 1"声音文件就是合成的音乐，如图8-48 所示。单击"编辑"菜单中的"混音"命令即可试听合成音频效果。然后点击"保存"按钮将合成的音频文件保存下来。

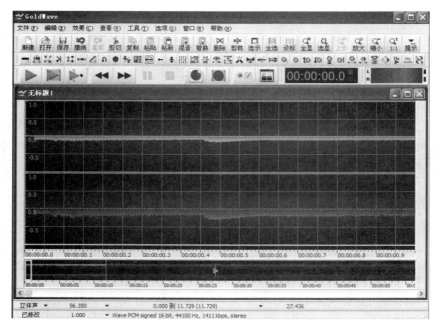

图 8-48　合成的音频效果

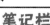

3. 声音截取

(1)准备好需要截取片段的声音文件,运行 Gold Wave 后点击"打开"按钮弹出"打开"对话框,选择原声音文件,点击"确定"打开声音文件,可看到声音文件的波形如图 8-49 所示。

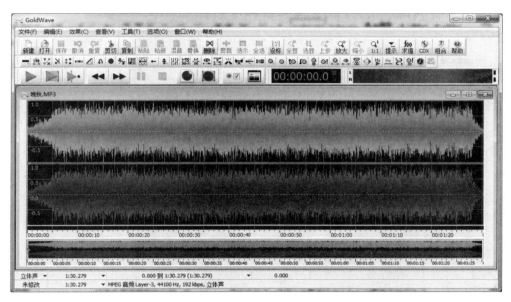

图 8-49　打开待截取音频窗口

(2)在 Gold Wave 界面的播放窗口中点击"播放"按钮,先试听需要截取片段的声音。确定好声音需要截取的片段,在 Gold Wave 窗口中右击,选择"设置开始点"命令设置声音的开始点。拖动"音频调节竖线"找到需要截取的结束点位置右击,选择"设置结束点"命令设置声音的结束点,效果如图 8-50 所示。

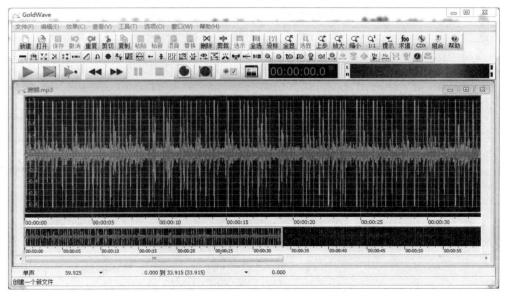

图 8-50　选取待截取音频片段

（3）选中声音文件中需要截取的部分后，点击工具栏中的"复制"命令，再单击"新建"命令在窗口中新建1个"无标题1"音频文件，在该音频文件开头单击"粘贴"命令，即可将截取的音频生成1个新的文件，如图8-51所示。然后再单击"保存"按钮，保存该新声音文件即可。

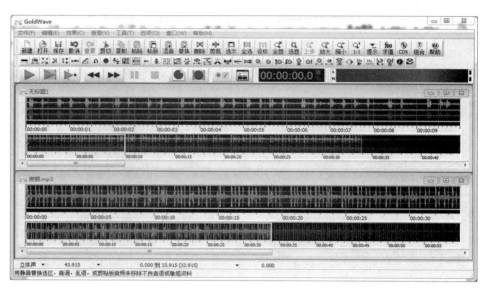

图8-51　将截取音频复制到新建音频文件中

4.降噪处理

（1）首先准备好一个声音文件，然后运行Gold Wave后点击"打开"按钮弹出打开对话框，选择该声音文件，点击"打开"即可在窗口中看到声音波形文件，然后单击"效果"选择下拉菜单命令中的"滤波器"及其下拉菜单中的"降噪"命令，如图8-52所示。

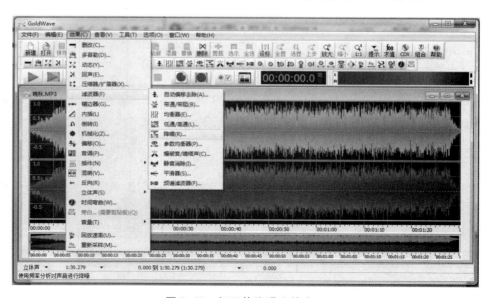

图8-52　打开待降噪文件窗口

（2）单击"降噪"命令后会在窗口中弹出"降噪器"对话框，如图8-53所示。

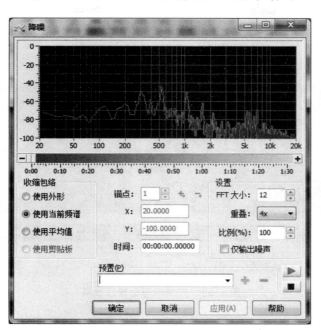

图 8-53　降噪器对话框

（3）在"降噪器"对话框中对预置选项下拉菜单中有关命令项进行必要设置，如图8-54所示。再单击"确定"按钮即可完成降噪处理，如图8-55所示。

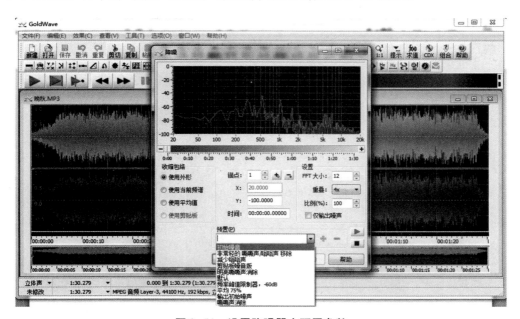

图 8-54　设置降噪器中预置参数

笔记栏

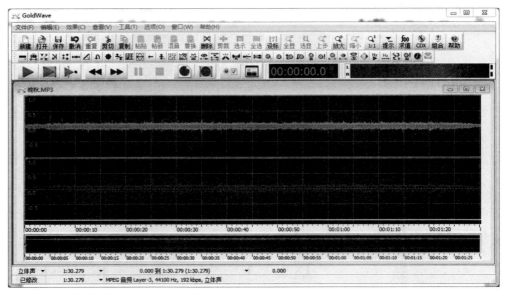

图 8-55　完成降噪处理后效果

同步练习

一、填空题

1. _____、_____、_____、_____和_____等信息的载体中的两个或多个的组合构成了多媒体。

2. 存储声音信息的文件格式有_____、_____、_____、_____等。

3. 常用的图像文件格式有_____、_____、_____、_____等。

4. 视频文件的存储格式有_____、_____、_____、_____等。

5. 列举出两个常用压缩软件的名称:_____、_____。

二、选择题

1. 世界上第一台多媒体计算机系统是(　　)。

　A. Action Media 750　　　　　　　　　B. Amiga

　C. CD-I　　　　　　　　　　　　　　　D. Macintosh

2. 下面关于多媒体技术的描述中,正确的是(　　)。

　A. 多媒体技术只能处理声音和文字

　B. 多媒体技术不能处理动画

　C. 多媒体技术就是计算机综合处理声音、文本、图像等信息的技术

　D. 多媒体技术能制作视频

3. 多媒体技术的产生与发展是人类社会需求与科学技术发展相结合的结果,多媒体技术诞生于(　　)。

　A. 20 世纪 60 年代　　　　　　　　　　B. 20 世纪 70 年代

　C. 20 世纪 80 年代　　　　　　　　　　D. 20 世纪 90 年代

4. 我们的家用电脑既能听音乐,又能看影碟,这是利用了计算机的(　　)。

　A. 人工智能技术　　　　　　　　　　　B. 自动控制技术

C. 多媒体技术　　　　　　　　　　　　D. 信息管理技术

5. 下列哪个文件格式既可以存储静态图像,又可以存储动态图像(　　)。

A. . jpg　　　　　　　　　　　　　　　B. . mid

C. . gif　　　　　　　　　　　　　　　D. . bmp

6. 下列文件格式中,不是视频文件格式的是(　　)。

A. AV1 格式　　　　　　　　　　　　　B. MPEG 格式

C. ISO 格式　　　　　　　　　　　　　D. ASF 格式

7. 下面的软件中,不是多媒体播放软件的是(　　)。

A. RealPlayer　　　　　　　　　　　　B. ACDSee

C. 暴风影音　　　　　　　　　　　　　D. Windows Live

8. WINRAR 具有很多功能,下列(　　)是它不具有的功能。

A. 快速解压　　　　　　　　　　　　　B. 快速压缩

C. 文件加密解压　　　　　　　　　　　D. 数据处理

9. 下面软件中,属于工具软件的是(　　)。

A. Windows　　　　　　　　　　　　　B. Linux

C. 光影魔术手　　　　　　　　　　　　D. 以上都不是

10. Gold Wave 属于(　　)常用工具软件。

A. 系统类　　　　　　　　　　　　　　B. 图像类

C. 多媒体类　　　　　　　　　　　　　D. 网络类

三、判断题

1. 图形指通过一系列指令来表示的一幅图,也称矢量图。　　　　　　　　　　(　　)

2. 图像都是由一些排成行列的像素组成的,通常称位图或点阵图。　　　　　　(　　)

3. WinRAR 压缩工具支持大多数压缩文件格式,但不支持 ZIP 格式的文件。　　(　　)

4. WinRAR 解压缩软件在压缩文件时,可将压缩文件分割成两个或多个文件。　(　　)

5. Windows Live 软件可以支持片段截取、添加效果、设置字幕等功能。　　　　(　　)

四、问答题

1. 什么是多媒体和多媒体技术?

2. 什么是视频?什么是动画?

3. 简述多媒体技术的应用领域。

(南阳医学高等专科学校　姚玉献)

笔记栏

参考文献

[1]田朝晖.医学信息计算机应用技术[M].北京:高等教育出版社,2011.

[2]温川飙.数字化医疗软件[M].北京:中国医药科技出版社,2011.

[3]陈涛,庞津.医学计算机应用基础[M].北京:高等教育出版社,2012.

[4]刘艳梅,叶明全.卫生信息技术基础[M].北京:高等教育出版社,2012.

[5]高林,陈哲.计算机应用基础[M].北京:高等教育出版社,2013.

[6]高林,陈承欢.计算机应用基础[M].北京:高等教育出版社,2014.

[7]张青,何中林,杨族桥.大学计算机基础教程[M].西安:西安交通大学出版社,2014.

[8]王呼生,常沛.新编医学计算机应用[M].北京:中国铁道出版社,2016.

[9]王梅,何敏.医学信息技术应用[M].北京:中国水利水电出版社,2016.

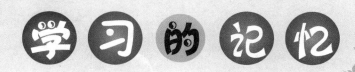

小事拾遗：_____

_____

_____

_____

_____

_____

_____

学习感想：_____

_____

_____

_____

_____

_____

学习的过程是知识积累的过程，也是提升能力、稳步成长的阶梯，大家的注释、理解汇集成无限的缘分、友情和牵挂，请简单手记这一过程中的某些"小事"，再回首时定会有所发现、有所感悟！

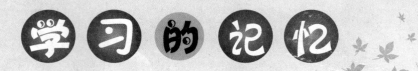

姓名：＿＿＿＿＿＿＿

本人于20＿＿年＿＿月至20＿＿年＿＿月参加了本课程的学习

此处粘贴照片

任课老师：＿＿＿＿＿＿ ＿＿＿＿＿＿ 班主任：＿＿＿＿＿＿＿

班长或学生干部：＿＿＿＿＿＿ ＿＿＿＿＿＿ ＿＿＿＿＿＿

我的教室（请手写同学的名字，标记我的座位以及前后左右相邻同学的座位）